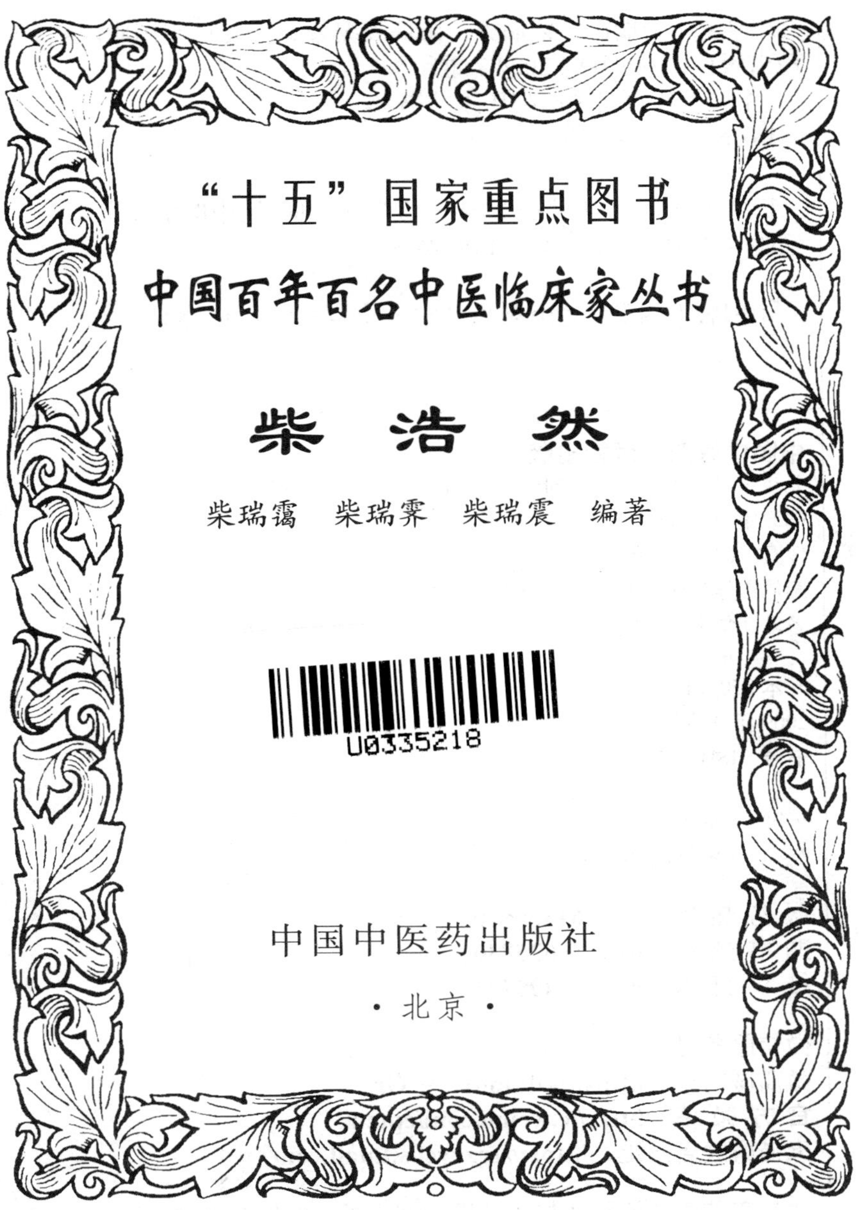

“十五”国家重点图书

中国百年百名中医临床家丛书

柴浩然

柴瑞霭　柴瑞霁　柴瑞震　编著

U0335218

中国中医药出版社

·北京·

图书在版编目（CIP）数据

柴浩然 / 柴瑞霭，柴瑞霁，柴瑞震编著 . -- 北京 : 中国中医药出版社 , 2009.09（2024.7 重印）
（中国百年百名中医临床家丛书）
ISBN 978-7-80231-695-9

Ⅰ. ①柴…　Ⅱ. ①柴… ②柴… ③柴…　Ⅲ. ①中医学临床 - 经验 - 中国 - 现代　Ⅳ. ① R249.7

中国版本图书馆 CIP 数据核字（2009）第 124212 号

中国中医药出版社出版
北京经济技术开发区科创十三街 31 号院二区 8 号楼
邮政编码　100176
传真　010-64405721
廊坊市佳艺印务有限公司印刷
各地新华书店经销

开本 850×1168　1/32　印张 7.75　字数 173 千字
2009 年 9 月第 1 版　2024 年 7 月第 2 次印刷
书号　ISBN 978 – 7 – 80231 – 695 – 9

定价　29.00 元
网址　www.cptcm.com

服务热线　010-64405510
购书热线　010-89535836
维权打假　010-64405753

微信服务号　zgzyycbs
微商城网址　https://kdt.im/LIdUGr
官方微博　http://e.weibo.com/cptcm
天猫旗舰店网址　https://zgzyycbs.tmall.com

如有印装质量问题请与本社出版部联系（010-64405510）
版权专有　侵权必究

出版者的话

祖国医学源远流长。昔岐黄、神农，医之源始；汉仲景、华佗，医之圣也。在祖国医学发展的长河中，临床名家辈出，促进了祖国医学的迅猛发展。中国中医药出版社为贯彻卫生部和国家中医药管理局关于继承发扬祖国医药学，继承不泥古、发扬不离宗的精神，在完成了《明清名医全书大成》出版的基础上，又策划了《中国百年百名中医临床家丛书》，以期反映近现代即20世纪，特别是新中国成立50年来中医药发展的历程。我们邀请卫生部张文康部长做本套丛书的主编，卫生部副部长兼国家中医药管理局局长佘靖同志、国家中医药管理局副局长李振吉同志任副主编，他们都欣然同意，并亲自组织几百名中医药专家进行整理。经过几年的艰苦努力，终于在21世纪初正式问世。

顾名思义，《中国百年百名中医临床家丛书》就是要总结在过去的100年历史中，为中医药事业做出过巨大贡献、受到广大群众爱戴的中医临床工作者的丰富经验，把他们的事业发扬光大，让他们优秀的医疗经验代代相传。百年轮回，世纪更替，今天，我们又一次站在世纪之巅，回顾历史，总结经验，为的是更好地发展，更快地创新，使中医药学这座伟大的宝库永远取之不尽、用之不竭，更好地服务于人类，服务于未来。

本套丛书第一批计划出版140种左右，所选医家均系在中医临床方面取得卓越成就，在全国享有崇高威望且具有较高学术造诣的中医临床大家，包括内、外、妇、儿、骨伤、针灸等各科的代表人物。

本套丛书以每位医家独立成册，每册按医家小传、专病论治、诊余漫话、年谱四部分进行编写。其中，医家小传简要介绍医家的生平及成才之路；专病论治意在以病统论、以论统案、以案统话，即将与某病相关的精彩医论、医案、医话加以系统整理，便于临床学习与借鉴；诊余漫话则系读书体会、札记，也可以是习医心得，等等；年谱部分则反映了名医一生中的重大事件或转折点。

本套丛书有两个特点是值得一提的：其一是文前部分，我们尽最大可能收集了医家的照片，包括一些珍贵的生活照、诊疗照，以及医家手迹、名家题字等，这些材料具有极高的文献价值，是历史的真实反映；其二，本套丛书始终强调，必须把笔墨的重点放在医家最擅长治疗的病种上面，而且要大篇幅详细介绍，把医家在用药、用方上的特点予以详尽淋漓地展示，务求写出临床真正有效的内容，也就是说，不是医家擅长的病种大可不写，而且要写出“干货”来，不要让人感觉什么都能治，什么都治不好。

有了以上两大特点，我们相信，《中国百年百名中医临床家丛书》会受到广大中医工作者的青睐，更会对中医事业的发展起到巨大的推动作用。同时，通过对百余位中医临床医家经验的总结，也使近百年中医药学的发展历程清晰地展现在人们面前，因此，本套丛书不仅具有较高的临床参考价值和学术价值，同时还具有前所未有的文献价值，这也是我们组织编写这套丛书的初衷所在。

中国中医药出版社

2000 年 10 月 28 日

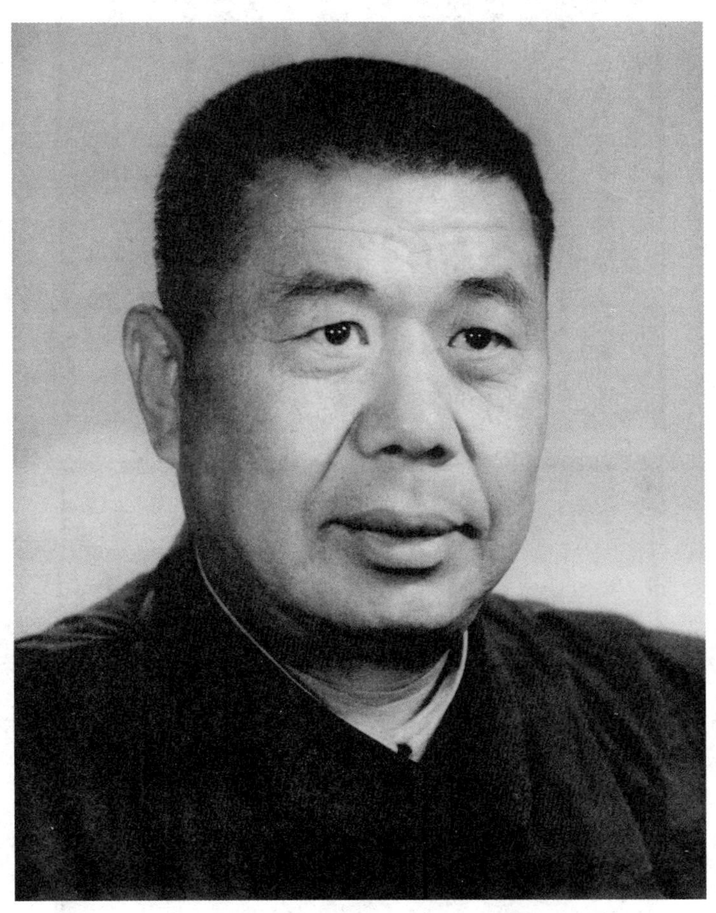

柴浩然主任医师（1923—1993）

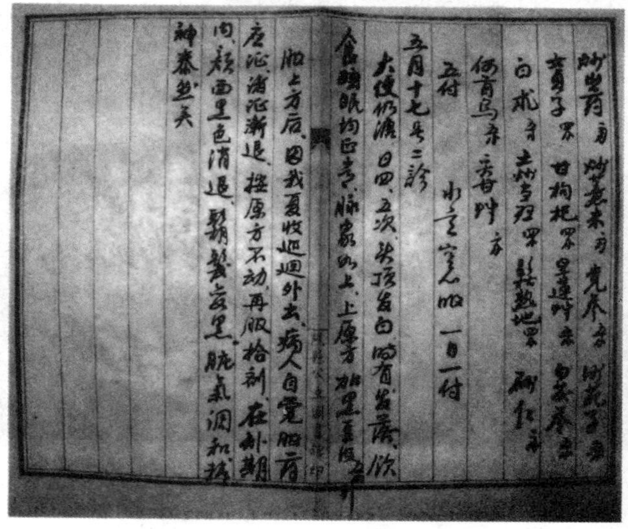

柴浩然病案墨迹（1973 年）

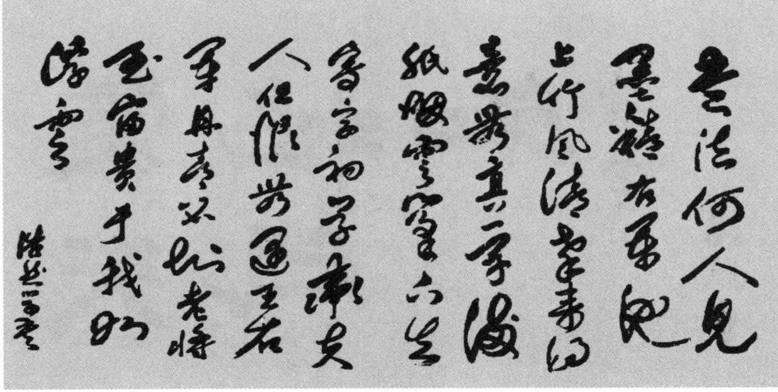

柴浩然草书墨迹（1976 年）

醫貴乎精學貴乎博識貴乎卓心貴乎虛業貴乎專言貴乎顯法貴乎活方貴乎純治貴乎巧效貴乎捷知乎此則醫之能事畢矣

录清趙濂《醫門精要》

歲在甲子春月

柴浩然書

柴浩然书法墨迹（1984 年）

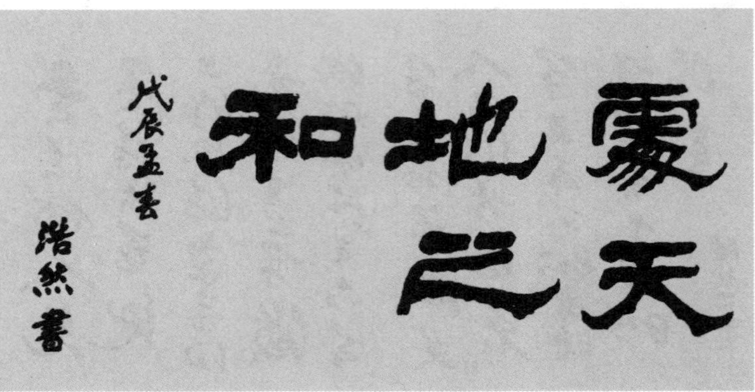

柴浩然隶书墨迹（1988 年）

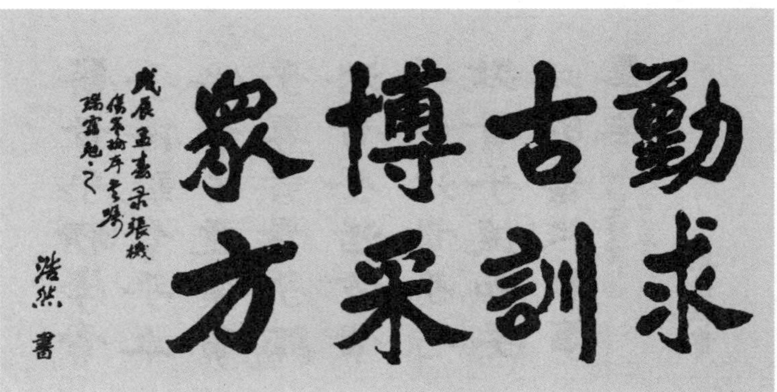

柴浩然楷书墨迹（1988 年）

目　录

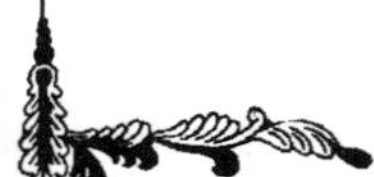

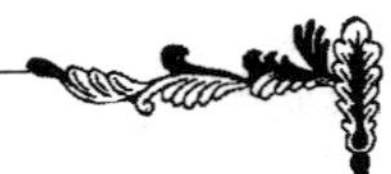

医家小传

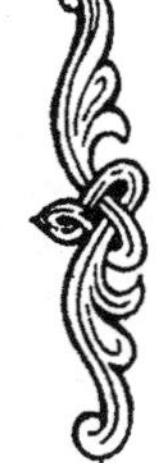

柴浩然（1923—1993），曾用名柴秉纲，晚号简斋医叟。山西省万荣县荣河镇人，原山西省运城地区中医医院（现山西省运城市中医医院）主任医师、著名中医药学家，为首批全国老中医药专家学术经验继承工作指导老师，有突出贡献的专家，享受国务院政府特殊津贴。柴老自幼就熟读《汤头歌诀》，以及《黄帝内经》《难经》《伤寒杂病论》《温病条辨》《外感温热篇》等中医药典籍，晚年谈起这些典籍仍如数家珍，倒背如流，其扎实的“童子功”，为后来的临床工作打下了坚实的基础。柴老从医50余年，潜心治学，勤于实践，博采众长，择善而从，积累了丰富的临床经验，形成了独特的学术思想和用药方略。他认为，古今医家的治学经验和方法各有千秋，集中反映在矢志献身、勤奋好学、广求良师、博采广纳、注重实践等方面。

柴老尤精于中医内、妇两科，对高血压病、冠心病、脑血栓、急慢性肾炎、肾盂肾炎、肾盂积水、卵巢囊肿、乳腺

增生、宫血、不孕症及脾胃病等均有独特的疗法，并有较好的疗效，并在乙脑、流脑、流行性出血热、急性重型肝炎、急腹症等疾病的治疗中，有胆有识，灵活多变，疗效显著。他善治各种疑难病证及急性外感热病，以仲景学说为经，历代各家学说为纬，寓寒温辨证为一体；熔经方、时方、针灸和验方于一炉，常挽危重病人于顷刻。柴老先后发表产后鼓胀、急黄、麻黄附子汤治疗重症风水的经验、急性肾炎证治、经方治疗吐血验案、经方治疗宫外孕等50篇论文。其中，《柴浩然学术思想及治疗经验继承整理研究》一书即将付梓。其徒弟李致重（主任医师、教授、中国传统医学研究会副理事长、原中华中医药学会《中国医药学报》常务副主编、香港浸会大学中医药学院教授）、柴瑞霭（第三批全国老中医药专家学术经验继承工作指导老师、主任医师、中华中医药学会理事、山西省中医药学会副理事长、山西省运城市中医药学会理事长、山西省运城市中医医院院长、山西省运城市中医药研究院院长）、柴瑞霁（首批全国老中医药专家柴浩然的学术经验继承人、山西省中西医结合学会副理事长、山西省运城市中心医院院长、党委书记、主任医师、教授）和柴瑞震（《中华名医论坛》杂志社总编辑、主任医师）等，均是国内中医界有作为的人才。

一、终身受益“童子功”

柴老的父亲柴宰臣，学识渊博，精通文墨（山西隰县“小西天”的题额乃其遗墨）。其一生致力于教育事业（历任太原、临汾、长治、运城等中学校长），尤嗜岐黄之术。余暇，手不释卷浏览中医典籍，上溯秦汉，下及明清，无不研读；常将以身负教，不能分身临床视为憾事。晚年，虽因年

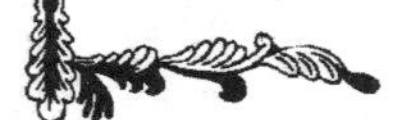

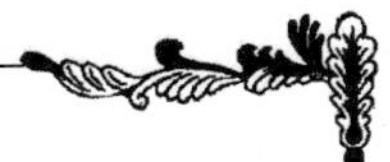

迈归里，但对医学仍孜孜以求。

柴老幼承家学，4岁识文，6岁成诵，8岁执管，12岁小学毕业，后逢“七七事变”，日寇侵华，乡梓沦陷，举家亦由城避乡。国难当头，求学无望，自感前途渺茫，望洋兴叹。此时，其父遵“不为良相、便为良医”之古训，认为良相、良医功业虽殊，然救世济人之心则无二致，便亲自执导，医文并读不辍。在其父的教诲下，柴老从《医学三字经》《医学实在易》《药性歌括》《汤头歌括》，到学文选、读《古文观止》，每晨起诵读，夜阑灯下，聆听讲解，暇时兼习书法，遂渐入中医门径，登中医阶梯，探中医幽境，深窥长沙奥秘。柴老束发之年，严父不幸谢世，悲痛之余，重温父诲，承父遗愿，经亲友推荐拜师于本邑名医谢荩伯门下，传抄习诵，专攻岐黄6年，开始了真正学习中医的生涯。

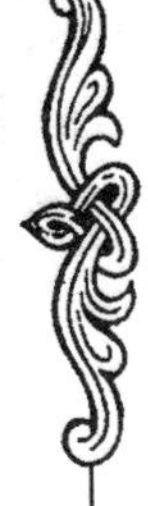

谢老家学渊源，医道精深，对门人要求很严，强调治学立足点要高，一定要从经典入手。在具体方法上，尤推崇《素问·著至教论》中所提出的“诵”“解”“别”“明”“彰”5字中的“诵”字。他认为，“诵”是根基，没有诵，“解”“别”“明”“彰”便无从谈起，故每令其弟子鸡鸣即诵。若师前背咏略有疏涩，即令再读再诵，务求滚瓜烂熟；早饭后习字，抄录读本；下午继续读书背诵；傍晚，谢师给弟子逐条逐句讲解新课，要求习诵到夜半，次日监背。6年中，柴老酷暑汗流浃背，严冬薪火却寒。由于夜以继日苦读，曾几度昏倒于案旁。历经三载，随师侍诊，每晚结合临床释疑，余时读书背诵不间。此时，柴老将《内经选读》《难经》《伤寒论》《金匮要略》《濒湖脉学》《温病条辨》《外感温热篇》等背诵如流，同时，还精读了《诸病源候论》《类证治裁》《医宗金鉴》《陈修园医书七十种》《温热经纬》

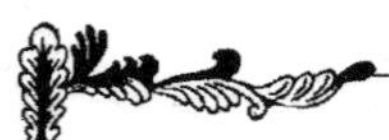

和《唐容川中西汇通五种》等医学著作。几十年后，瀚瀚典籍，任指一段仍能倒背如流。

柴老未及弱冠，完课遵师，悬壶乡里，初期临床缺少实践经验，难免生搬硬套，但凭背诵如流的童子功，凝思条文华章，对勘比拟，细心揣摩，颇有活水源头不致枯竭乏术之感，旋即打开独立业医的局面。临证初探，先生即遇乡里阎氏之妻身半以上肿，逐日加重，尤其颜面臃肿特甚，目不能启。其迭更数医，投药罔效。因肿势益甚后踵门求诊。柴老视其舌淡白，切其脉沉微，据此断为“阳闭窍阻，水气横溢”。遵张仲景“腰以上肿当发其汗”之旨，处麻黄附子甘草汤治之。麻黄60g，熟附子45g，炙甘草24g，以温经发汗，并嘱水煎分5次服，每4小时服1次。4次药后，患者始有汗意。尽剂后，上身俱有小汗，乃宗原法1剂，肿势尽退，调理而安。

另治一男子，30有余，左手臂肿痛麻木，臂肌不自主抽动。他医多以疏风散寒、行血活络之法而治，诸剂不显效验。柴老根据《金匮要略》“病人常以手指臂肿动，此人身体瞤瞤者，藜芦甘草汤主之”之旨，诊断为“风痰阻络”，遂处以藜芦15g，甘草9g，分3次服。患者尽剂畅吐黏液甚多，且肿势渐消，麻木渐减，终告愈。从此求诊者日渐增多，门庭若市，“童子功”帮扶其顺利走上中医临床之路。柴老常说，“背”是初学中医者的必修课，能使从事中医者终生受益。

柴老至中晚年时期学验渐丰，每遇疑难危重病者，童时背诵的医理即随临证思维的变化顿时映入脑海。所谓“熟能生巧，巧则寓妙”，因而临证机圆法活，左右逢源。

柴老的学习方法虽属传统的师授形式、特定的文化氛围

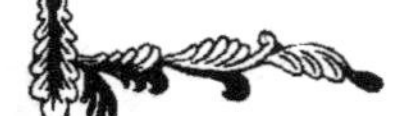

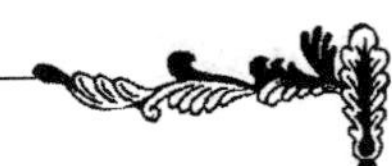

和历史条件下的产物，今人难以照搬，但不乏借鉴之处。柴老在带徒中，力主年轻时多背一些书。一是“浅显”的入门读物，如《医学三字经》《药性歌括》《汤头歌括》等；二是“看家”的经典著作，如《内经选读》《难经》《伤寒论》、《金匮要略》等。初学者虽对中医理论难以深解，但日久必有所悟，发展的潜力尚大。“浅显”的读物不必泥古，但“看家”的经典著作以背诵为好。只有打下深厚的医学功底，临证才会“起点高”“悟有翅”，终身受益不尽。柴老在指导其徒弟学习经典医著时说：“你们谁学不好中医经典医著，这辈子就别想端起中医这饭碗”。这句话令其终生受用不尽。

二、精读经典活水来

“师者，传道、授业、解惑也”。柴老认为，精读深思经典，若能冥思苦想，方能悟出经典之髓。这就是“书读百遍，其意自见”的道理。同时，要敢于质疑。古人曰：“学贵质疑，小疑则小进，大疑则大进，疑者觉悟之机也，一番质疑，一番长进。”但精读深思时不能离开原著，因为《黄帝内经》《伤寒论》《金匮要略》和《温病条辨》，在中医界被奉为“四大经典”。所谓经者，“径”也。“四大经典”乃学习中医的最佳径路。可窥视中医学之渊源，探索中医学之奥秘，汲取中医学之精华，循序渐进可登堂入室，从而成为真正的中医学家。

柴老强调，学习中医“四大经典”切勿过早看注释，否则，就会胸无定见，人云亦云，不由被书牵着鼻子走；亦不可或选学一家，初觉大抵不错，但浮光掠影，无所裨益；或兼览多家，结果认为此注有理，彼注也对，流散无穷；或看争执存疑之处，反更加疑惑不解，如坠迷雾之中。比如，

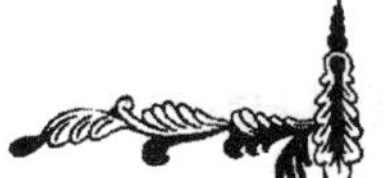

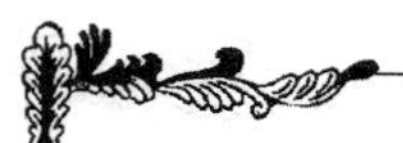

《伤寒论》第103条云："伤寒、中风有柴胡证，但见一证便是，不必悉具。"注家就此说法不一，归纳起来大致分为4种：一是认为指少阳病提纲，口苦、咽干、目眩其中一证；二是认为指小柴胡主症往来寒热、胸胁苦满、嘿嘿不欲饮食心烦喜呕其中一证；三是认为见小柴胡7个或然证的其中一证；四是把少阳病提纲作为一证，再加上小柴胡的4个主症，但见其中一证。虽然第四种说法较为确切，但是后来经过对原著的反复推敲才理解了张仲景说的"但见一证"是指能够反映出少阳病病机的一证。犹如"见一斑，可窥全豹"的一证，这样就较合逻辑。读原著自然难度大，初感比较枯涩，不如读注释省力，但只要有恒心、爱思、肯思、会思，才不致误入迷蒙之中。

柴老认为，对于读书不仅要精读深思，还要勤于动笔。"不动笔墨不看书"这是柴老多年来养成的读书习惯。柴老常说：读书要边读边写才能增强记忆；要在天头地脚、篇首文末批上眉评或加上按语，大胆地附以己见，作以评价，以便消化理解，疑点存考；要写读书笔记和心得体会。这样天长日久，便可左右逢源，举一反三，触类旁通。

《伤寒论》为仲景垂训，在辨证论治的基础上，理、法、方、药一脉相承，一气贯通，不偏不倚，至中至正。《伤寒论》的397法、113方，在圣训的指导下，法不离理、方不离法、药不离方，丝丝入扣，有条不紊。对此，柴老感悟后世学者不可咬文嚼字，死于句下，要注意条文之间的联系，按条文的字第逐条逐句地去读，并且前后互参，反复印证，既要注意条文的正面，也要注意条文的反面和侧面，正读反意，旁敲侧击，扩大认知范围；既要熟悉条文上的正病正法，遵守其原则性，还要通达言外之变病、变法，掌握其灵

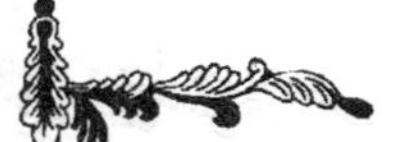

活性，体会仲景之心法。柴老认为，能熟悉和通达理、法、方、药后便可方外有方，法外有法，知常达变，权衡在握，所谓“活法在人”矣。学习之人，岂可忽诸。

《伤寒论》开宗明义的第一方“桂枝汤”是仲景为太阳中风表虚而设。实践证明，只要遵照“谨守病机，各司其属”的宗旨，该方不仅适用于外感病，也适用于内伤病。临床每遇营卫不和太阳表虚的习惯性外感、风疹、自汗诸疾，柴老常投以桂枝汤或予增减，多获良效。其他桂枝汤类之方亦同。柴老曾治一患者，因体虚自汗、耗伤营血、筋脉失养、卫阳不通而成行痹，因病机与桂枝新加汤证合拍，故用4剂，则营卫调和，荣血渐复，卫阳宣通，病遂告愈。再如治寒湿带下常触类引申以《金匮要略》治肾着之病的甘姜苓术汤加味。柴老认为，仲景是教人以法度，示人以规矩。正如柯韵伯所云：“仲景制方不求病之命名，惟求证之切当，知其机，得其精。凡中风、伤寒、杂病宜主某方，拈来无不合法。”柴老常说：只要领会仲景心法，掌握病机，就能像仲景在原序中自述的那样，“虽不能尽愈诸病，庶可以见病知源”，在临床应无穷之变。

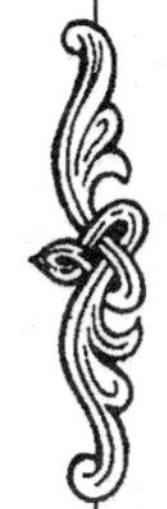

三、勤学不辍50年

如果说“童子功”是柴老医林生涯的良好开端，那么他自勉“无地不学问，到处皆吾师”便是其勤学不辍50年的真实写照。

1. 侍诊温病名家，摒弃门户之见

悬壶之初，柴老受谢老先生治仲景之学的影响较大，虽对温病名著背诵如流，然苦于缺少名师指点。本邑周紫微老中医擅治温热病，且与先生有世交之缘，便欣然应允业师侍

诊。此后3年间，柴老隔三差五侍诊师旁，日久师徒感情甚笃。周师不仅临证精心指点，还将珍藏的医籍借阅传抄，使柴老尽得其心传。柴老说：侍诊周师，不仅获得了治温病的方法，收益最大的还是从此摒弃了门户之见。

2. 切磋医道，相互学习

柴老家境较宽裕时，家中常为师兄师弟或前贤名家进城落脚之地。每值茶余饭后，兄弟之间相互切磋医道，既有经验体会，亦有过失教训。若遇前辈名家至此，柴老便请之应诊赐教，诸如牛吉六善用大剂生石膏粉吞服治阳明温病，牛吉辰善用桂、附治久寒痼疾，李子先巧用桂枝汤治内伤杂病，范焕文化裁逍遥散治妇科杂症等经验均使其受益匪浅。

3. 阅读名家医案，获得名家心法

20世纪50年代，柴老学验渐丰，读书鉴赏力较强，便将精力用于阅读医案上。其中《名医类案》《续名医类案》等属于泛读，旨在领会前贤的学术特点与用药套路；《临证指南医案》《吴鞠通医案》《王孟英医案》《经方实验录》等属于精读，旨在学习名家的辨证方法与用药技巧。柴老认为，在打好中医理论与临床基础后，应多看一些名家的医案，并结合临床细心地揣摩，这样不仅能获得名家心法，还可启迪思路，丰富自己的临床经验。柴老道精仲景，法活叶吴，旁及各家，汇《伤寒杂病论》和《温病条辨》于一体，熔经方和时方于一炉，在而立之年即炉火纯青，蜚声三晋。

4. 倾慕访名流，拓宽新思路

中医书籍浩如烟海，汗牛充栋，柴老广读博学，深钻细研仍疑难百出。由此柴老便产生了出门拜师、访求名流的念头。纵观医坛，江南名流辈出，著述之多，经验之富，阐发古义，创立新论，令人不胜倾慕。江南为温病名家荟萃之

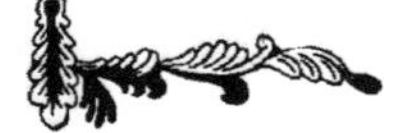

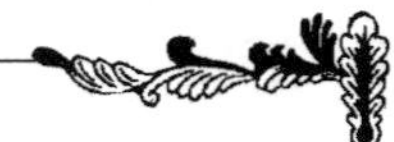

域，用药风格与北方相异。柴老于 1953 年和 1954 年，两次求学于上海、江苏、浙江等地，并几番探访京华。由于访学心切，拜师的形式亦不拘一格，或聆听讲学，或登门求教。因苦于无人介绍，柴老常混入病人之中学习当地医家的用药套路，并先后拜访了陆渊雷、张赞臣、叶橘泉、承淡安、陆瘦燕、蒲辅周等医界巨匠名流。由于语言不通，柴老便借书法之长，将所欲之言笔之书面，以文达意。此举颇受名家陆渊雷、陆瘦燕的赏识。受其指点，柴老茅塞顿开，平日的许多疑团如冰释然，遂达拜师之愿。求艺期间，柴老或聆听讲学，或诊寓见习，获益良多。至今柴老仍珍藏着这些名家的赠言手迹。柴老能够熔寒温辨证于一炉，集南北用药特点于一体，即始于此。

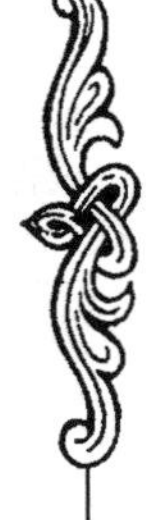

5. 教学相长

柴老重传道，严教子，主张系统读经典，倡导注重临证。1957~1960 年间，柴老受聘为晋南专署中医进修班、西学中班等 7 个班次执教 3 年，历届听课者逾千人，先后带徒五批，受业门人 40 余人。可谓桃李遍北国，身后多传人。1961~1967 年间，柴老先后带徒 10 余人，并为中医药院校的学生讲授《中医内科学》、《中医妇科学》、《伤寒论》和《金匮要略》等。他在教学实践中深深感到，道不清，业不精，惑难解也。此时，柴老对“教然后知困”感受极深。在 10 年的执教、带徒期间，柴老不仅认真备课，熟悉教材，还精读了《脾胃论》《儒门事亲》《丹溪心法》《医门法律》《景岳全书》等医学原著，以及《伤寒论百家注》《金匮要略五十家注》等，其教学和临床都有不同程度的提高。与此同时，他还养成了勤于思考、敢于质疑的读书习惯。因一生忙于诊务，疏于著述，其所遗手稿、病案由传人整理为《柴浩

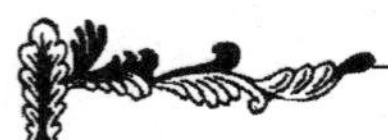

然医案》和《柴浩然医话》，并将付梓问世。

四、实践方能出真知

柴老临证50余载，始终以“百姓医，医百姓”自律自勉。治病无问长幼亲疏，贵贱贫富，不避寒暑，不计酬劳，潜心医道，淡泊名利，处世光明磊落，举止温文尔雅，生活俭朴（简斋、简设、简衣、简食）。柴老临证有40年是在农村治病的。农村临证有两种情况：一是病种多，临床不分科，实践机会多；二是时常遇到突发病证，且病情重，这便使得柴老的临床技能不断提高。

如外感风寒与风热表证，除典型脉证外，疑似夹杂者颇难辨识。柴老在实践中总结出两条辨证经验：一是从体质上辨别，凡素体阳虚气弱者，表证多为风寒，即使感受风热之邪，亦多从阴化寒；阴虚血亏者，表证多为风热，即使感受风寒之邪，亦多从阳化热，此体质所然也。二是从疑似症状上辨析，如风热表证多有咽痛，然风寒束表，肺卫郁闭，营阴郁滞，咽喉血行不畅亦可见咽痛。其特点为痛而不肿，与表热咽痛且又红又肿不同。再如风热表证多见薄黄苔，然风寒表证因表闭阳郁过重，亦可见舌苔薄黄。其特点是苔薄黄而口不渴，与风热表证苔薄黄而口渴不同。又如风热表证脉多浮数，而风寒表证因寒邪束表，阳气郁遏，鼓动血行亦见数脉。其特点为脉浮紧而数，与风热表证脉浮数同中有异。由此可见，柴老辨证如此细致入微。

对于宫外孕，先生早年在农村治病屡见不鲜，并积累了丰富的辨治经验。先生根据本病停经6~8周始觉腹痛，即以“经断腹痛”辨治，常将疾病治于萌芽之中。偏于气滞血瘀者，用《金匮要略》枳实芍药散；偏于肝脾失调者，用《金

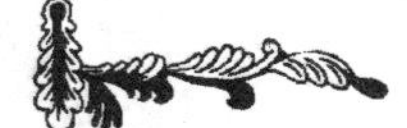

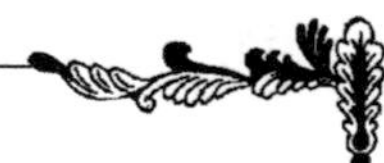

匮要略》当归芍药散加味；对于输卵管破裂，大量血液流入腹腔者则以“内崩”辨治，常用《金匮要略》温经汤加味，或黄芪建中汤合胶艾汤治之，以温经化瘀，补血止血；对于血虚气脱、亡阳肢厥之“脱证”，用参附汤合当归补血汤益气回阳，急救固脱；对于内崩血蓄少腹形成包块，则以“癥瘕积聚”辨治，选用桂枝茯苓丸，或少腹逐瘀汤，或膈下逐瘀汤加减。20世纪60年代后期，柴老将此经验用于妇科住院病人，观察10例，均获痊愈。

五、药食并用见其长

中医学一脉相承，医疗之术丰富多彩，医疗之中大多以药疗为主，方剂之中亦寓有食疗之法。有单用药物取胜者，亦有纯以食疗见长者；有药食并重者，亦有先施药而后继以食疗者。临证巧施，病退而正不伤，体复而邪不留，为司命之准则耳。正如《素问·五常政大论》所云：“病有新久，方有大小，有毒无毒，固宜常制矣。大毒治病，十去其六；常毒治病，十去其七；小毒治病，十去其八；无毒治病，十去其九；谷肉果菜，食养尽之，无使过之，伤其正也。”

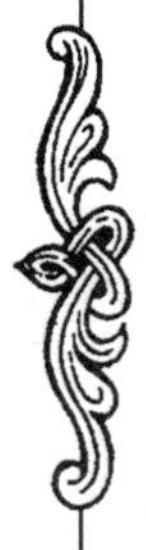

医籍中有关食疗的方剂和药食配合的方剂很多。如《伤寒论》载：猪肤汤治咽痛证，阴虚而热不甚者润燥清热而无苦寒呆滞之嫌；《金匮要略》载：当归生姜羊肉汤治寒疝腹痛，胁痛里急证，温肝补虚，散寒养血。柴老用于产后血虚受寒，腹痛绵绵难已确有良效。

柴老在临床中，除运用传统辨证药物治疗外，或药食相合，或单纯予以食饵治疗。例如：杨某，男，20岁，新婚之后不逾月，头晕疲怠，精神颓丧，脉细弱，两尺更甚。他医以六味地黄汤加味，患者服后脘胀欲呕。柴老处以食

疗方：胡桃肉 10g，甘枸杞 10g，晨起空心嚼服，1 日 1 次，半月而愈。又如张某，男，5 岁，病已半年，面黄肌瘦，毛发不润，肚腹胀满，食少纳呆，中、西药品俱不服用。此为饮食失节，食滞，柴老遂拟“枣金散”，健脾消滞，重用味美喜食之品。方为大枣（去核）100 个，炒鸡内金与枣等量，共为细末，1 日 3 次，1 次 3g，患儿服后胀消纳好，身体渐丰而愈。又如张某，男，20 岁，患神经衰弱。先求治于西医，症状开始减轻，旋又加重，以中医汤剂治之，病虽减轻，但不能已，仍头痛头晕，耳鸣心烦，精神倦怠，记忆减退，夜梦纷纭。柴老处以“猪脑桃荷方”作饵食之。方为生猪脑 1 具，胡桃肉、鲜荷叶 1 张（若无鲜者用阴干的亦可），冰糖二两，荷叶煎汤与上药共放入碗内蒸熟，顿服。每 3~5 日服 1 剂，患者服两月余痊愈。

中医理论的形成源于实践，中医学术的继承与发展同样离不开实践。对此，柴老深有感触地说：我的临床经验与长期的农村医疗实践分不开。农村虽然医疗条件差，从医环境艰苦，但有用武之地，能从正反两方面总结、提高。现在中医药院校的毕业生多留恋城市，因为城里的医疗条件优越，接受新的医疗技术多，这是有利的一面；但临床分科过细，实践机会不如农村，且易对现代诊疗手段产生依赖，辨证能力的提高受到限制，这是弊端。柴老希望有志于中医事业的青年医生要深入基层，努力提高其中医辨证水平和能力。在此基础上再结合现代诊疗手段进行临床研究，这样才有可能成为高水平的中医临床人才。这不仅是老一辈中医的期望，也是时代发展的需要。

柴老学识渊博，多才多艺，熟知正野典故，通晓儒释道百家，诗词出口成章，谈吐含蓄幽默。操弦管可配乐工，论

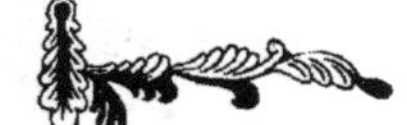
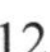

太极叹服拳师。魏碑隶书，有骨有肉，自成一家。柴老秉刚毅之志，持浩然之气，操活人之术，恩泽河东，德润桑梓，福荫来者。

此有以花喻颂，辞曰：身如牡丹，贵态雍容；其操如兰，高逸雅清；其德如梅，暗香浮动；其行如莲，真君子风。

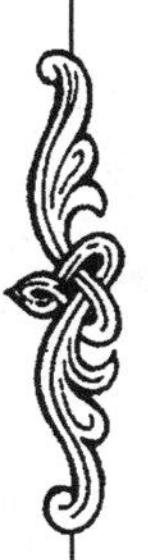

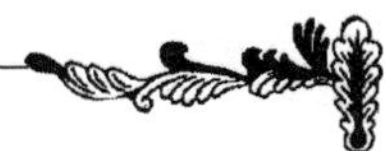

专病论治

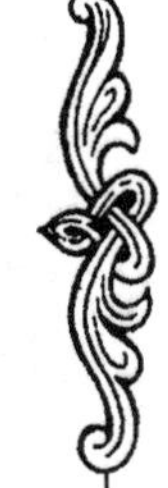

内科疾病

虚　热

虚热临床可分为阴虚发热、阳虚发热、血虚发热和气虚发热等。柴老临证根据发热的性质不同而施用不同的方法。阴虚发热为劳倦过度、耗伤气阴、内热所导致的虚热，多用清骨散，养阴清热；阳虚发热为肾阳亏虚、虚阳外越所导致的虚热，多用左归丸等补肾阳，退虚热；血虚发热为血亏阴虚、血虚不能濡养、阴衰阳盛、阳气外浮所导致的虚热，多用当归补血汤，益气养血退热；气虚发热为中气不足、脾失健运、气虚表卫不固所导致的虚热，多用补中益气汤甘温除热。柴老治疗虚热多采用三物黄芩汤。

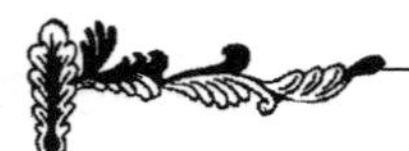

一、辨证要点

三物黄芩汤出自《千金要方》，由黄芩、苦参、干地黄3味药物组成，主治产后血亏阴虚、风邪入里化热、四肢烦热、头不痛，为滋阴清热的有效方剂。《金匮要略·妇人产后病脉证治》云："治妇人在草蓐，自发露得风，四肢苦烦热，头痛者与小柴胡汤；头不痛但烦者，此汤主义。"柴浩然老中医不仅擅用三物黄芩汤治疗产后虚热，而且将其扩大运用于多种虚热疑难杂症。

二、病案举例

病例一：五心烦热

董某，女，41岁，农民。1976年5月8日初诊。患者3年来每届春夏之交，即感骨蒸发热，渐至手心、足心及心口灼热，以致心烦不安，神疲乏力，小便色黄灼痛，曾经中西医多次治疗，均未奏效。诊时，虽骨蒸发热，但体温并无变化，舌质红绛，苔薄黄，脉虚数，左寸较为洪盛。

证属水亏火盛，阴虚内热，治宜滋阴清热，方用三物黄芩汤。

处方：黄芩30g，细生地15g，苦参9g。3剂，隔日1剂，水煎，早、晚空腹服。

5月20日二诊：服上方后，五心烦热及蒸热等症已减大半，舌绛及黄苔渐退，脉仍虚数。此虚热基本消退，继宜滋阴壮水，方用六味地黄汤加味。

处方：细生地30g，山萸肉、茯苓、粉丹皮各9g，泽泻6g，山药15g，沙参、麦冬各18g，地骨皮24g。5剂，每日1剂，水煎，空腹服。

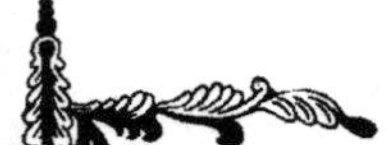

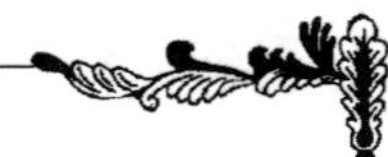

此方服后，病家来人调方云：烦热尽退，诸恙悉除。嘱原方再服5剂，以巩固之。

［按］本案五心烦热、骨蒸发热虽系阴虚内热，但因虚热偏盛，故首诊柴老重用黄芩苦寒清热，其用量较原方明显加大，意在突出清热之功；后用六味地黄汤加味滋阴壮水，首尾衔接，各有侧重而获佳效。

病例二：夜半发热

李某，女，25岁，1993年8月18日初诊。患者5年来，每年3~11月夜半发热，体温高达39.5℃~42℃，至天明热退无汗，若于发热时稍有汗出，发热即退。发热时全身皮肤出现不规则红斑，消退后皮下有结节，某医院诊为结节性红斑。诊时见舌质淡红，尖部剥脱少苔，脉弦细而数。

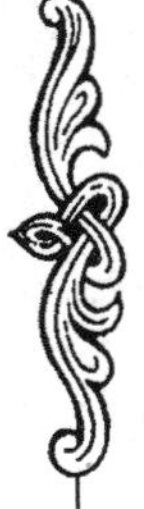

证属阴虚内热，迫血外泄。治宜滋阴清热，方用三物黄芩汤。

处方：生地30g，黄芩15g，苦参12g。4剂，水煎，空腹服。

8月24日二诊：服药1剂后夜半发热即停，精神、食眠均佳，但近两天咽喉疼痛。上方合桔梗汤化裁。

处方：生地24g，苦参15g，黄芩、桔梗各9g，甘草6g。6剂，水煎，空腹服。

9月3日三诊：服上药10天仅有4天夜半发热，咽痛消失。上方合青蒿鳖甲汤化裁。

处方：黄芩、青蒿、知母、粉丹皮各9g，苦参15g，生地24g，鳖甲（打碎先煎30分钟）30g。6剂，水煎，空腹服。服完药后，夜半发热消失，3月后随访未见复发。

［按］本案夜半发热，热退无汗，虽系高热，但舌红少苔，脉弦细数，亦属阴虚内热。柴老首用三物黄芩汤滋阴清

热即获初效，继合桔梗汤清利咽喉，终合青蒿鳖甲汤养阴透热，5 年痼疾，霍然而愈。

病例三：午后低热

邵某，女，37 岁，1992 年 3 月 21 日初诊。患者低热 56 天，伴腋下、腹股沟处肌肉疼痛。低热多于中午 12 时出现，体温 37.5℃，至凌晨 1 时左右热退身凉，伴手足心热，热退无汗，口干不欲多饮，疲惫乏力，腰腿酸困；面色萎黄无华，舌淡红、有齿痕，苔白润，脉弦细略数。曾于某医院检查，诊为低热待查，服用中药（不详）2 剂，稍有减轻，停药如故。

证属气阴两虚，虚热内扰，治宜滋阴清热，兼以益气，方用三物黄芩汤加味。

处方：黄芩、生地、玉竹、荷叶、太子参各 9g，苦参 6g。2 剂，水煎，空腹服。

4 月 3 日二诊：药后热退，体温正常，仍觉疲惫乏力，腰腿酸困，手足心热。

此余热未尽，继用上方加地骨皮 15g，知母 9g。3 剂，水煎服。

4 月 10 日三诊：药后上症渐退，但 3 天前感冒又见低热，体温 37.1℃，舌尖生疮疼痛。改用三物黄芩汤合封髓丹。

处方：黄芩、苦参、黄柏各 9g，砂仁 4.5g，甘草 6g，生地 15g。3 剂，水煎服。

4 月 15 日四诊：口疮痊愈，低热消退，嘱用六味地黄丸易汤加地骨皮 30g。3 剂，水煎服，以资巩固。

［**按**］本案阴虚内热，兼气虚，故首用三物黄芩汤滋阴清热，加太子参、荷叶、玉竹甘润益气养阴之品，使低热退

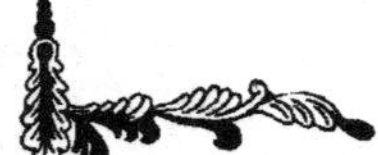

却，正气渐复；后因外感复作，口舌生疮，继合封髓丹滋阴降火，标本兼顾；终以六味地黄汤滋阴善后，以资巩固。

病例四：外阴灼热

杨某，女，53岁，1992年11月30日初诊。患者两年前出现外阴及阴道灼热疼痛不适，伴小便灼热，时觉疼痛，心烦急躁，烘热时作，口干，舌体发热，大便干燥，3~4天一行。曾经某医院妇科检查，诊为老年性阴道炎、植物神经功能紊乱，曾服中、西药多种（不详），均无明显效果。诊时除上述见症外，舌质淡红、苔薄白而干，脉沉细涩弱。

证属肝热阴虚，肠燥失濡，治宜滋阴清肝，增液润燥，方用三物黄芩汤加味。

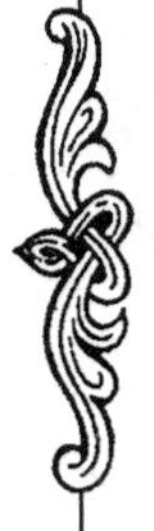

处方：生地30g，黄芩、知母、黄柏各9g，苦参、怀牛膝各15g，甘草6g。3剂，水煎服。

12月4日二诊：药后大便不干，两日一行，阴道及外阴灼热感明显减轻，余症亦有不同程度减轻。

药症相投，上方去怀牛膝，加栀子、玄参、麦冬、桃仁各9g，鱼腥草24g，穿心莲15g。3剂，水煎服。

12月8日三诊：除外阴轻度瘙痒，心烦、烘热时作外，余症悉退。

继用上方加地肤子15g，6剂，水煎服。1年后随访，药后病愈停药，亦未复作。

［**按**］本案以阴道及外阴灼热为主症，其病位在厥阴肝经，证属肝热阴虚，肠燥失濡，故在三物黄芩汤滋阴清热的基础上，一诊酌加知母、黄柏清肝泻火。二诊又加玄参、麦冬、桃仁增液通便；栀子、鱼腥草、穿心莲清热燥湿。三诊复用地肤子清利湿热以止痒。其辨治过程始终有方有守，灵活化裁，切中病机，而获良效。

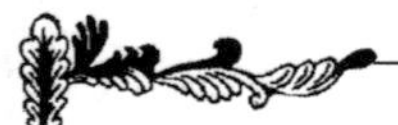

病例五：两耳灼热

马某，女，61岁，1993年7月28日初诊。患者4年前无明显诱因出现两耳灼热，自诉两耳灼热难忍，除睡眠后无感觉外，自觉症状始终存在，伴心烦急躁，时有烘热。二便正常，饮食尚佳，听力正常，别无明显不适。经多处诊治无效，曾一度放弃治疗。诊时主症同上，舌质微红，苔薄白，脉弦细略数。

证属肾经虚热，循经上扰。治宜滋阴清热，方用三物黄芩汤加味。

处方：生地30g，黄芩15g，苦参、丹皮各9g。3剂，水煎服。

8月1日二诊：服完上方，两耳灼热明显减轻，心烦急躁、烘热时作基本消失。上方化裁。

处方：生地24g，黄芩9g，苦参12g。3剂，水煎服。4年后患者携家人来诊，告曰上方服完，至今痼疾若失。

［**按**］本案较为奇特，临证鲜见。因肾开窍于耳，故两耳灼热，经年不愈，辨证为肾经虚热，循经上扰。二便正常、饮食尚佳、听力无影响、别无明显异常，说明仅为肾经虚热，未及脏腑。方用三物黄芩汤，既清肾经虚热，又兼养阴凉血，药简效宏。

病例六：虚热扰神

陈某，女，50岁，1975年12月20日初诊。患者素因家事烦琐，操劳过度，兼之情志不畅，常觉寐少眠浅，夜梦纷纭，时感烦闷灼热，遇事急躁，无因喜悲，舌红而干，脉象弦数，左寸虚大。

此为心阴耗伤、肝郁生热、虚热扰神之候，治以清热养心，疏郁安神，自拟“安神却梦汤”加减。

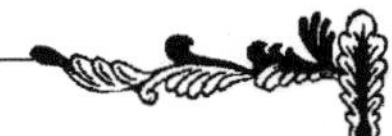

处方：珍珠母30g，茯神15g，莲子清心1.5g，麦冬15g，夜交藤15g，炒枣仁15g，合欢花9g，佛手9g，甘草6g，琥珀5g。5剂，水煎服。

12月26日二诊：患者服上方后，病轻十之七八，仍以原方5剂续服，已竟全功。

［**按**］本案患者由于操劳过度，情志不畅，心阴暗耗，肝郁生热，而致虚热扰神。柴老采用“安神却梦汤”治疗。方中麦冬、莲子清心清虚热，养心阴；枣仁、夜交藤补血养肝，宁心安神；合欢花、佛手解郁安神；珍珠母、琥珀清肝潜阳、镇惊安神，使虚热、烦闷、灼热、失眠、多梦等症自安；甘草、麦冬、枣仁三药相合，乃“甘麦枣仁汤”，养心阴，缓肝急，安心神，使急躁、喜怒欲哭诸症自愈。

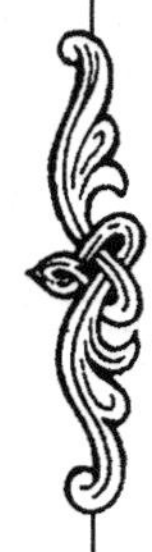

高血压病

高血压病属于中医学的“眩晕”“头痛”“中风”范畴。柴老治疗本病，立足辨证论治，注重病证结合，组方遣药有法有守，临证变通机圆法活，积累了丰富的临床经验。

一、辨治要点

高血压病的病因病机较为复杂，柴老主张，辨证以虚实为纲，分析不同的病因病机，确立相应的治疗大法。一般来说，偏于实证者，多由素体阳盛，肝气偏激，或七情所伤，忧郁恼怒过度，使脏腑功能失调，气血逆乱，以致肝失疏泄，阳热亢盛，或化火、生风，或伤阴、耗血，或酿痰、致

瘀，形成以肝火炽盛、肝阳上亢为主要证型，兼夹风、火、痰、瘀等以实为主的病因病机。偏于虚证者，多因年高体衰，肾虚精亏，虚阳失潜，或阴虚及阳，以致阴阳失衡，水火不济，形成以阴虚阳亢、阴阳两虚为主要证型，兼夹痰浊上逆、阳虚水泛等以虚为主的病因病机。基于上述认识，柴老认为，以虚实辨证为纲，实责之于肝，虚责之于肾，有利于确定不同的治疗大法，兼顾各种错综复杂的病情需要。至于病程日久，实证转虚；或病情变化，虚中夹实，仍可根据虚实之纲，权衡二者的主次、轻重、缓急，兼顾治疗。

二、治疗方法

柴老辨治本病，以虚实为纲，确立了以下四种基本治法。

1. 清肝泄热法

该法适用于肝火炽盛、攻冲头目之高血压患者。症见头痛且涨，口苦咽干，胸中烦热，急躁易怒，夜寐不安，大便干结，小便短黄，舌红苔黄，脉弦滑而数。

基本方：龙胆草6~9g，杭白菊9~15g，钩藤12~18g，竹茹15~24g，地龙9~12g，生地15~24g，决明子15~30g，栀子9~12g，黄芩6~9g，玄参9~15g，甘草6g。大便秘结甚者，加大黄6~9g。

2. 平肝息风法

该法适用于肝阳上亢、气血上逆，甚或肝风内动之高血压患者。症见头晕头痛，心烦耳鸣，面红目赤，失眠健忘，噩梦纷纭，甚或眩晕欲仆，头痛如掣，双手颤抖，语言不利，步履不稳，舌红苔白，脉弦数或弦长有力。

基本方：珍珠母24~30g，生石决明24~30g，生白芍

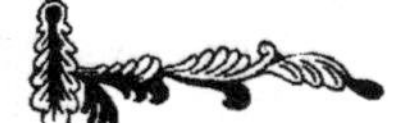

15~18g，夏枯草15~18g，天麻6~9g，钩藤12~18g，磁石15~30g，生牡蛎15~24g，生龟板15~24g，甘草6g。

3. 滋阴潜阳法

该法适用于肾阴不足、虚阳失潜之高血压病者。症见头晕目眩，咽干耳鸣，两目干涩，视物昏花，失眠寐浅，烦躁易怒，腰膝酸软，肢麻震颤，舌红或绛，少苔或无苔，脉弦细或细数。

基本方：蒸首乌18~24g，女贞子9~15g，细生地9~15g，杭白菊9~15g，旱莲草9~12g，桑寄生9~15g，怀牛膝9~15g，珍珠母15~30g，制龟板9~15g，枸杞子9~15g，炙甘草6g。

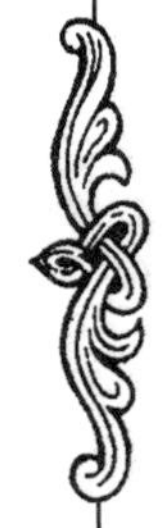

4. 补阴和阳法

该法适用于肝肾不足、阴阳两虚之高血压患者。症见头晕耳鸣，心悸失眠，健忘目干，腰膝酸软，下肢不温，夜尿频多，舌淡红，苔薄白，脉沉细弱。

基本方：熟地15~24g，山萸肉6~9g，仙灵脾9~15g，杜仲9~12g，桑寄生9~12g，巴戟天9~12g，怀牛膝12~15g，制龟板12~15g，珍珠母15~30g，炙甘草6g。

根据患者年龄、性别的不同，体质禀赋的差异，兼夹病证的多寡，临证时知常达变，灵活加减，以应对错综复杂的病情需要。

肝火炽盛或肝阳上亢之高血压均与七情所伤密切相关，又随情志波动加重，在阳热亢盛、气血逆乱之中，每寓肝失疏泄条达之病机；加之清肝泄热药苦寒降泄，平肝息风药质地重坠，有悖肝之疏泄条达之性，故酌情加入白蒺藜、佛手、生麦芽、川楝子、绿萼梅、玫瑰花等疏肝解郁之品，既能顺遂肝木之性，又可消除胸胁胀闷、时欲太息等兼症。

高血压证属肝火炽盛、肝阳上亢者，因阴血灼伤，内扰心神，或肾阴不足，心神失养，每兼心悸、失眠、寐浅、多梦等神志不安之症，然神不守舍，虚阳浮动，又不利于肝火的清泄，或肝阳的平潜，从而使高血压病加重。柴老根据心神不安的轻重不同，酌情选用琥珀、莲子、夜交藤、柏子仁、合欢皮等养心安神之品。

高血压病程日久，络脉瘀阻，伴有肢体麻木，甚或活动失灵等，柴老根据其轻重程度不同，一是善用藤类药，如养血通络的鸡血藤，清热通络的忍冬藤，祛风通络的青风藤、海风藤、络石藤等。此类药品通络化瘀，且性质平和，宜于长期配用。二是选用秦艽、豨莶草、嫩桑枝等辛寒或甘寒的祛风湿、通筋脉之品，以避免温燥之弊端。三是择用乌梢蛇、桃仁、红花等活血通经之品，以畅血行。但此类药多为暂用，不宜长期服用。

肝火炽盛或肝阳上亢往往灼津成痰，形成痰火交织或风痰上扰等兼夹病证，出现恶心呕吐、时唾痰涎、脘腹痞满、舌苔黄腻等症，对此，柴老在清肝泄热或平肝息风的同时，酌情配入川贝母、胆星等清热化痰之品，或合以小陷胸汤（黄连、半夏、瓜蒌）清热化痰，宽胸散结。对于痰湿内生、上蒙清窍为主而夹肝阳上亢之证，多选用温胆汤加天麻、珍珠母。

高血压无论何种证型，若兼有胸闷、胸痛、气短、心悸、舌质紫暗、脉弦涩等心脉瘀阻之证，柴老均酌加丹参、郁金、桃仁、红花、赤芍、枳壳等行气活血、祛瘀通脉之品。

对于其他兼症，若面肌痉挛、口角抽动者，酌配僵蚕、全蝎；下肢浮肿、小便不利者，配伍丝瓜络、路路通、泽

泻、茯苓、益母草；胃纳呆滞、饮食减少者，酌加炒鸡内金等。

三、病案举例

病例一：眩晕夹痰咳

赵某，女，57岁，1968年7月13日初诊。患者素有头晕史，经常耳鸣，数年来经多家医院诊为“高血压”。患者肥盛之体，近头晕、耳鸣加重，血压波动在18.7/12~21.3/14.7kPa（140/90~160/110mmHg），兼见咳嗽，气促，吐痰不爽，面目浮肿，按之凹陷，晨起较重，小便短赤，有困难之意，舌质红、苔白，脉象弦数。

此属肝阳上亢，肺失肃降，以清肃肺气、抑制肝阳为治。

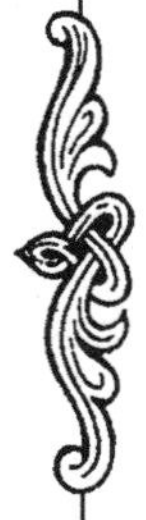

处方：珍珠母15g，杭白菊9g，钩藤15g，旋覆花12g，杏仁9g，瓜蒌皮9g，桑皮9g，枇杷叶9g，炒苏子9g，白茅根15g，丝瓜络15g，通草4.5g，生甘草6g。4剂，水煎服。

4月17日二诊：药后咳喘痰黏症状得以缓解。

上方加大腹皮9g，云苓皮15g。4剂，水煎服。

4月21日三诊：药后面目浮肿尽消，咳嗽气短消失，吐痰亦无，小便利，头晕减轻，仍目赤口烂，更拟平肝泄胆、清热息风为法。

处方：珍珠母30g，杭白菊9g，钩藤15g，明天麻9g，龙胆草9g，金银花15g，象贝母9g，石决明15g，夏枯草9g，白通草4.5g，甘草6g。4剂，水煎服。

4月25日四诊：药后头晕、耳鸣消失，其他症状巩固，拟滋阴利水、平肝潜阳之法，配丸以图巩固。

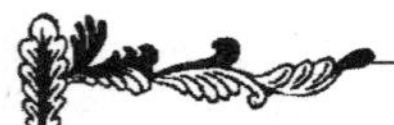

处方：熟地40g，山茱萸20g，山药20g，丹皮15g，泽泻15g，车前子15g，怀牛膝15g，杭白菊20g，珍珠母40g，天麻20g，钩藤20g，元参15g。共研细末和匀，炼蜜为丸，早、晚各服9g。

数月追访，一切情况良好，已能参加劳动。

［**按**］患者素有头晕、耳鸣、血压高，近又觉咳嗽，气促，吐痰不爽，稠黏，继之又面目浮肿，小便短赤困难，现代医学诊断为气管炎、肾炎，病情较为复杂。柴老根据辨证求因：素肝阳偏亢，近又感外邪，由表及里，未能透出，加之体丰多湿，故肃降肺气，宣肺止咳，并兼抑制肝阳，予珍珠母、钩藤、菊花镇肝息风；旋覆花、杏仁、苏子苦降肺气；桑皮泻肺平喘；瓜蒌皮、枇杷叶化痰止咳；白茅根、丝瓜络、通草清热利尿；茯苓皮、大腹皮消肿。4剂后，因肺热得清，则咳、喘、痰黏即愈。肺为水之上源，肺气得降，面目浮肿消，小便即利，水气通调，继则仍以平肝泄胆、清热息风法，头晕、耳鸣显减。最后以济生肾气加平肝息风之品，以善其后。

病例二：头痛、头晕

卜某，男，40岁，1969年6月8日初诊。平素无疾，近月余自觉头痛、眩晕渐重，医院检查诊为高血压21.3/12kPa（160/90mmHg），经治疗略有好转，因不能工作，而返乡休养。回家后，病仍如故，遂请柴老诊治。症见头痛，头晕，目眩，耳鸣，失眠，情志易烦躁，每因劳累而急躁加重，多梦，舌质红、苔薄，脉弦数有力，有时觉心有微热。

此属阴虚阳亢、肝风内动、肝阳上升，呈上盛下虚之象。治宜清肝息风，滋阴潜镇。

处方：珍珠母30g，石决明30g，怀牛膝15g，熟地

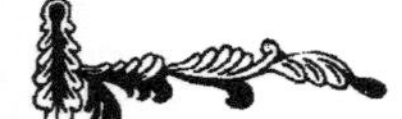

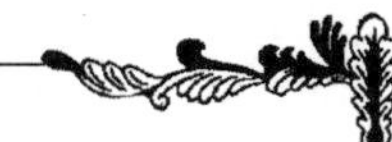

15g，龟板胶 9g，生杭芍 15g，生龙牡各 12g，麦冬 15g，灵磁石 12g，炒枣仁 12g，朱茯神 12g，淡菜 9g，甘草 6g，鸡子黄 2 枚。5 剂，水煎服。

6 月 13 日二诊：服药后，头痛、眩晕、耳鸣显减，睡眠较前好转，但仍急躁，心烦，面红，脑涨，继以镇肝息风、滋阴潜降为法。

处方：珍珠母 30g，石决明 30g，怀牛膝 15g，生地 15g，代赭石 24g，龟板胶 15g，生杭芍 15g，女贞子 9g，麦冬 12g，生龙牡各 12g，灵磁石 12g，生麦芽 12g，元参 12g，甘草 6g，朱砂（研末冲服）4.5g。5 剂，水煎服。

6 月 18 日三诊：药后，头部除时有眩晕外，已无痛涨感，饮食、睡眠尚佳，精神清爽，心烦、急躁、耳鸣基本消失，惟五心微热，脉弦细数。

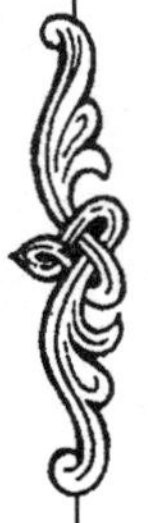

处方：熟地 15g，蒸山茱萸 9g，山药 9g，泽泻 9g，茯苓 9g，丹皮 9g，沙参 15g，麦冬 15g，珍珠母 30g，贝母 9g，炒枣仁 12g，五味子 4.5g，生龟板 15g，生牡蛎 12g。5 剂，水煎服。

6 月 23 日四诊：精神更佳，心烦、急躁消失，五心已不觉热，一切情况良好，只是劳累过度有头晕感，余无不适，舌红苔薄，脉弦细缓。虽病势好转，但肾阴不足，宜壮水之主，以制阳光，采用丸剂缓图。

处方：杞菊地黄丸 20 丸，后又改左金丸常服，返单位工作。

［**按**］此例为水不涵木，肝阳上扰。根据中医学“急则治其标，缓则治其本”的原则，始治偏重于标，用清肝、镇肝、息肝、滋阴等法，病渐轻。终治偏重于本，滋肾、柔肝、潜镇，而收全功。

病例三：心悸（肿喘）

薛某，男，62岁，1973年5月25日初诊。患者曾在西藏工作14年之久，患“肺源性心脏病”已有10年余。先后在杭州、青岛等地疗养院疗养，近年来逐渐加重。初诊时症见面色紫暗，动则作喘，喘时抬肩张口，呼吸迫急，喉中痰鸣，咳痰黄稠不畅，食佳尚好，有时腹胀足肿（自服双氢克尿塞则轻），睡眠喜左卧位，如仰卧则息促不能持久，舌质青紫、苔黄厚腻，脉象滑实而数（110次/分），时有小促。

此乃肺失宣降、痰浊壅塞、营络受阻、心机乖乱之候。治以宣肺降气，利湿化痰。

处方：白茯苓15g，炒杏仁9g，陈皮9g，炒苏子9g，炙桑皮9g，炒瓜蒌仁9g，甘草6g。5剂，水煎，空腹服。

5月31日二诊：服上药后，痰喘见轻，脘宽痰少，心动再未觉有顿促之状，余症同上。

处方：茯苓30g，炒杏仁9g，甘草6g，大黄4.5g（后3剂去之）。6剂，水煎服。

6月6日三诊：病人谓服药3剂，每剂后便稀溏7次，先便量少色黑，后色转黄，腹不痛。又服3剂，自觉泻后呼吸渐顺，气喘轻松，颜面色泽亦转佳，脉、舌、症有所改善。

处方一：茯苓30g，炒杏仁9g，甘草6g。水煎服。

处方二：炒葶苈子9g，大枣8枚，水煎服。上两方交叉各服3剂，然后将一方服一段时间。

［**按**］此候实为胸痹证也。《金匮要略·胸痹心痛短气病脉证治》云：“胸痹，胸中气塞，短气，茯苓杏仁甘草汤主之”。前后三诊，皆以茯苓杏仁甘草汤加减出入，案载虽无终末，但亦可见柴老临床辨证之一斑。

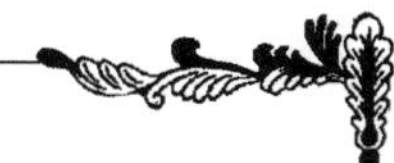

病例四：风湿性心脏病

患者素心悸、气短，曾在某医院诊断为“风湿性心脏病”。1个月前因不慎风寒，而致感冒，经治疗病情好转。但有轻微恶寒不解，近十余天又现全身轻度浮肿，面目、两足为甚，饮食不佳，二便尚可，舌苔淡薄，脉浮弱而涩。

此乃营卫不调，阳不化水，治宜调和营卫，健脾除湿。方用桂枝汤加苓术。

处方：桂枝9g，白芍9g，炙甘草6g，茯苓30g，白术30g，生姜9g，大枣8枚。3剂，水煎服。

二诊：药后，浮肿尽消，食欲转佳，体健如故。

［**按**］本案宿患风湿性心脏病，又复感风寒。中医辨证属脾阳虚弱，水气不化，复感风邪，营卫不和，故以桂枝汤解肌祛风，调和营卫；重加茯苓、白术，与桂枝汤中之桂枝、炙甘草相配，亦寓苓桂术汤意，温阳化水，健脾除湿，因辨证准确，配伍精当，则药仅3剂，水气之旧疾与新感之风邪悉除。

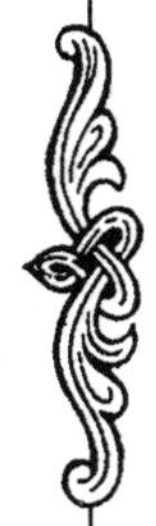

病例五：心动悸，脉结代

杨某，男，47岁，1975年11月15日初诊。患者素有“心动悸，脉结代”，西医诊为“窦性心律不齐”。于本年中秋后，因寒凉不节，食欲失慎，病发热，下痢赤白，或为粉红色，经西医用抗生素等药治疗，痢下红白及发热见好，腹胀痛、肠鸣下午和晚上增重，继用西药无效。诊时望其舌质淡、苔薄白滑，脉象弦迟而细，时有歇止。

证属脾阳不振，虚寒肠鸣，里气下趋，表气下陷。效仲景法，施以桂枝人参汤合厚朴生姜半夏甘草人参汤。

处方：桂枝9g，东参6g，白术30g，厚朴15g，半夏9g，干姜9g，炙甘草6g，鲜生姜9g。5剂，水煎，早、晚

空腹服。

11月26日二诊：服药后腹胀、腹痛、肠鸣均减轻，大便日行两三次，因多食红薯及油腻等物，腹痛、便溏稍有反复，便次增为四五次，脘腹不舒，更以桂枝人参加佛香。

处方：桂枝9g，东参5g，白术30g，干姜9g，广木香9g，砂仁3g，佛手9g，鲜生姜9g，煨大枣5枚。5剂，水煎，早、晚空腹服。

12月21日三诊：服上药后病情好转，但因饮食欠慎，故服药则轻，不断小反复。现仍腹痛（下午甚），大便溏，每天两次，脉象沉细迟弱，苔薄白滑，仍属中阳不足、脾胃寒凉。更以香砂理中，二神复方加味，并嘱其忌口。

处方：广木香9g，砂仁3g，土白术30g，东参5g，炮姜9g，炙甘草6g，肉豆蔻9g，苏梗12g，茯苓12g，佛手9g。5剂，水煎服。

［**按**］《伤寒论》第177条云："伤寒，脉结代，心动悸，炙甘草汤主之。"而本案之脉结代，心动悸却用桂枝人参汤加味，其理安在？观其脉证，除结代之脉、心动悸之外，患者尚伴腹胀痛、肠鸣，且于午后及夜间加重，望其舌质淡而苔薄白滑，切其脉，不仅结代，且弦迟而细，显系一派中焦虚寒证，且心动悸、脉结代是宿疾，腹胀痛、肠鸣是新病。病有标本，治有缓急，故以桂枝人参汤加味治之，而不用炙甘草汤，可谓慧眼独具。

病例六：心气痛夹痰饮

柴某，男，48岁，1973年3月8日初诊。素有痰饮，身体丰盛。1964年北京协和医院诊为"美尼尔综合征、肺气肿、支气管炎"，后经中国中医科学院蒲辅周老中医处以半夏天麻白术汤加味等，基本治愈。1969年又患支气管扩

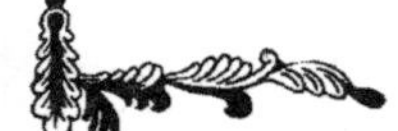

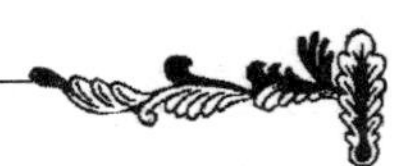

张，经用黛蛤散、十灰散等而愈。去年2月因心脏有间歇和心绞痛，在运城医院确诊为“冠状动脉粥样硬化心脏病”，经口服复方硝酸戊四醇酯、益寿宁、维生素C等，同时服用中药而缓解，后再未作。今年2月又发生心前区闷满痛，心脏间歇，每天早饭后即发，时间为5~20分，胸闷气憋，吐痰多而清稀，咳嗽气短，心悸，睡眠尚好，饮食尚佳，大便微溏，舌质正常，苔白而腻，脉弦滑。

此乃素体湿盛，脾阳虚弱不能运化水湿，积湿生痰，以致影响心气运行。《金匮要略》云：“病痰饮者，当以温药和之。”治先健脾除湿，温化痰饮。方宗苓桂术甘汤加味。

处方：云苓30g，桂枝9g，白术30g，干姜6g，细辛3g，五味子6g，清半夏9g，鹅管石9g，炙甘草6g。4剂，每日1剂。

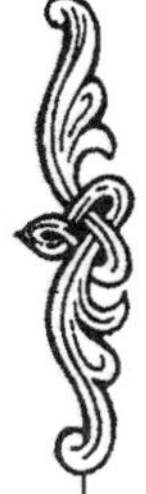

3月10日二诊：吐痰明显减少，咳嗽亦微，呼吸较畅，大便微溏，平时胸闷疼痛均减，但早饭后乃有间歇绞痛，舌质红，苔微腻，脉象沉弦细有涩意，改用血府逐瘀汤，以活血化瘀，通畅心气。

处方：当归9g，生地9g，桃仁9g，红花9g，甘草6g，枳壳9g，炒赤芍9g，柴胡1.5g，川芎6g，桔梗9g，怀牛膝9g。两剂，隔日1剂。

3月14日三诊：药后间歇较前好转，但变化不甚明显，饭后即犯，症状均较轻减。近旬余因中药间断，又现胸膈痞闷气短，痰多而微黄，咳吐不利，饮食微减，口不知味，心烦急躁，大便不畅，舌质红，苔薄腻微黄，脉弦细滑数。此为痰湿有化热之象，痰火扰心，拟宣肺化痰，兼清痰热，方宗茯苓杏仁甘草汤。

处方：茯苓30g，炒杏仁9g，炙甘草6g，大黄9g，炒

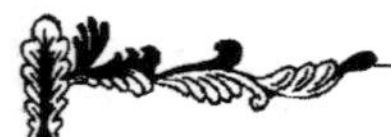

川黄连 4.5g。两剂，水煎服。

3 月 16 日四诊：药后稀便数次，胸膈较畅，咳痰亦无，心烦急躁若失，气短，心脉间歇有显著好转，大便亦爽顺，但仍饭后有轻微发作。近几日兼右胁痛，睡眠较差（因情绪不愉快），更拟疏肝活血、养血安神法。

处方：丹参 30g，当归 9g，橘络 9g，红花 9g，茯神 24g，佛手 9g，琥珀 4.5g，龙齿 15g，石菖蒲 6g，玫瑰花 4.5g，甘草 6g。3 剂，水煎服。

3 月 20 日五诊：上药服 3 剂，诸症平顺，胸微闷，痰基本无，或少量，食眠转佳，右胁除偶有轻微刺痛外，平时已不痛，心脏间歇饭后微有发作，舌苔薄腻，脉沉弦细，改用调营卫、通心气、化痰湿为法，以十味温胆汤加减。

处方：茯神 24g，潞党参 15g，炒枣仁 15g，柏子仁 9g，石菖蒲 6g，炒远志 6g，橘络 9g，半夏 6g，炒枳实 6g，竹茹 6g，丹参 15g，炙甘草 6g，白术 12g。10 剂，隔日 1 剂。

以后诊治，皆以此方增减，病情日渐好转。

［**按**］中医虽无冠状动脉粥样硬化性心脏病、心绞痛之病名，但有类似病证的记载，如真心痛、胸痹、心动悸等。根据中医辨证，本患者素体丰盛为痰湿之体，西医亦有美尼尔综合征、支气管炎、肺气肿的诊断。中医认为，其病因始终不离痰湿。柴老认为，此乃脾虚、湿盛、痰浊影响心气运行所致，因心肺早损，兼气滞血瘀，故先以苓桂术甘汤加味，温化痰湿。二诊因心绞痛加重，脉涩，而暂以血府逐瘀汤，取通则不痛意，以畅血行。三诊时又因痰湿化热，痰热扰心，以致气息不宁，又以茯杏甘汤合泻心汤而治，既治标又治本。最后用十味温胆汤加味，健脾以化痰湿，通心气，宁心神，加丹参和营，白术增强健脾之力，橘皮改橘络，取

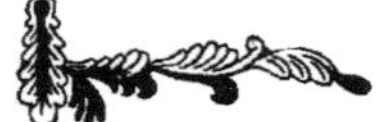

通络之意。久服使脾以得健，痰湿得化，心气得通，病情遂趋稳定好转。

附：高血压“反跳”

高血压“反跳”一般是指高血压病在用中医清肝泻火、平肝息风、滋阴潜阳等常法常方，或使用西药降压之品治疗初用效果明显，渐用微效或无效，甚至出现血压增高、波动较大、持续不降的临床现象。

一、辨治要点

柴老从辨证论治着眼，不拘泥于常法常方，针对高血压“反跳”的不同病因病机，总结出治疗七法。

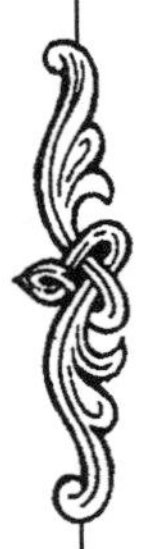

1. 疏肝理气，将顺肝木之性

本法适用于肝郁气滞、化火上冲所致的高血压病或其“反跳”者，症见头痛头涨，胸胁满闷，时欲太息，烦躁易怒，失眠寐浅，乳房胀痛，舌红苔薄黄，脉弦而数。

此证虽有肝火上冲，初用清肝泻火之法即效，但因肝火乃肝失疏泄、气郁化火所致，屡用清肝泻火之法，苦寒清降，有悖肝的疏泄条达之性，从而使肝气愈郁愈逆，血压波动较大，不时出现“反跳”。这种情况，尤其是在情志不遂，忧思恼怒，或值经前期、更年期、精神过度紧张时，更为明显。对此，柴老主张以疏肝理气为主，将顺肝木之性，常用逍遥散或四逆散加天麻、钩藤、菊花、夏枯草等治之。

2. 行气活血，调理气血瘀滞

本法适用于气血瘀滞、肝阳偏亢所致的高血压病，或中风瘀血阻络、肝阳上亢、血压波动不稳定者。症见头晕头痛，胸胁刺痛，肢体麻木，或半身不遂，唇色紫暗，舌有瘀

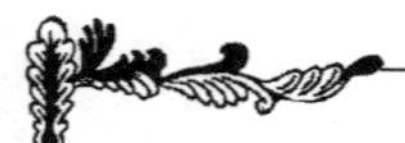

斑瘀点，脉弦涩或弦细涩。

此乃气血瘀滞以致气血逆乱，上冲于脑，而使肝阳上亢加重。若单纯平肝潜阳，气血逆乱得不到恢复，往往出现血压波动较大，甚或反跳。对此，柴老强调以行气活血为主，调理气血瘀滞，常用血府逐瘀汤加天麻、钩藤、珍珠母等平肝潜阳之品，使血压恢复正常。

3. 降胃安冲，以利肝阳下潜

本法适用于胃气不降、冲气上逆所致高血压病。症见头痛眩晕，胸闷不舒，嗳气频作，食后胃脘痞满，甚或时觉有气从小腹或胃脘上冲胸咽或头部，血压波动，舌质淡，苔薄白，脉沉弦。

因胃气以下降为顺，冲气以敛藏为常，故肝阳上亢易引动胃气、冲气上逆，而胃气、冲气上逆，从而助长肝阳上亢，故长期服用平肝潜阳之剂，未顾及胃气不降与冲气上逆，从而出现高血压“反跳”现象。对此，柴老认为以降胃安冲为主则有利于肝阳的下潜，其常用《金匮要略》之奔豚汤加生代赭石、生龙骨、生牡蛎等平肝潜阳之品，使血压恢复正常。

4. 温肝散寒，以利浊阴下降

本法适用于肝胃虚寒、浊阴上逆所致的高血压“反跳”。症见颠顶头痛，眩晕时作，干呕或多吐涎沫，或口中黏滞多唾，胸膈满闷，胃脘痞塞，吞酸嘈杂，舌淡、苔白滑，脉沉弦滑。

形成本证，一是长期服用平肝潜阳、清热镇逆等重坠寒凉之剂，损伤脾胃，内生寒湿痰浊，随肝气上逆。二是素体阳弱，肝气不畅，中焦升降失司，痰浊内生，而随厥阴肝经上逆。三是久病不愈，年高阳衰，体质从阴化寒，以致阴寒

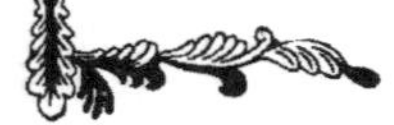

痰浊之邪上逆，阻塞清窍。对此，柴老治从温肝散寒，使浊阴之邪下降，常用《伤寒论》之吴茱萸汤或合以半夏白术天麻汤治疗。

5. 温化痰饮，斡旋中焦气机

本法适用于脾胃阳虚、痰饮中阻、气机升降失常所致高血压“反跳”者，症见头晕嗜睡，头重如裹，心悸短气，胸胁胀满，倦怠乏力，舌淡体胖、苔浊腻或滑润，脉沉弦滑。

中焦为气机升降枢纽，脾胃阳虚，痰饮内停，阻滞中焦，使升降失常，清浊相混而上干清窍，则致上症。若临床忽视辨证论治，被血压高低印定眼目，不仅血压难降，还会出现“反跳”现象。对此，柴老辨证求因，治从温化痰饮，斡旋中焦气机，常用《金匮要略》之苓桂术甘汤合泽泻汤加味治之。

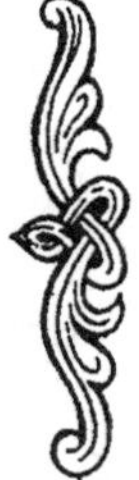

6. 温阳利水，以助膀胱气化

本法适用于肾阳不足、膀胱气化不行、水气上凌或浊邪上逆所致高血压“反跳”者，症见头晕头痛，畏寒肢冷，小便不利或夜尿较多，下肢或全身浮肿，舌淡白，苔白润或小滑，脉沉弱或沉弦迟。

柴老针对肾阳不足、水气上凌所致的高血压“反跳”现象，大胆使用温阳利水之法，以助膀胱气化，常用《伤寒论》之真武汤加味。

7. 解表散寒，疏通太阳经输

本法适用于高血压病兼风寒外感、营卫失和、太阳经输不利而致高血压“反跳”者。除高血压常见症外，又增恶寒发热，肢体酸楚疼痛，后头部涨痛较甚，且有紧束感，或颈项僵直疼痛等。

高血压患者兼夹外感，临床较为多见，若属风热外感，

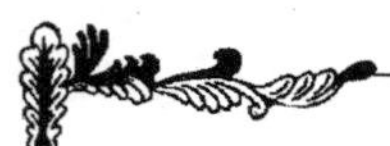

疏散风热之桑叶、菊花、蝉衣、僵蚕之类，每兼有清热平肝之功，可与高血压辨证用药相得益彰。若属外感风寒，皮毛闭塞，太阳经输不利往往会使血压增高，出现“反跳”。对此，柴老认为，只要有风寒表证，即可使用解表散寒之法，表实宜用《伤寒论》之葛根汤，表虚则用桂枝加葛根汤。

二、病案举例

病例一

原某，女，50岁，1993年3月9日初诊。6个月前头痛，头晕，烦躁，失眠，烘热，出汗，胸闷胁胀，时欲太息，血压21.3/16.0kPa，诊为高血压、更年期综合征。初用更年康、谷维素、心痛定，血压降至14.7/9.3kPa（110/70mmHg），停药后血压升高，复用上药时则须加大剂量方能维持。后改用龙胆泻肝汤加减方，初用血压正常，10余剂后上症未除，又增胃脘不适，食后顶胀，大便溏薄，血压忽高忽低，波动在14.7~21.3/9.3~16.0kPa（110~160/70~120mmHg）。舌暗红，苔薄白，脉弦细略数。辨证为肝郁化火，苦寒伤脾。治以疏肝解郁，健脾泄热。方用逍遥散加味。

处方：当归9g，炒白芍9g，柴胡6g，炒白术9g，茯苓9g，白蒺藜9g，钩藤12g，夏枯草12g，菊花9g，荷叶9g，炙甘草6g。3剂后上症明显减轻，停服心痛定等，血压16.0/10.7kPa（120/80mmHg）。继用上方稍事化裁10余剂，血压稳定在14.7~16.0/9.3~10.7kPa（110~120/70~80mmHg），两个月后随访未复发。

病例二

崔某，女，39岁，1992年5月20日初诊。患者有家族性高血压病史，1988年发现高血压，血压波动在

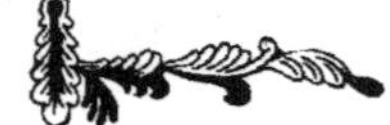

21.3~22.7/14.7~16.0kPa（160~170/110~120mmHg），长期服用复方降压片，血压维持在正常范围。近1年来虽未中断降压药，但血压不稳定。症见头晕头痛，部位固定，伴胸闷刺痛，上肢时作麻木，舌质淡青、苔白润，脉弦细涩，血压18.7/13.3kPa（140/100mmHg）。

辨证为气血瘀滞，肝阳偏亢。治宜行气活血，平肝潜阳。方用血府逐瘀汤加味。

处方：生地15g，当归15g，赤芍9g，川芎9g，桃仁9g，红花9g，怀牛膝15g，柴胡9g，炒枳壳9g，桔梗9g，天麻9g，钩藤15g，丹参15g，甘草6g。

上方服用8剂，血压稳定在16.0~12.0kPa（120/90mmHg），后用上方酌加珍珠母30g，竹茹15g等，前后服用20剂，血压正常，未见复发。

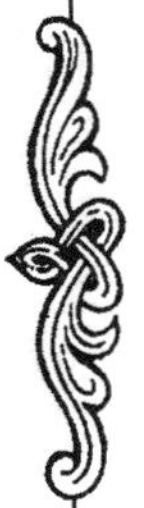

病例三

韩某，女，49岁，1992年4月28日初诊。患高血压病两年，血压20.0~21.3/12.7~13.3kPa（150~160/95~100mmHg）。经常头晕，烘热时作，胸闷脘痞。因服降压药不适，改用中药平肝潜阳之剂，血压恢复正常，停药后多次反复，用前方效果不佳，两月前又觉有热气从两大腿内侧沿腹部上冲胃脘，发作时头晕加重，胸闷，气短，有窒息恐惧感，发作后胃脘痞塞，时时嗳气，舌质红，脉沉弦。

辨证为冲气上逆，肝阳偏亢，胃失和降。治宜降胃安冲，平肝潜阳。方用奔豚汤加味。

处方：清半夏12g，黄芩6g，炒白芍12g，当归9g，川芎6g，粉葛根15g，桑白皮15g，生代赭石30g，生龙骨15g，生牡蛎24g，旋覆花9g，甘草6g。6剂。

药后冲气上逆未作，血压18.7/12.0kPa（140/90mmHg），

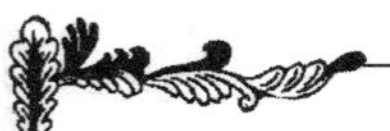

继用上方稍事加减10剂，血压正常，未再出现波动。

病例四

王某，男，46岁，1991年7月4日初诊。头痛眩晕、恶心干呕1年余，时轻时重，经查血压24.0/16.0kPa（180/120mmHg），住院治疗10天，血压降至16.0/10.7kPa（120/80mmHg）。因服心痛定等降压药不适，停药后血压较前更高。诊时症见颠顶头痛为甚，干呕，吐涎沫，头晕欲睡，胸闷气短，口干但欲热饮，每用凉饮则上症明显加重。

辨证为肝胃虚寒，浊阴上逆。方用吴茱萸汤。

处方：吴茱萸9g，党参15g，鲜生姜15g，大枣8枚。3剂后头痛、眩晕明显减轻，余症亦有好转。继用上方合半夏白术天麻汤20剂，血压稳定在16.0/10.7kPa（120/80mmHg），未复发或“反跳”。

病例五

张某，男，39岁，1993年8月27日初诊。发现高血压病1年，血压20.0/13.3kPa（150/100mmHg），初服小量降压药即能降至正常，后用则需逐渐加量，经常出现“反跳”现象。症见头晕时作，头重嗜睡，心悸易惊，短气乏力，舌质淡青，体胖，苔白润，脉弦滑。

辨证为脾胃阳虚，痰饮内阻，上蒙清窍。方用苓桂术甘汤合泽泻汤加味。

处方：茯苓30g，桂枝6g，白术24g，泽泻12g，天麻6g，珍珠母30g，丹参15g，炙甘草6g。8剂。药后上症基本消失，停服降压药，血压20.0/12.7kPa（150/95mmHg）。继用上方稍事化裁15剂，血压降至18.7/12.0kPa（140/90mmHg），停服中药3月后随访，血压正常，亦未出现“反跳”。

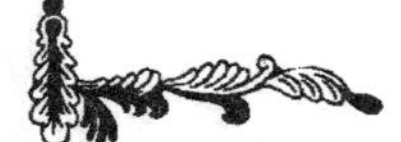

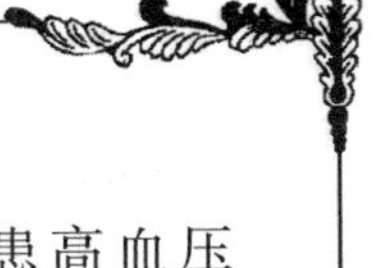

病例六

郑某，男，59岁，1993年3月22日初诊。患高血压病10年，血压持续在22.7~25.3/13.3~17.3kPa（160~190/100~130mmHg）之间。屡用复方降压片、降压灵、心痛定、尼群地平等药，始终未能降至正常，还经常出现“反跳”现象。近两年来，头晕较甚，颠顶闷痛，精神萎靡，全身畏寒，手足不温，饮食减少，下肢浮肿，小便量少，夜尿较频，舌质淡白、苔水滑，脉沉迟。

辨证为肾阳不足，浊阴上逆。方用真武汤加味。

处方：熟附子9g，茯苓30g，炒白术30g，白芍9g，吴茱萸6g，天麻6g，鲜生姜15g。3剂，水煎服，每日1剂。

3月26日二诊：头晕、头痛减轻，食欲增加，小便量多，浮肿亦轻，精神明显好转。

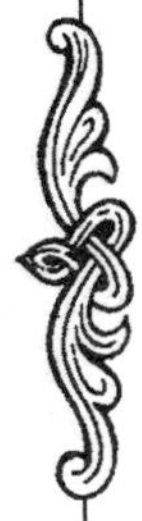

上方去吴茱萸，加泽泻9g。6剂后上症基本消失，再用上方稍事化裁10余剂停药，血压稳定在20.0/12.7kPa（150/95mmHg），亦未服降压药。

3个月后随访，血压未再“反跳”。

病例七

展某，男，49岁，1991年10月13日初诊。患者素有高血压病史，血压持续在21.3~22.7/12.7~13.3kPa（160~170/95~100mmHg）之间。间断服用复方降压片、降压灵等药，血压降至正常后停药。7天前因夜间受凉，后即恶寒发热，后头部胀痛较甚，颈部僵直疼痛似落枕状，全身拘急疼痛，血压上升至24/14kPa（180/105mmHg），服用速效感冒胶囊，注射安痛定，发热虽轻，但余症未减；又用复方降压片，血压不降。

辨证为风寒束表，皮毛闭塞，太阳经输不利。方用葛根

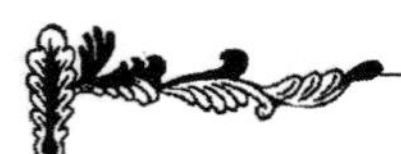

汤加味。

处方：粉葛根 18g，麻黄 9g，桂枝 6g，白芍 6g，甘草 6g，天麻 6g，鲜生姜 9g，大枣 8 枚。1 剂，水煎服。

服药后汗出热退，恶寒已解，头痛、身痛、颈部僵痛减轻，血压降至 18.7/12.0kPa（140/90mmHg）。

10 月 14 日二诊：方用桂枝加葛根汤两剂，外感痊愈，血压正常，未见“反跳”。

柴老治疗高血压“反跳”，是在运用清肝、平肝、潜阳、息风等常法治疗效果不佳时，根据审证求因而得的变法。常法与变法实为辩证的统一，都是因人而异，针对不同病因病机而采取的具体治法，可谓高血压病的“同病异治”。

消化道出血

消化道出血是西医所指的胃、十二指肠溃疡出血，肝硬化所致的食管、胃底静脉曲张破裂，以及食管、急慢性胃炎、胃黏膜脱垂等引起的出血。柴老强调，中医治疗一定不要局限西医病名，临床必须辨证论治。消化道出血临床可分为胃中积热，损伤胃络，迫血妄行；脾胃虚寒，血失统摄；气阴两伤，虚热充斥，络脉损伤；努伤胃络，血失故道；热入营血，迫血外溢；心胃虚热，胃络损伤等。

一、辨治要点

柴老辨治吐血十分推崇明代医家缪希雍（字仲淳）治吐血的三个要诀和清代唐容川治吐血的四个要法。治吐血的三

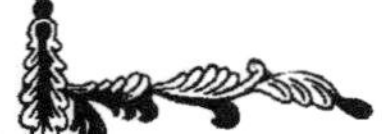

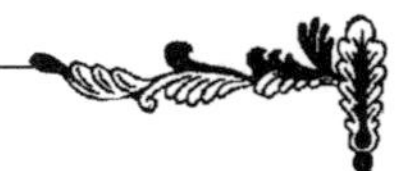

个要诀是宜降气，不宜降火；宜行血，不宜止血（此为若血不循脉道，气逆上壅也。行血则血循脉道，不止血而血自止。然临证大出血时，还应以止血为第一要）；宜补肝，不宜伐肝。治吐血的四个要法是止血为第一要法，消瘀为第二要法，宁血为第三要法，补虚为收功之法。柴老强调：治吐血必先辨明病因，治吐血必当先求其本，治吐血必须注意因势利导，治吐血善后必重视以脾胃为本。

二、病案举例

病例一：胃中积热，损伤胃络，迫血妄行

李某，女，50岁，1951年4月15日初诊。患者平素肝气偏激，不善言辞，常觉胸胁不畅，胃脘痞塞，每于疏肝理气后减轻。近因家事不遂，忽盈口吐血不止，呕声连连，他医拟平肝疏气剂加棕皮炭、焦侧柏等两剂未效。观其症脉：面赤气粗，逆气频作，时作太息；胃脘刺痛，心烦灼热，意欲凉饮，吐血呈黑红色；大便干燥，已两日未解；舌质红绛，苔黄腻，脉弦数，尤以两寸洪盛。

此乃心肝火盛、胃中积热、损伤胃络、迫血妄行所致。治宜清胃泻火，降逆止血。方拟泻心汤加味。

处方：大黄12g，黄连6g，黄芩9g，竹茹30g。1剂，分两次水煎顿服。

4月16日二诊：药后逆气不作，血未再吐，脉转平和，神情安定，以原方减量：大黄9g，黄连4.5g，黄芩6g，竹茹15g。两剂，水煎服。

4月19日三诊：诸症悉平，脉象缓和，食、眠、便俱佳。嘱其停药，畅怀惩怒，以饮食调养善后。

［**按**］本例为肝气偏激，生嗔动火而致吐血。《素问·举

痛论》曰："怒则气逆，甚则呕血。"张景岳亦强调："血动之由，惟火惟气耳。"柴老以《金匮要略》泻心汤加味清胃泻火，直折冲逆，俾热清逆降，血不致奔而已。其中，大黄乃治胃中实热吐血之要药。唐容川指出："大黄一味，能推陈致新……既速下降之势，又无遗留之邪。"伍以芩、连清泻心肝之热，助大黄以收其功。尤其竹茹一药，既善清胃络之热，复有和胃降逆之效，重用而无凉遏留瘀之嫌。

病例二：脾胃虚寒，血失统摄

寻某，男，40岁，1956年10月3日初诊。患者脾胃素虚，素有胃脘痛（胃溃疡）病史，每遇饮食不节，恣食生冷或过度劳累，即脘痛、便溏。近因过度劳累，饮冷啖凉不慎，昨日突然吐血不止。症见面色惨淡无色，精神萎靡，气短息微，语言无力，欲言又止，四肢稍冷，不思饮食，脘腹缠绵疼痛不休，大便溏薄，小便清白，舌质淡，苔薄白，脉象沉迟细弱。

此属脾虚阳弱，血失统摄。治宜温运脾阳，益气摄血。方用理中汤加味。

处方：土炒白术30g，红人参9g，黑姜6g，炙甘草6g，当归18g。3剂，浓煎取汁，另煎人参兑入，频频服之，每日1剂。

10月6日二诊：服药后，未再吐血，体渐复，精神转佳，知思饮食，腹痛止，大便基本成形，舌淡红，苔薄白，脉象沉弱较前有力。继以归脾汤加减，益气补血，引血归脾，以巩固疗效。

10月21日三诊：服归脾汤调理10余剂后，纳谷增多，精神好转，诸症悉平，脉象缓和有力。嘱其停药，忌食生冷，以饮食调养善后。

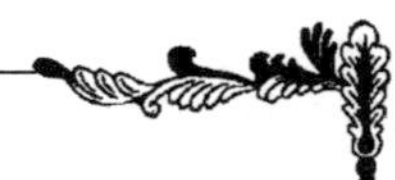

［按］吐血一症属实热者多，虚寒者较少。本例患者脾胃素虚，加之不忌生冷，劳作不节，以致脾虚气馁，中阳不振，失其统摄血行之权而吐血。诚如孙思邈指出的："亦有气虚夹寒，阴阳不相为守，营血虚散，血亦错行，所谓阳虚阴必走耳。"柴老对阳虚出血的辨识，一是注重病史，洞察体质的虚实寒热；二是审证求因，把握病机的标本缓急；三是药病相当，免致杂投再伤脾胃。方用理中汤温运脾阳，益气摄血；配入当归，既补血以促使离经之血归复其经，且和血又具止血防瘀之功。因药症相符，标本兼顾，故 3 剂后出血即止，诸症渐平，继用归脾汤调理而痊。

病例三：气阴两伤，虚热充斥，络脉损伤

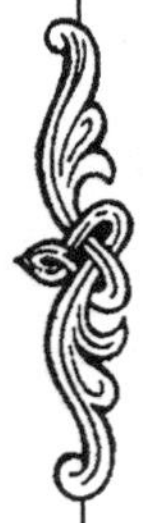

卫某，男，21 岁，1969 年 12 月 9 日住院。患者两年前因脾脏肿大在某市医院行脾切除术。3 天前因大口吐血数次，大便色黑，住院治疗，诊断为"门脉性肝硬化并发食道静脉曲张破裂出血"。经保肝治疗，维生素 K、凝血剂等止血，并配以输液、输血（1500ml），病情仍未稳定，吐血未止，血色素下降明显。于 12 月 12 日请中医会诊。会诊诊见：患者大口呕血不止，大便呈黑泥状，面色苍白，头晕眼花，四肢无力，精神不支，舌质正红而干，脉象虚大芤数，呈危重病容。

证属气不统血、营阴大亏、虚热充斥、络脉损伤所致。治宜益气清热、养液固络、消瘀止血为法。三才汤加味。

处方：天冬 15g，细生地 30g，北沙参 60g，竹茹 30g，三七粉 9g（研末分冲），鲜藕 240g。两剂。以鲜藕煮水煎药，1 剂两煎，每日 1 剂。

12 月 15 日二诊：服药后，未再呕血，精神稍有好转，且能安睡并有食欲（流食），大便呈轻度黑泥状。宗原方意，

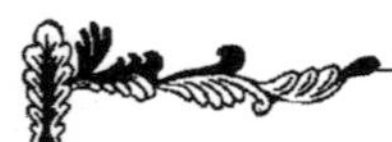

减三七粉，加冰糖 60g（煎好药后化入）。

12 月 18 日三诊：呕血、便血未见出现，饮食增进，精神转佳，舌红偏淡，舌面津回转润，脉象平和。

上方去竹茹，减沙参为 30g，鲜藕为 120g。3 剂，水煎服。

12 月 21 日四诊：诸症悉除，食、眠、便均正常，体力恢复，能下床活动，大便潜血检查呈阴性。

嘱其停服中药，除用保肝药外，以清淡饮食调养。数日后出院。

［**按**］本例患者因行脾切除术，加之调养不慎，正气渐虚，致成“门脉性肝硬化并发食道静脉曲张破裂出血”。住院后，虽经保肝、止血、输液、输血等治疗，病情未见控制。据其病史与脉证，乃正气虚弱，不能统血；营阴大伤，虚热内生；虚热充斥，络脉损伤。此等危急病证用药颇为棘手，柴老当机立断，处以清补之三才汤加减。方中人参甘温，于阴血虚甚兼热者不宜，易为沙参甘寒益气生津；竹茹清络中虚热，鲜藕清热止血，三七消瘀止血，使清补中无凉遏之嫌，止血中无留瘀之弊，澄本清源，标本兼顾，故两剂呕血见止，病情转安；续为调理，气阴渐复，虚热得清，血行归经而痊愈出院。

病例四：努伤胃络，血失故道

张某，男，46 岁，农民，1978 年 11 月 6 日初诊。患者素有胃痛史，曾经西医诊为“十二指肠球部溃疡”。十多年来，因能自节饮食，注意生活起居，故少发作。近因剧烈劳动，努则伤力，于三日前忽然胃痛发作，疼痛剧烈，竟日不休，大便呈漆黑样，日行一次，继则大便后，尚有鲜血点滴（夹有内痔出血）。初起经中医诊治，以瘀血作痛论治，

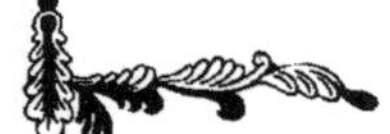

处以王清任血府逐瘀汤，1 剂后，旋即原药吐出，胃气拒药不受，遂找柴老诊治。症见病者精神萎靡，面黄少华，纳差困倦，肢体疲怠，脘腹疼痛，时缓时剧；腹肌菲薄，腹壁凹陷如舟，下脘偏右挛急而硬；脉象弦弱细涩无力；舌质淡无华，根呈薄黄苔。证属伤力努责，胃络受损，脾虚不统，血失故道，治以益气扶脾、固络止血为主。

处方：太子参 9g，生白术 15g，白茯苓 12g，当归身 9g，炒白芍 9g，乌贼骨 15g，象贝母 4.5g，丝瓜络炭 15g，仙鹤草 15g，旱莲草 12g，阿胶珠 9g，炙甘草 9g，荷叶炭 9g。4 剂，水煎，分早、晚空腹服。

11 月 11 日二诊：患者服上方 4 剂后，胃脘剧痛逐步减轻，胃纳较佳，惟觉食后饱闷，精神状态改善，大便仍日行一次，漆黑便颜色渐减，便后点滴鲜血已无，腹肌按之较为柔和，脉象仍弦弱而涩，舌质仍淡，苔变薄白。仍以益气舒中、固络宁血为治。

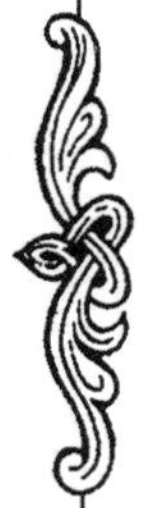

处方：生黄芪 15g，党参 12g，当归身 9g，生白术 12g，白茯苓 9g，乌贼骨 12g，象贝母 4.5g，白及 9g，阿胶珠 9g，仙鹤草 15g，丝瓜络炭 9g，炒白芍 9g，广佛手 6g，炙甘草 6g。10 剂，煎服法同前。

12 月 2 日三诊：患者服上方后，精神转佳，胃痛基本消失，食欲渐旺，饭后舒适，黑色便颜色尽退。因柴老外出诊病未归，病人自作主张，将原方再抓 5 剂续服，现已服完，病证基本痊愈，面色红润，胃痛消除，饮食甚佳，谈笑风生，心情愉快，舌质由淡转红，脉象匀和，并嘱以节饮食、慎起居、适寒温、注意调摄，以期巩固，仍以原法化裁，以善其后。

处方：炙黄芪 18g，当归 9g，党参 15g，白术 15g，白

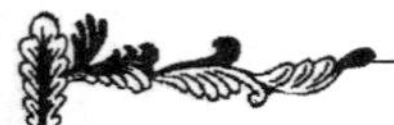

茯苓 12g，炙甘草 9g，乌贼骨 12g，象贝母 4.5g，白及 9g，阿胶珠 9g，佛手 6g，大枣（去核）7 个。6 剂，隔日 1 剂，煎服同上，服完停药。

［**按**］《灵枢·决气》云："中焦受气取汁，变化而赤是谓血"；"脾统血"。唐容川云："胃有大络，上通于心"是血之为物，既可生之于中焦，亦可失之于胃肠。如果脾虚气馁，血失其统，努则伤力，剧烈劳支，以致胃络受伤，营血内溢，伴粪便由肠道而下，先以益气护络、安营止血，继以益气养血、扶脾和中，药症相应，效如桴鼓。柴老指出，凡临症者，当先议症，再议药，药症相应，可以病为药衰，奏效快捷。

病例五：热入营血，迫血外溢

王某，男，26 岁，1977 年 4 月 18 日初诊。患者高热无寒，体温 40.8℃，脘腹不适，左腹部肠鸣，大便漆黑而稀，口苦咽干，颜面苍白，舌质绛红，边有黄苔，脉象疾数有力。

西医诊断："消化道出血"，此为内热充斥、营血燔灼之候，急以清营凉血、顾护阴液为主，疏以加味犀角地黄汤。

处方：犀角 9g（因价昂货缺，改用鲜白茅根 120g 代之），细生地 30g，丹皮 15g，生白芍 15g，金银花 30g，马尾连 15g，连翘 15g，焦栀子 9g，竹茹 24g，茜草炭 9g，丝瓜络炭 15g。两剂，水煎，每剂煎两次，4 小时服 1 次。

4 月 20 日二诊药后：高热渐减，体温 38.6℃，今晨大便一次为稀黑便，舌转润，黄苔渐退，脉象数。病情好转，内热渐减，继宜清热凉血，益气滋脾。

处方：怀山药 30g，辽沙参 18g，生白芍 15g，马尾连 15g，丝瓜络炭 15g，细生地 24g，竹茹 18g，甘草 6g，金银

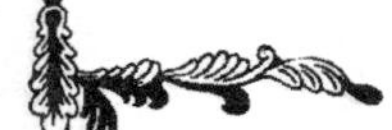

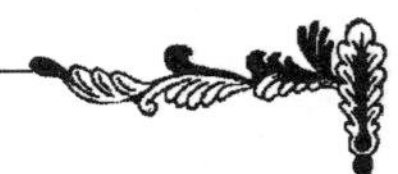

花炭 15g，丹皮 9g。3 剂，煎服法同前。

4 月 23 日三诊：服药 1 剂后，21 日晚 8 点许，大便约一碗多，色黑，有块；两剂后，大便约半碗，色黑较浅，稀而有泡沫；第三剂药后，大便约一酒盅，色黑，至 23 日晚 8 点，大便约半碗，便稀，黑色渐淡，舌苔淡黄而润，脉已不疾，呈虚数。此乃内热继续减退，营血渐安，惟虚象呈露，拟加减复脉汤。

处方：炙甘草 24g，干地黄 24g，白芍 18g，阿胶（烊化）9g，炒枣仁 18g，大麦冬 18g，建莲子 15g，辽沙参 15g，冰糖 60g。两剂，水煎，分早、晚空腹服，每日 1 剂。

4 月 25 日四诊：自 23 日晚便后至今未再便，今晨欲便，停用抗生素、激素，其他支持疗法照用，舌苔均渐退，脉数渐减，体温 38.5℃，虽然热有小起伏，但系虚热，理其虚则热自复，三才加味方。

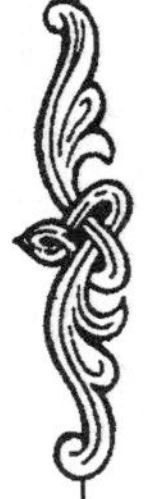

处方：天冬 9g，生地黄 24g，辽沙参 18g，建莲子 18g，麦冬 9g，玉竹 18g，炒谷芽 15g，冰糖（烊化）60g，生藕片 120g。两剂，上方先煎藕片令熟去之，以此水煎药服之。

4 月 27 日五诊：26 日晚 7 点大便一次，呈黄色，出血已无。上方加减。

处方：天冬 9g，生地黄 24g，辽沙参 30g，建莲子 30g，麦冬 15g，玉竹 18g，炒谷芽 15g，冰糖 60g。两剂，以藕水煎，分早、晚两次空腹服。

4 月 29 日凌晨 3 点六诊：发热 39℃，其他无大变化，脉象仍虚而减数，此为邪热未清，偶有烦劳，其热则张，仍以清热凉血之法。

处方：马尾连 15g，竹茹 15g，生地 18g，丹皮 9g，生白芍 9g，焦栀子 9g，金银花 18g，炒谷芽 15g，生甘草 6g，

灯心草 1.5g。两剂，水煎，分早、晚空腹服。

5 月 1 日七诊：患者服药后，脉症均减，体温 38℃，药已应症，仍以原方两剂。

5 月 3 日八诊：患者脉静身凉，体温正常，舌绛尽退，食欲渐增，继投清养，避免寒凉过剂，以凉遏胃气，忌用温补使邪热复炽，法宜扶脾益气，滋养阴液，轻清鼓舞胃气，展布消化机能。

处方：生山药 30g，辽沙参 15g，荷叶 9g，炒谷芽 18g，藿石斛 9g，大麦冬 15g，玉竹 15g，生甘草 6g。两剂，藕水煎服。

5 月 5 日九诊：精神、睡眠、食欲逐日好转，今晨大便一次，较稀，带药色，中午温度稍有波动，但很快正常，治则续前法。

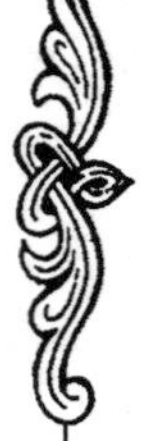

处方：白扁豆 30g，马尾连 15g，竹茹 15g，生地 15g，玉竹 15g，石斛 12g，麦冬 12g，炒谷芽 15g，大豆黄卷 9g，生甘草 6g。两剂，水煎，分早、晚空腹服。

5 月 7 日十诊：体温正常，精神渐充，胃气渐佳，营血之热已息，犹恐灰中有火，产生复燃之机，仍以上方 5 剂续服，1 日 1 剂。

5 月 12 日十一诊：病已向愈，惟体弱未复，宜清养、阴柔、甘淡善后，忌用刚燥温补。

处方：山药 30g，辽沙参 15g，玉竹 15g，当归 9g，白芍 9g，石斛 12g，麦冬 12g，炒谷芽 15g，青荷叶 9g，生甘草 6g。5 剂，水煎，分早、晚空腹服。

5 月 17 日十二诊：病已告痊，精神、食眠、二便均正常，胃气渐复，仍以益气、养脾、柔滋为法。

处方：山药 30g，党参 15g，当归 9g，白芍 9g，枸杞

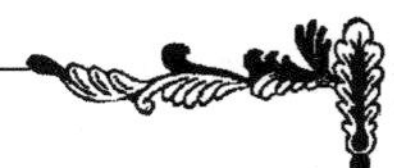

15g，玉竹 15g，女贞子 9g，佛手 6g，苏梗 9g，甘草 6g。5 剂，水煎服。

［**按**］患者临床表现以高烧、脘痛等少阳证为主，本当疏解少阳，清通胆络，但入院前因失治，住院后又因诊为胆囊炎，误用桂、附、姜、细辛等辛热之品，犹如抱薪救火，使热邪更炽，致使内热燔灼，热入营血。同时胃阴受损，以致血络破裂，浸渗肠道而出。柴老首以犀角地黄汤加味，清热凉血，护阴救焚，两剂后病情大见好转，继以清润滋阴、益气养胃为法，使病证随药而衰，疾病逐渐获愈。

治疗本病一般应先用清热凉血，次以益气养阴，再以填补阴血，终以扶脾培土善后，此为治疗要领，不可忽矣。

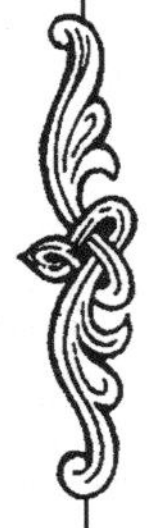

病例六：心胃虚热，胃络损伤

王某，女，60 岁，1976 年 1 月 2 日初诊。患者发热（38℃）大便呈柏油样已 3 天，西医诊为“消化道出血”。自觉头晕、头昏、精神困乏，四肢乏力，食欲锐减，脘腹灼热，面色黄白，舌质淡、苔薄黄，脉象弦细数。

此为素有劳倦伤脾，心胃虚热充斥，以致胃络损伤，血失常道，混同大便而下。治宜急则治标，缓则治本，先处清络凉血、敛营益气，后用宁心益脾、固本培元。

处方：丝瓜络炭 30g，金银花炭 30g，乌贼骨末 18g，炒白芍 15g，细生地炭 24g，仙鹤草 15g，粉丹皮 12g，当归身 9g，荷叶炭 9g，肥玉竹 12g，辽沙参 12g，青竹茹 15g，马尾连 15g，甘草 6g，藕节 15g。3 剂，水煎两次，混匀，分 3 次服。

1 月 5 日二诊：服上方后，大便由柏油样转为黑黄色，无光泽，自觉内烧时热，头昏仍然，饮食尚少，体温 36.4℃，脉搏 98 次 / 分，血压 14.6/9.3kPa（110/70mmHg），

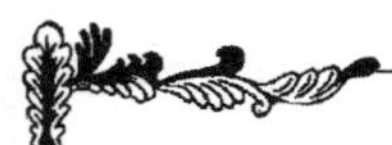

仍以上方3剂，煎服同前。

1月11日三诊：药后大便隔日一次，呈黑黄色，饮食稍佳，手面觉奋，兼轻微咳嗽气短，体仍乏力。西医听诊：心律不齐，有间歇，可闻到杂音，体温36.6℃，脉搏76次/分，血压17.3/12kPa（130/90mmHg），舌质淡、苔薄白，脉象弦细而弱，有歇至。据脉测症，虚热轻减，继宜益气养血、健脾固摄。

处方：炒山药30g，党参15g，当归9g，炒白芍9g，乌贼骨12g，仙鹤草12g，白术15g，荷叶9g，茯神9g，炙黄芪9g，炒谷芽9g，炙甘草6g，冰糖60g，生藕肉60g。3剂，以藕煮水煎药，服时化入冰糖。

1月15日四诊：药后大便基本正常，每日或隔日一次，量不多，色黄微暗，精神转佳，饮食增加，惟头尚微昏，有时面及两下肢稍有浮肿，旋即消退，治宜益气养阴，固摄营血。

处方：当归9g，炒白芍9g，乌贼骨15g，仙鹤草12g，山药30g，青荷叶9g，党参15g，麦冬9g，旱莲草9g，女贞子9g，枸杞子9g，炙甘草6g，鲜藕60g，冰糖60g。3剂，煎服法同前。

1月22日五诊：诸症悉愈，精神、饮食、二便均正常，大便化验潜血阴性，归芍异功散加味，益气养血健脾，以善其后。

处方：当归9g，炒白芍9g，党参15g，白术15g，茯苓9g，广陈皮9g，山药30g，炒谷芽15g，荷叶9g，炙甘草6g。3剂，水煎，分早、晚空腹服。

［**按**］《内经》云：“阳络伤则吐血，阴络伤则便血。”患者因积年累月，思虑劳倦伤脾，以致心脾产生虚热，虚热日

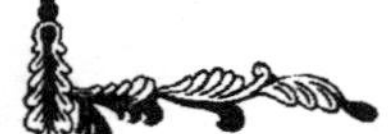

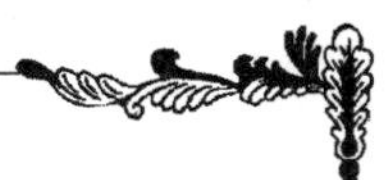

久，胃气被扰，络脉受伤，血向下趋，混入粪内，而成大便潜血，血脱于下，营亏于内，阴血愈损，虚热愈盛。柴老依病之缓急，治分先后，先以清热凉血止血，继以益气养阴健脾，随症施方，恰中病机，使虚热得清，气阴得复，脾气健固，血自静谧，而收效满意。

呕　吐

引起呕吐的原因很多，但概括起来可分为虚实两类。实证为邪气犯胃、浊气上逆所致。如感受风寒暑湿之邪，或秽浊之气侵犯胃腑，致胃失和降，水谷上逆而发生呕吐；饮食过多，生冷油腻之物停滞不化，胃气不降，上逆而发为呕吐；情志失调，肝气郁结，横逆犯胃，胃气不降，上逆而吐。虚证为胃阳不振，或胃阴不足，失其和降而成。如胃阳衰弱不能运化，胃失顺降；外感热病之后胃阴已伤，胃失濡养不得润降，以致不思饮食，食则呕吐。

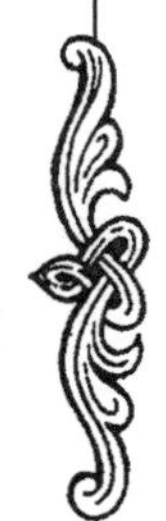

一、辨证要点

呕吐的辨治当分虚实，实证为邪气犯胃，邪祛则呕吐止。虚证无邪，待胃气恢复，升降得宜，呕吐便可自愈。

二、病案举例

病例一：食后呕吐

刘某，男，20岁，1974年1月6日初诊。1969年3月发病，开始为头痛、呕吐。头痛作时眼花，后增胃逆呕吐，

呕吐在饭后，食罢即吐，吐出为所食之物，食多吐多，食少吐少，每天每顿均如此。胃脘及腹不痛不胀，吐后即如常人。当地医院做胃肠造影，疑为幽门痉挛，后经中西药治疗，并多次行针刺（多为四肢远端穴位）治疗，病情稍有好转，但仍三天觉轻两天又重，每三五天发作一次。5 年来陆续治疗，不见效果。诊其脉滑数，舌质红、苔黄腻。

此为胃热上冲，属实非虚，治宜清热和胃降逆，以《金匮要略》之大黄甘草汤。

处方：川大黄 9g，甘草 4.5g。两剂，水煎，空腹服。

1 月 10 日二诊：服一剂后吐即轻，服两剂后不再吐，一般情况良好，上药分量倒置，再服两剂，服法同前。

至 7 月 18 日随访，自诉药后其病若失，嘱停药，慎食自养。

［**按**］呕吐乃胃失和降、气逆于上之故。临床病因甚多，有外邪犯胃的，有饮食停积的，有肝逆犯胃的，有痰饮内阻的，有胃热上冲、胃虚不纳、胃阳不振、胃阴不足的，亦有因蛲虫所致的，必须首当分清虚实寒热。该患者呕吐已 5 年，频频发作，屡经治疗，终未根治。虽病程已久，但查其脉症属实非虚。正如《内经》所云："诸逆上冲，皆属于火。"柴老根据证、舌、脉，参《金匮要略》之"食已即吐者，大黄甘草汤主之。"以大黄清胃热，降逆气；甘草和胃气，生津液，使热清逆降。两剂呕吐明显好转。二诊时又将两药倒置，重用甘草以和胃气，小量大黄继清余热，4 剂使呕吐得平，病痊愈。

病例二：肝胃气机升降悖逆

乔某，男，50 岁，1978 年 8 月 12 日初诊。患者一周前开始嗳气食臭，继则呕吐不纳，右上腹部阵发性疼痛，肠鸣

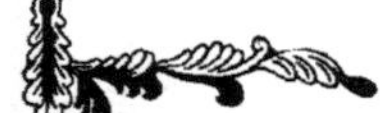

则痛止，冲上则又作痛，大便正常，经西医用解痉止痛之剂，未获效果。舌苔白、微黄，脉弦滞。柴老诊曰："此为精神不快，饮食不节，致肝胃气机悖逆，治宜疏达肝气，和降胃气，处以旋覆代赭石汤合四逆汤加味。"

处方：旋覆花 5g，代赭石 6g，半夏 3g，党参 3g，甘草 2g，柴胡 3g，炒白芍 4g，炒枳实 3g，鸡内金 1.5g，佛手 3g，生姜 3g，大枣 5 枚。3 剂，水煎服。药后，诸症悉平。

［**按**］柴老曰："肝气舒畅条达，主升。胃气主容纳水谷，以降为顺。"此例为肝胃不调和，肝气不疏，胃气不降，遂成悖逆之势，故以四逆散升达疏利，以旋覆代赭和降胃气，合方使肝气条达，胃气得降，则病得痊。

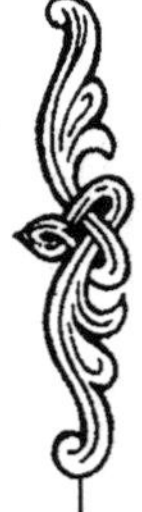

肾　炎

肾炎属于中医风水病范畴。柴老治疗本病，注重辨病与辨证相结合，强调早期治疗，循序渐进，提出早期宣肺解表，恢复期健脾补肾，利水消肿贯穿始终的阶段性辨治方法。

（一）急性肾炎

急性肾炎多因风邪外袭、肺气不宣所致。因为肺乃一身之表，外合皮毛，如肺为风邪所袭，则肺气不能通调水道，下输膀胱，以致风遏水阻，风水相抟，流溢于肌肤而发为本病。急性肾炎亦可因居处潮湿，涉水冒雨，水湿之气内侵，或平素饮食不节，湿蕴于中，脾失健运，不能升清降浊，致

水湿不得下行，泛于肌肤而成本病。或湿郁化热，湿热交蒸致小便不利而成本病。急性肾炎临床可分为风水证、风寒证、风热证、风湿证、水湿浸淫和湿热（毒）蕴结等。柴老强调：临床必须根据具体症状，辨证施治。

一、辨证要点

1. 宣肺解表是急性肾炎早期治疗的关键

急性肾炎早期，除浮肿、小便短少及尿检出蛋白、红细胞、管型等临床特征外，常兼见恶寒、发热、头痛、无汗、脉浮等表证。柴老认为，这是风水病的典型脉证，其病因病机由外邪侵袭，或风寒外束肌表，或风热上受口鼻，或疮毒邪气内攻，肺卫郁闭，外不得宣发以散表邪，内不能通调水道以利水湿，以致风水相抟，泛滥于头面肌肤，始见眼睑及颜面浮肿。肺合皮毛，主一身之表，为水之上源；肾与膀胱相表里，“膀胱者，腠理毫毛其应”，故外邪侵袭，虽肺卫先病，但迅速累及肾与膀胱，浮肿继而延及全身。

鉴于此，急性肾炎早期治疗宜以宣肺解表为主，一则解表散邪，使皮毛开泄，水随汗解；再则宣肺肃降，俾水道通调，水液下输膀胱，气化而出。否则，表证不解，肺气郁闭，徒用他法，而邪无外达之机，势必内迫肾与膀胱，加剧病情，导致短期内肾衰竭，或迁延不愈，转为慢性肾炎。所以，宣肺解表是急性肾炎早期治疗的关键。

柴老在辨证论治的基础上，选用成方或自拟经验方，每以麻黄或代以香薷为君，突出宣肺解表的治疗特点。

（1）急性肾炎早期见风寒表证，如恶寒发热，头痛无汗，身重腰痛，咳嗽气喘，颜面浮肿或延及全身，舌淡、苔薄白，脉浮紧。治宜辛温解表，宣肺降气以利水。方用麻桂

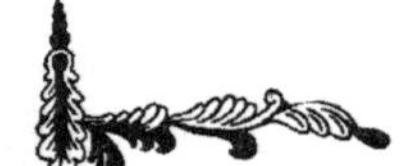

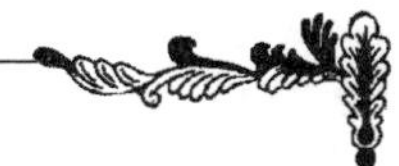

五皮饮。

经验方：麻黄6~15g，桂枝4.5~9g，茯苓皮15~30g，大腹皮15~30g，桑白皮9~15g，陈皮6~9g，生姜皮6~9g。病发于夏月者，去桂、麻，代之以香薷9~15g，名香薷五皮饮。

（2）急性肾炎早期见风热表证，如发热微恶寒，咽痛咳嗽，鼻塞流浊涕，颜面及周身浮肿，尿少色黄，舌红、苔薄黄，脉浮滑而数。治宜辛凉解表，清宣肺热以利水。方用自拟的银翘越婢汤。

基本方：麻黄6~15g，生石膏15~30g，甘草4.5~9g，生姜6~9g，大枣6~8枚，金银花15~30g，连翘12~18g，牛蒡子6~9g，桔梗6~9g。

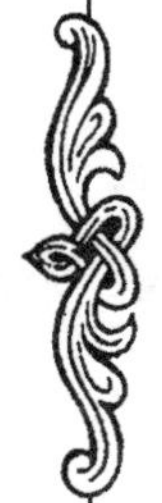

（3）急性肾炎早期见疮毒表证，如皮肤红肿，或生疮疖、湿疹，或喉蛾，发热憎寒，颜面及全身浮肿，口渴尿少，舌红，苔薄黄或黄腻，脉浮而滑数。治宜清透疏表，宣肺解毒以利水。方用《伤寒论》之麻黄连翘赤小豆汤。

基本方：麻黄6~15g，连翘15~30g，赤小豆30~45g，杏仁9~15g，桑白皮15~30g，甘草6g，鲜生姜9g，大枣5枚。

（4）急性肾炎早期见阳虚表证，如恶寒无汗、无热或微热，面色皖白，四肢不温，颜面及全身浮肿，尿少不渴，神疲食少，舌淡，苔薄白或白腻，脉浮细迟或沉缓弱。治宜温经助阳，宣肺解表以利水。方用《金匮要略》之麻黄附子甘草汤。

基本方：麻黄9~15g，熟附子6~12g，炙甘草6~9g。

以上各证，若病甚服药汗出不畅，或不得汗，宗《内经》“渍形以为汗”，可配合葱浴疗法，用红皮葱根茎（带

须）500g，水煎两次倒入浴盆，患者坐其中，以被单或塑料薄膜围盖齐颈，借热气蒸浴促使发汗，提高药效。

2. 健脾补肾是急性肾炎恢复期治疗的根本

急性肾炎恢复期除少数病人无自觉症状，仅为尿检异常外，大部分患者仍有轻度浮肿，食少倦怠，腹胀便溏，腰腿酸软，畏寒肢凉，舌淡、苔白，脉细濡或沉弱等脾肾两虚之证。柴老认为，早期治疗固然重要，恢复期的辨证论治亦不能忽视。前者宣肺解表，驱邪利水，以治标为主，难免伤人正气，何况早期即可外邪伤肾，水湿困脾，以致脾肾两虚，正气不足，故后者治当健脾补肾为主，使脾气健运，水得其制，肾阳复常，水得其化，而收治病求本之功。急性肾炎恢复期临床表现有偏于脾虚或肾虚的不同，治疗时应有所侧重。

（1）急性肾炎恢复期症见轻度浮肿，小便不利，脘闷腹胀，纳少便溏，舌淡、苔白腻，为脾虚气弱，水湿不运。治宜健脾利水。方用五苓五皮饮（自拟经验方）。

基本方：白术 15~30g，桂枝 3~9g，猪苓 6~9g，泽泻 6~9g，茯苓（或茯苓皮）15~30g，桑白皮 9~15g，陈皮 6~9g，生姜皮 3~6g，大腹皮 15g。

（2）急性肾炎恢复期症见下肢浮肿，尿少便溏，神疲倦怠，腰腿酸软，畏寒肢凉，舌淡、有齿痕，苔白润滑，脉沉细弱或迟，为肾阳不足，水气不化。治宜温阳化水。方用《伤寒论》之真武汤。

基本方：茯苓 15~30g，白术 15~30g，炒白芍 9~15g，熟附子 6~9g，生姜 9~15g。

（3）急性肾炎恢复期仅见尿检异常，自觉症状消失，可从体质辨证治疗。对素体脾虚气弱，或病后体虚未复者，以

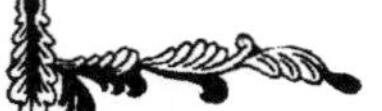

健脾益气为主，方用《小儿药证直诀》之异功散。

基本方：党参（或太子参）9~15g，白术9~15g，茯苓9~15g，炙甘草6g。对素体肾阴不足，或病后舌红、少苔，脉细弦者，以补肾滋阴为主，方用《小儿药证直诀》之六味地黄丸。对素体肾阳不足，或病后舌淡、苔白、脉沉弱者，以补肾助阳为主，方用济生肾气丸。

3. 利水消肿贯穿于急性肾炎治疗的始终

急性肾炎早期浮肿明显，在宣肺解表的同时，配伍利水消肿药，可提高疗效，缩短病程，是祛邪治标的主要手段。恢复期浮肿减轻，但未消除，根据脾肾两虚的不同情况，侧重在健脾益气或温肾助阳中，加入利水消肿药。即使恢复期浮肿完全消退，也不等于水湿余邪已尽，若纯用补益扶正，难免助湿留邪。若佐以利水消肿药，既可杜邪气留恋之弊，又可善后以巩固疗效。柴老在本病阶段性辨证论治中，利水消肿贯穿始终。

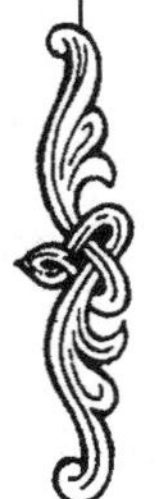

对于利水消肿药的选择，除以上各方配用外，柴老喜用鲜白茅根、丝瓜络、通草、灯心草、益母草等甘寒清淡之品。此类药皆可根据病情需要加入以上方中。另外，柴老在急性肾炎早期肿势消减，近表之邪已去，在里之邪未除，不宜宣解过剂时，则使用自拟验方。鲜白茅根60~120g，丝瓜络30~60g，灯心草6~9g。长期（10~30天）服用，每每获得佳效。

二、用药特点

治疗急、慢性肾炎临床习用越婢汤、越婢加术汤等方，然柴老另辟蹊径，运用麻黄附子汤进行治疗。

麻黄附子汤出自《金匮要略·水气病脉证并治》，由麻

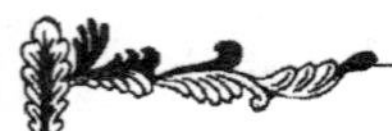

黄、附子、甘草组成，为治疗水肿病证的有效方剂。因原书方证条文未明确其主治何种水肿，每使后学无所适从，故古今医家用此方者鲜见。柴老认为，本方主治的水气病应为风水，这从条文“水，发其汗即已”一语可以悟出。一般来说，风水脉浮，当发汗而解，但本方证脉沉，乃肾阳不足之象，故仲景云：“其脉沉小，属少阴”。可见，麻黄附子汤以温经助阳、发汗解表为法。柴老常引用尤在泾“少阴则当温其经，风水即当通其肺”之说作为本方的组成原则，认为方中麻黄开表发汗、宣肺利水为君，俾风水从表而解；附子温经助阳、化气行水为臣，使肾阳得复；佐以甘草调和其中，又制麻、附辛散宣泄太过。全方合用，助阳以祛水邪，发汗而不伤正，且有标本兼顾、相得益彰之妙，诚为治阳虚表闭风水证之良剂。

该方主治阳虚表闭之重症风水，以身半以上肿甚、无汗恶寒、小便不利、脉沉为辨证要点。柴老指出，麻黄附子汤与越婢汤均治风水，但前者兼肾阳不足。若单用越婢汤宣肺发汗，每因阳气不足而汗不能鼓动而出，或强发其汗，则阳气更伤，而有祛邪伤正之弊。麻黄附子汤与真武汤所治水肿，皆有肾阳不足之病机，然前者兼表闭肺郁，若有肾阳不足之病机，纯用真武汤温阳利水，则风水无由宣泄外达，反有壅滞留邪之虞。因此，麻黄附子汤方证是介于越婢汤与真武汤证之间的一个特殊证型，临床使用应详加辨证，免致误投。

关于用量柴老体会，在辨证准确的前提下，用量相对要大。加之本方证阳虚表闭病机以表闭为主，故更应突出麻黄用量，一般掌握在麻黄 45~60g，熟附子 30~45g，甘草 18~24g 为宜。由于 1 剂分数次服用，故每次用量与现代

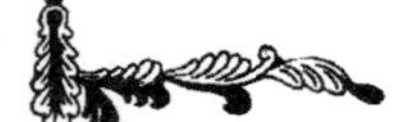

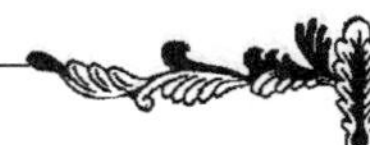

常用量相距不大。尤其对麻黄的用量，柴老引《吴鞠通医案·肿胀门》麻黄附子汤案为证，为其能大汗亡阳也。未有汗不出而阳亡于内者，汤虽多，但服一杯或半杯，得汗即止，不汗再服，不可使汗淋漓，何畏其亡阳哉？

在煎法与用法上，柴老常说，麻黄用量在10g以下，不必先煎去沫；若超过10g或用量更大时，一定要先煎去沫，否则令心中烦乱。应用本方要注意分数次频服，以汗出为度。若服后汗出不畅或不得汗，可配合葱浴疗法。

三、病案举例

病例一：表虚阳弱

王某，男，24岁，1969年7月25日初诊。素体较差，复因盛夏炎热，贪凉露宿，夜寒外袭，次晨即感恶风畏寒，渐至全身浮肿，肚腹胀大，小便不畅。当地某医投用甘遂、二丑、槟榔、茯苓、泽泻、车前等攻逐利水之品6剂。药后呕吐不止，肿势益增，旋即住某医院。尿检：蛋白（+++）、颗粒管型（+++），脓细胞（+++）、红细胞（++）。诊为急性肾小球肾炎，而邀会诊。症见面目、四肢浮肿，两足尤甚，扪之不温，肚腹胀大，唇淡口和，食欲较差，小便不畅。虽值盛夏，非但不发热，反恶寒较甚。舌质淡，苔薄白，脉沉滑，右寸浮弱，两尺细迟。

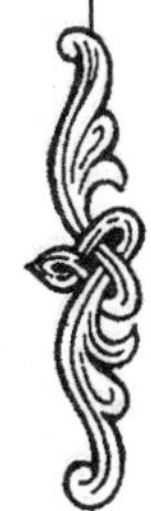

此属风水虚证，乃风寒束表，肾阳不振，脾失健运，水气泛滥。治宜解肌和卫，温肾健脾，以化水气。方用桂枝汤加苓、术、附。

处方：桂枝10g，炒白芍10g，炙甘草6g，茯苓30g，白术30g，熟附子15g，鲜生姜10g，大枣8枚（去核）。3剂，每日1剂，水煎服。

二诊：药后小便通畅，肿胀见消，食欲增加，微恶寒，继服前方 3 剂，水煎服。

三诊：头面、上肢浮肿尽退，仅两足轻度浮肿，恶寒尽除，纳食知馨，二便正常，原方去熟附子，3 剂，水煎服。

四诊：浮肿尽退，四肢转温，余症皆平，尿检正常，告愈。

[**按**] 患者素体较差，卫阳不固；复因贪凉露宿，感受风寒，肺气被束，不能通调水道，以致阳虚水搏。加之病初误投逐水之品，脾肾阳气受戕，水气再度泛滥，形成风水重症。方用桂枝汤发汗解肌，调和营卫，再加熟附子温肾化气；白术、茯苓健脾利水，使营卫调和，风寒外解，脾肾阳气复振，水气得化，其病渐愈。

病例二：表实阳郁

王某，女，24 岁，1969 年 7 月 25 日初诊。平素月经不调，半年来又兼脾虚带下。患者 4 天前因气候炎热，贪凉露宿，次日晨起即恶寒发热，头痛，目窠微肿，身体困重，至 23 日又增加咳嗽微喘，小便不畅，面目浮肿；24 日浮肿渐及全身，即住院治疗。尿检：蛋白（+++），红细胞（+++），颗粒管型（++）。查体温 38.6℃，血压 18/12kPa（135/90mmHg）。诊为急性肾小球肾炎，特邀中医诊治。

诊见全身浮肿，以面目及上肢浮肿较甚，按之凹陷不起，下肢浮肿较微，脘腹胀闷，身热不甚，恶寒较重，头痛身重，微汗不透，口渴，小便短黄，舌红苔白，脉浮紧，两寸兼滑数。

此为风水实证，乃风邪束表，肺气不宣，风水相抟，泛滥横溢。治宜发越阳气，解表清热，宣肺散水。方用越婢加术汤加味。

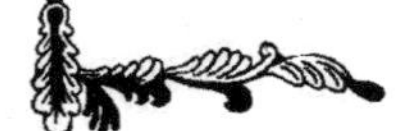

处方：麻黄 10g，生石膏 30g，甘草 6g，鲜生姜 10g，大枣 6 枚（去核），生白术 30g，炒杏仁 10g，冬瓜仁 30g，鲜白茅根 60g。两剂，每日 1 剂，水煎服。

二诊：药后徐徐汗出，寒热皆除，头痛、身重均减，咳喘渐平，肿势消退大半，脘腹渐畅，小便增多，舌如故，脉渐和，继以原方 3 剂。

三诊：浮肿尽退，小便清利，诸症悉除。因尚有白带，续以《金匮要略》之当归芍药散改汤，以养血调肝，健脾除湿。

［**按**］本案乃盛夏露宿，感受风邪。肺合皮毛，为水之上源，故风邪犯表，肺气不宣，肃降失司，不能通调水道，下输膀胱，以致风水相抟，形成水肿。本病虽有微汗，但恶寒不罢，表邪不解；虽身热不甚，但发热不除，郁热仍在。故方用越婢加术汤发越阳气，解表清热，宣肺散水，加杏仁合麻、膏，寓麻杏石甘汤之意，清宣肺热，止咳平喘；加冬瓜皮、鲜白茅根，意在加强清热利水消肿之功。此表邪得除，郁热得散，肺气宣降，水道通调，则水肿自愈。

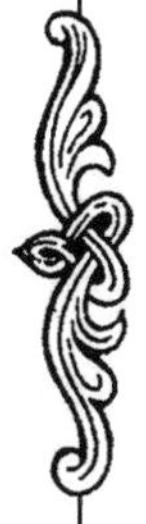

病例三：表闭阳虚

薛某，女，56 岁，1967 年 7 月 6 日初诊。1 年前患急性肾炎，因治疗不当，迁延为慢性肾炎，经常下肢浮肿，时轻时重，近因感冒加重，面目、下肢浮肿并渐及全身，诊为慢性肾炎急性发作，住某医院治疗半月余，未见好转，而邀会诊。

症见全身高度浮肿，皮色光亮，按之没指，肚腹膨胀，兼见恶寒无汗，食少身疲，大便溏薄，小便不利。舌质淡，体胖，苔白，脉沉弱。尿检：蛋白（++++），上皮细胞（++），红细胞（+），白细胞 0~3/HP，颗粒管型 2~4/HP。

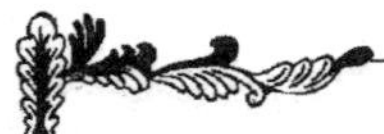

辨证为脾肾阳虚，水气不化；复感风寒，表气闭塞，发为风水重症。治当温经助阳，发汗解表。方用《金匮要略》之麻黄附子汤。

处方：麻黄（先煎去上沫）15g，熟附子 12g，炙甘草 10g。两剂，每日 1 剂，水煎服。治以取汗为度，并配合葱浴疗法：用红皮葱根茎（带须）500g，水煎两次入浴盆中，令患者坐其中，用被单围至齐颈，借热气蒸浴。

二诊：服药及浴后，身汗徐徐透出，恶寒尽除，水肿明显消退，小便渐畅，皮肤已现皱纹，脉转沉弦有力。改用麻桂五皮饮加白术，通阳宣肺，健脾利水。

处方：麻黄 10g，桂枝 10g，茯苓皮 30g，大腹皮 30g，桑白皮 15g，陈皮 10g，生姜皮 10g，炒白术 30g。5 剂。

服药期间，因增咳嗽微喘，于第 4 剂加入厚朴 10g，炒杏仁 12g，咳喘即平。

三诊：肚腹膨胀已除，惟面、足轻度浮肿，再拟五苓五皮饮加味。

处方：炒白术 30g，桂枝 10g，猪苓、茯苓各 12g，茯苓皮 18g，泽泻 10g，大腹皮 15g，桑白皮 12g，陈皮 10g，生姜皮 10g，鸡内金 10g。5 剂，水煎服。

四诊：面、身、肚腹肿胀俱退，食欲增多，精神转佳，大便成形，小便清长，改用《金匮要略》之肾气丸为汤，并重加白术 30g，善后治疗月余而愈。追访 1 年，尿检正常，未复发。

［**按**］本案病程较长，迁延不愈，肾阳渐衰；又因复感风邪，表邪郁闭，急性发作，遂成表闭阳虚之风水重症。由于表闭阳虚同出一体，单用越婢汤宣肺发汗，则因阳气不足而无力鼓邪外出；或强发其汗，恐阳气更伤，而有祛邪伤正

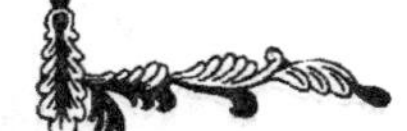

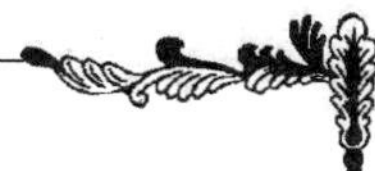

之弊；若纯用真武汤温阳利水，则风水无由宣泄外达，反致壅滞留邪之虞，故方用仲景麻黄附子汤标本兼顾。方中麻黄开表发汗，宣肺利水，俾风水从表而解；附子温经助阳，化气利水，使肾阳得以恢复；甘草调和其中，兼制麻、附辛散宣泄太过，全方助阳以祛水邪，发汗不伤正气。再借葱浴以助药力，俾表闭得开。继用化气利水除湿之法，肺气宣降正常，脾肾阳气得复，水肿则愈。

（二）肾盂肾炎

肾盂肾炎主要以下焦湿热、毒邪内蕴肾与膀胱为主，往往急性期有因外邪侵袭诱发，或因膀胱湿热、肝胆郁热、肾阴不足、湿热留恋、脾肾两虚、湿热未清等导致下焦湿热、毒邪内蕴肾与膀胱而致本病。

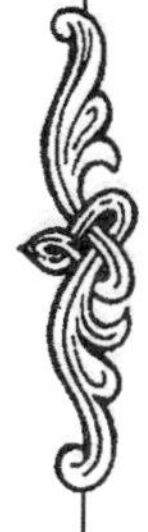

柴老治疗肾盂肾炎注重病证结合，强调病因治疗，以清利湿热贯穿始终，突出阶段性辨证论治特色。

一、辨治要点

1. 急性发作阶段及早解除表证，驱散外邪是防止迁延或转成慢性肾盂肾炎的关键

急性发作阶段多为急性肾盂肾炎初期和慢性肾盂肾炎急性发作，以突然发作的尿频、尿急、尿痛、腰痛、脓尿或血尿，并伴恶寒发热，甚或寒战高热，周身不适，倦怠乏力，头痛头晕等为临床特征。

柴老认为，此阶段病机虽以下焦湿热、毒邪内蕴肾与膀胱为主，但其发病又与受寒劳累、感受外邪密切相关。所以，急性发作阶段的治疗，在突出清利湿热的前提下，及早地解除表证，驱散外邪是提高疗效、防止迁延或转成慢性肾

盂肾炎的关键。

《伤寒论》曾谓："淋家，不可发汗，汗出必便血。"明确提出淋家禁用汗法。本病急性发作阶段能否解表祛邪？柴老认为应从三方面加以认识。一是"淋家"指素患小便淋沥涩痛之人，因反复发作，肾阴受损，膀胱蕴热，误汗更易伤阴助热，迫血妄行，发生血尿。如慢性肾盂肾炎经久不愈，虽有表证，阴伤热蕴，即应慎用汗法，然急性肾盂肾炎初期便可灵活掌握，不能一刀切。二是"不可发汗"。据仲景汗法用药分析，多为辛温发汗，与后世之辛凉宣泄、解表透邪之法不同，故不受此限。三是在清利湿热的前提下，复用辛凉宣泄、解表透邪之品，非但无害，反有相得益彰之功。

本病急性发作阶段，如何清利湿热，解表祛邪，以标本兼顾呢？柴老的经验是：急性发作阶段症见尿频、尿急、尿痛、腰痛、脓尿等，证属"热淋"者，以八正散为清热利湿的基本方；上症又见肉眼血尿，证属"血淋"，以小蓟饮子为清热凉血、通淋止血的基本方。根据兼夹表证的轻重与不同证型，分别选用相应的解表方药与之相合，增强其解表祛邪的针对性。

一般来说，表证见恶寒发热，周身不舒，头痛乏力，苔薄黄，脉浮数者，多选用银翘散合八正散或小蓟饮子加减；为避辛温解表之品，银翘散中可去荆芥穗；若为血淋，亦可将荆芥穗改用荆芥炭，金银花改用金银花炭，意取解表止血双功。表证见寒战高热，无汗身痛，舌苔白腻，脉浮而数，常选用新加香薷饮合八正散或小蓟饮子。表证见寒热往来，头晕乏力，口苦咽干，不思饮食，苔薄黄、微腻，脉弦滑而数，则用小柴胡汤合八正散或小蓟饮子。

此外，对于下焦湿热较轻，寒热表证不甚明显，但有受凉

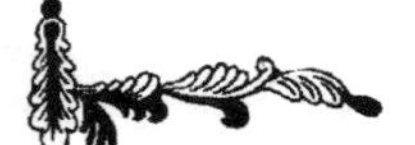

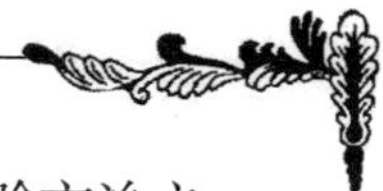

遇冷等诱因，亦应考虑解表祛邪，柴老常用自拟经验方治之。

基本方：香薷 6g，白茅根 30g，白术 9g，丝瓜络 30g，竹茹 15g，金银花（或金银花炭）15g，荷叶 15g，生甘草 6g。此方较平，清透与渗利兼顾，以免上法药过病所。

2. 非急性发作阶段根据下焦湿热与肾阴受损的因果，权衡二者的主次轻重是辨证论治的核心

非急性发作阶段，多为急性肾盂肾炎尿路刺激症状缓解，寒热表证消失，或慢性肾盂肾炎反复发作，经久不愈，临床表现以小便淋漓涩痛不适，腰酸困痛，精神倦怠，时轻时重，尿菌尚未转阴，或时见隐性血尿等症。此阶段由于下焦湿热蕴结，未能廓清，或因下焦湿热久羁，肾阴受损，形成下焦湿热羁留、肾阴日见损伤的虚实夹杂证候。对此，柴老认为，根据下焦湿热与肾阴受损的因果关系，权衡二者的主次轻重，是本阶段辨证论治的核心。

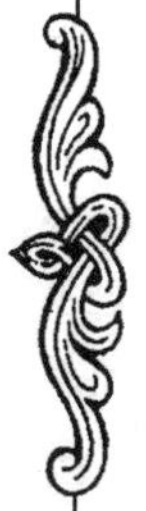

急性肾盂肾炎经治至非急性发作阶段，因下焦湿热蕴结，难以廓清，而损及肾阴不甚者，应以清利湿热为主，暂不益肾养阴，意在邪去阴自复。此时用药宜甘寒清热，淡渗利湿，既要避苦寒清热之品，又不可过用分利渗泄之药。柴老常用自拟经验方治之。

基本方：丝瓜络 60g，蚕沙 30g，知母 9g，川黄柏 9g，冬瓜皮 45g，五爪龙（高粱之根茎）30g，白茯苓 30g，白通草 9g，白茅根 45g，赤小豆 30g，甘草 6g。

慢性肾盂肾炎反复发作属急性发作阶段，因下焦湿热久羁，肾阴受损。此时若单纯清利湿热，惟恐苦寒渗利更伤肾阴；如单纯益肾养阴，又虑阴凝腻滞留连湿热之邪，故宜在甘寒清热、淡渗利湿的同时，兼顾益肾养阴。柴老常用自拟经验方。

基本方：鲜白茅根 120g，嫩丝瓜 30g，生薏苡仁 30g，西瓜翠衣 30g，滑石粉 6g，黄柏 6g，晚蚕沙 9g，白通草 9g，怀牛膝 15g，路路通 9g，金银花炭 30g，生甘草 9g，小黑豆 30g。

慢性肾盂肾炎经久不愈，湿热羁留难去，肾阴日益受损，以致正虚邪恋，阴伤及血。此宜清利湿热与滋阴凉血并重，在选药组方时，注意滋阴而不腻涩，坚阴又不碍中，清络固血，甘淡渗利，以作清本探源之治。柴老常用自拟经验方。

基本方：鱼腥草 30g，旱莲草 9g，马尾连 9g，女贞子 9g，丝瓜络 24g，明知母 9g，黄柏 6g，穿心莲 9g，鲜白茅根 60g，白通草 9g，丹皮 9g，藕节 15g，生甘草 6g。

一般来说，非急性发作阶段的病程较长，湿热之邪很难速去，肾阴受损不能立复。针对此特点，以上三方均用白茅根、丝瓜络（二者鲜用更佳），既清利湿热，又柔养肾阴，兼清络止血，为一举多得之佳品。余如冬瓜皮、茯苓、通草、蚕沙、滑石、生薏仁等清利湿热药，皆为甘寒渗利、药性平和之品，旱莲草、女贞子、怀牛膝等养阴滋阴药，亦非质地厚腻、阴凝敛邪之品，故长期守方服用，略事化裁，可收祛邪务尽之功。

3. 恢复阶段以益肾养阴为主，兼顾清利湿热，以固本善后

急、慢性肾盂肾炎经治尿菌转阴，脓尿消失，自觉症状或轻或无，即属于恢复阶段。由于本病治疗时间较长，以致进入恢复期后，患者产生厌药情绪，放松饮食起居调慎，忽视善后治疗，致使部分患者病情复发。柴老认为，恢复阶段尽管尿菌转阴，脓尿消失，但并不等于彻底治愈。此时还应

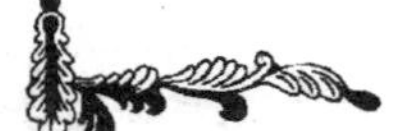

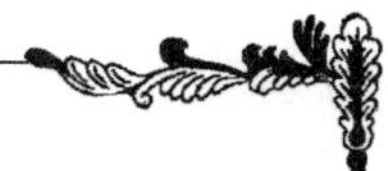

加强善后治疗与生活调理，以巩固疗效，防止死灰复燃。柴老根据本病的病因与体质情况，主张恢复阶段以益肾养阴为主，兼顾清利湿热，以固本善后。柴老常用知柏地黄丸，或在此方基础上加味。

基本方：熟地 120g，山萸肉（有时改用女贞子）60g，怀山药 60g，茯苓 60g，丹皮 60g，明知母 60g，黄柏 60g，泽泻 60g，怀牛膝 60g，车前子 60g，生白术 30g。共为细末，炼蜜为丸，每服 9g，1 日 3 次，空腹开水送服。

二、病案举例

病例一：下焦湿热，毒邪内蕴

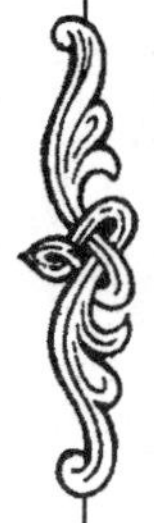

胡某，女，37 岁，1992 年 9 月 18 日初诊。3 天前淋雨受凉后，突然畏寒发热，周身不舒，头痛腰痛，同时出现尿频、尿急、尿痛。查体：体温 38.4℃，肾区叩痛。小便色黄，舌质红，苔薄黄，脉浮滑而数。尿常规：蛋白（+），白细胞（+++），红细胞少许。

诊断：急性肾盂肾炎，证属热淋，辨证为下焦湿热，毒邪内蕴，兼风热表证。方用银翘散合八正散加减。

处方：金银花 24g，连翘 15g，薄荷 9g，竹叶 9g，牛蒡子 6g，荆芥穗 6g，芦根 15g，木通 9g，车前子 9g，萹蓄 9g，瞿麦 9g，滑石 9g，大黄 6g，栀子 9g，甘草 6g。两剂，水煎服。

9 月 21 日二诊：上方服后，恶寒，发热消失，头痛、腰痛减轻，尿路刺激症状明显减轻，舌无变化，脉变滑数，治宜甘寒清热，淡渗利湿。

处方：鲜白茅根 120g，丝瓜络 30g，蚕沙 15g，知母 9g，黄柏 6g，冬瓜皮 45g，白通草 9g，赤小豆 30g，茯苓

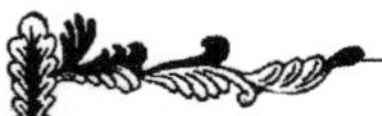

24g，滑石 9g，路路通 9g，甘草 6g。14 剂，每日 1 剂，水煎，空腹服。

10 月 5 日三诊：自觉症状基本消失，尿常规：蛋白（-），白细胞（-）。改拟益肾养阴，清利湿热。

处方：生地黄 15g，女贞子 12g，山药 12g，茯苓 12g，丹皮 9g，泽泻 6g，知母 9g，黄柏 6g，麦冬 12g，丝瓜络 30g，白茅根 30g，赤小豆 30g。10 剂，隔日 1 剂，水煎服。半年后随访，痊愈，未再复发。

［**按**］本例肾盂肾炎为下焦湿热、毒邪内蕴，而且兼风热表证。故用银翘散清热解表，疏风宣肺，使风热之邪从表外达，使肺气宣清。合八正散清热解毒，利尿通淋，使下焦湿热、内蕴毒邪从膀胱小便而去。二诊时风热表邪疏散，下焦湿热毒邪清利，故更以甘寒清热、淡渗利湿之法，以清下焦余留湿热。三诊时，下焦湿热已去，肾阴之虚渐显，故终以知柏地黄汤加丝瓜络、白茅根、赤小豆益肾养阴，清利湿热以善其后。

病例二：下焦阴虚，湿热伤肾

郭某，男，44 岁，1976 年 11 月 22 日初诊。患者经西医确诊为“肾炎”已 4 月余，尿常规化验：蛋白（+），管型可见，红细胞（+）。症见颜面、手部浮肿，腰及两臂部疼痛，小便色黄，舌苔无变化，脉象沉数微滑。

此为下焦阴虚、湿热伤肾之候，宜清利湿热，远温辛香燥之品。

处方：丝瓜络 60g，蚕沙 30g，明知母 15g，川黄柏 15g，冬瓜皮 45g，五爪龙 30g，白茯苓 30g，白茅根 45g，赤小豆 30g，甘草 6g，通草 15g。10 剂，水煎，早、晚空腹服。

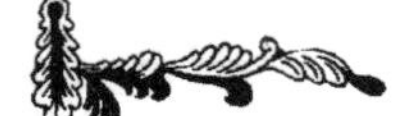

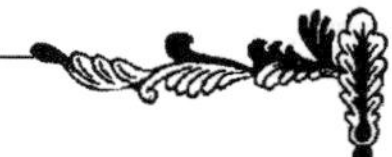

12 月 25 日二诊：服上方后，浮肿尽消，腰痛不作，患者自行将上方连续服 19 剂，病情大有好转。尿常规化验：蛋白（-），红细胞（-），脉象仍数虚。本拟滋阴养肾，以善其后，但患者系丧偶不久，相火易动，故选知柏地黄汤。

处方：熟地 15g，女贞子 12g，山药 12g，茯苓 12g，丹皮 12g，泽泻 6g，知母 9g，黄柏 9g，麦冬 12g，生龟板 12g，丝瓜络 30g，赤小豆 30g，白茅根 30g。10 剂，水煎服。

［**按**］本例肾盂肾炎为下焦阴虚，湿热伤肾，故用清利湿热法，而不过用分利之药，远温燥之品。二诊时柴老参合患者丧偶不久，相火易动的特点，又选知柏地黄汤，以滋肾阴，清相火之妄动；加龟板以潜固，加白茅根、丝瓜络清利湿热，轻重缓急各有兼顾，病遂向愈。

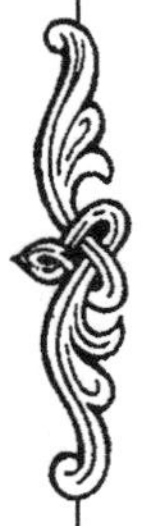

（三）慢性肾炎

慢性肾炎的病因病机较为复杂，临床大致可分为风热袭肺，肺失肃宣，水气不利；湿热蕴结，三焦不利；脾肾阳虚，水湿泛滥；脾阳虚弱，水湿逗留；阴虚湿热，肾络阻滞；少阳枢机不利，三焦瘀滞；水湿壅盛，气机闭阻；肾阳不振，脾失健运；肝肾阴虚，肝阳上亢；阴阳两虚，湿浊内盛；等等。柴老认为：临床必须审证求因，审因论治。

一、辨治要点

1. 慢性肾炎蛋白尿

慢性肾炎蛋白尿的治疗颇为棘手，不仅短期内不易消失，而且转阴后又多反复出现；有临床症状时尿蛋白不消，一般症状消失后，尿蛋白也可能依然存在。所以积极有效地控制蛋白尿，对于慢性肾炎的治疗具有重要的临床意义。柴

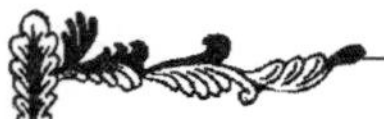

老辨证治疗慢性肾炎蛋白尿，每以虚实为纲，实者侧重清利湿热，虚者侧重培补脾肾。

（1）清利湿热，祛邪务尽

慢性肾炎蛋白尿久不消退，或反复出现，症见轻度浮肿，纳呆口苦，脘腹胀满，腰部酸困，尿少而黄，大便黏滞不畅，身困倦怠，舌质淡红或暗红，苔薄白微腻，上罩浮黄苔，或薄黄微腻，脉沉细滑，或弦滑略数等。

柴老认为，此多由湿热内蕴、流连下焦、困遏脾气、清浊相干、漏泄尿中所致。其中湿热流连为因，脾虚清浊相干为果，故治疗应审证求因，根据湿热流连、如油入面、难解难分的病因特点，以清利湿热为主，祛邪务尽，使邪去而正自安，达到消除蛋白尿的目的。在选药组方上，既考虑到清利湿热而不损伤脾气，又要着眼于本病疗程较长，故常用甘淡性平的清利湿热之品组成基本经验方。

基本方：白茅根 30g，丝瓜络 15g，茯苓 15g，通草 9g，路路通 9g，益母草 15g（小儿酌减）。

若伴颜面或四肢浮肿、小便不利者，加茯苓皮 24g，桑白皮 15g，大腹皮 15g，陈皮 9g，生姜皮 6g；若夹外感、恶寒发热、周身不适者，加香薷 9g，生白术 15g；若伴头晕头痛、血压偏高者，加珍珠母 30g，钩藤 15g，菊花 9g，夏枯草 15g；若有心烦不寐者，加竹茹 15g，建莲子 15g；若病久不愈，湿阻络瘀、舌质暗红或有瘀点、瘀斑者，加泽兰 9g，丹参 15g，赤芍 9g，丹皮 9g。

（2）培补脾肾，益阴扶阳

慢性肾炎蛋白尿久不消退，或反复出现，症见轻度浮肿，倦怠无力，精神萎靡，腰膝酸软，饮食减少，小便不利，面色无华，舌淡苔白，脉沉细弱等症。

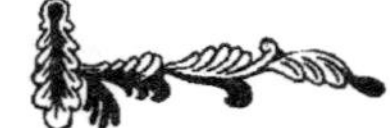

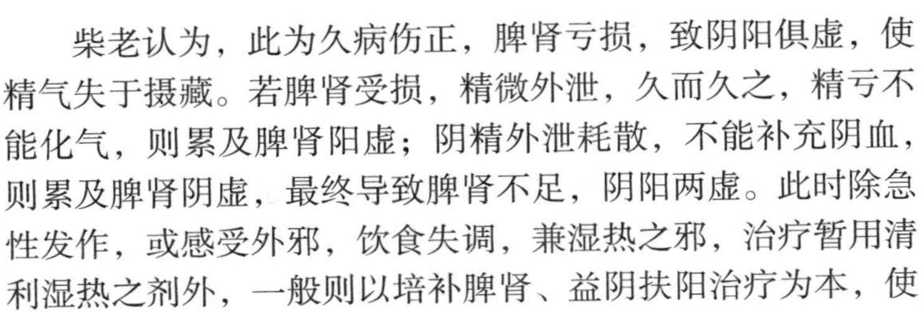

柴老认为，此为久病伤正，脾肾亏损，致阴阳俱虚，使精气失于摄藏。若脾肾受损，精微外泄，久而久之，精亏不能化气，则累及脾肾阳虚；阴精外泄耗散，不能补充阴血，则累及脾肾阴虚，最终导致脾肾不足，阴阳两虚。此时除急性发作，或感受外邪，饮食失调，兼湿热之邪，治疗暂用清利湿热之剂外，一般则以培补脾肾、益阴扶阳治疗为本，使正气渐充，固藏复常，达到控制或消除蛋白尿的作用。针对这一病机特点，柴老总结出基础经验方，名“五子黑豆汤”。

组成：女贞子 12g，沙苑子 12g，枸杞子 12g，菟丝子 12g，车前子 9g，童便制黑豆 30g。

此方为培补脾肾、平调阴阳之剂，可长期服用。

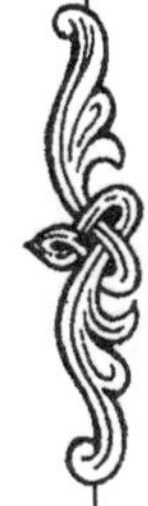

由于蛋白尿久不消退，使人体精微物质大量漏泄，故在阴阳俱虚的前提下因人而异，有的偏于气虚，有的偏于阴虚，有的偏于阳虚，有的偏于阴虚阳亢，故柴老根据临床常见的不同证型，又在“五子黑豆汤”基础上加减衍化为四首经验方。若偏于气虚，症见面色萎黄、大便溏薄者，上方加炒山药 30g，党参 15g，炒鸡内金 6g，荷叶 9g，名“五子培化汤”。若偏于阴虚，症见口咽干燥、舌红少苔、脉细数者，加熟地 24g，知母 9g，生龟板 18g，怀牛膝 12g，名“五子益阴汤”。若偏于阳虚，症见四肢不温、畏寒喜暖、脉沉细迟者，加仙灵脾 15g，桑螵蛸 12g，金樱子 9g，名“五子扶阳汤”。若偏于阴虚阳亢，症见头晕目眩，视物不清，脉弦细者，加菊花 9g，钩藤 15g，珍珠母 30g，夏枯草 15g，名“五子清降汤”。

2. 慢性肾炎水肿

慢性肾炎临床多见不同程度的水肿，轻者双下肢浮肿，重者头面、四肢、全身水肿。所以，如何消肿退肿，是本病

治疗的关键。柴老对慢性肾炎水肿的辨治见解独到，颇有效验。

（1）水湿壅盛，决流逐水

慢性肾炎水肿属本虚标实者居多，但也有体质壮实，水湿壅盛，气机闭阻，以致全身高度浮肿，肚腹胀满，皮色光亮，大便干结，小便不利，证属水邪盘踞，形气俱实者。对此，应当机立断，决流逐水。

柴老常选用《傅青主男科》之决水汤。该方由煨甘遂、肉桂、炒二丑、车前子四味组成，既能决流逐水，又能寓温阳化气，且剂型取汤，力专效宏，攻荡水湿于顷刻之间。此法只宜暂用，待其病衰大半，改用平和利水之剂。

（2）风水夹表，证有虚实

慢性肾炎迁延不愈，阳气渐衰，每因调摄不慎，感受风寒，急性发作而成风水。

柴老认为，慢性肾炎所作风水，以阳虚水停为本，症见全身浮肿，肚腹胀大，小便不利，食少神疲，舌淡苔白，脉沉细迟。然其夹表之证又有表虚与表实的不同，前者恶风畏寒，自汗或汗出不畅；后者恶寒无汗，身重而紧，故治法迥然有异。若风水证属表虚阳弱，常用《伤寒论》之桂枝汤加苓、术、附，解肌和卫，温阳利水；若风水证属表闭阳虚，多用《金匮要略》之麻黄附子汤温经助阳，发汗解表，宣通水道。

（3）脾肾阳虚，温阳利水

慢性肾炎反复发作，时起时伏，常有程度不同的浮肿，并见尿少便溏，神疲倦怠，面色晦暗，畏寒肢冷，腰腿酸软，腹胀食少，舌淡、苔白润，脉沉细或迟，此皆属脾肾阳虚、水气不化之证。

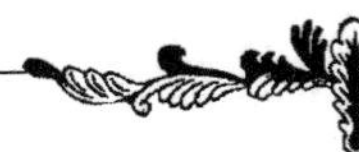

柴老认为，此时病情相对平稳，兼夹证不多，治当健脾补肾，温阳化水，常选用《伤寒论》之真武汤加味。小剂常服，以冀阳气渐复，水气得化，愈病于无形之间。因本病不能取效一时，若量大骤用，求功心切，反致药过病所，温燥伤阴，欲速而不达。

（4）阴虚络瘀，养阴活血

慢性肾炎水肿经久不愈，水气及血，或过用温燥渗利之品，伤及阴分，渐致阴血受损，络脉瘀阻，病情复杂难解。

柴老认为，此时温阳燥烈与滑利渗泄之品均非所宜，治当养阴活血与甘寒利水并举。其中活血祛瘀药的选用，亦宜药性偏于寒凉者为佳，如赤药、丹皮、益母草之属。柴老常用自拟经验方。

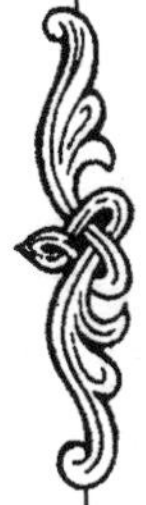

基本方：女贞子 9g，旱莲草 9g，白茅根 30g，丝瓜络 15g，益母草 15g，丹皮 9g，赤芍 9g，茯苓皮 15g，桑白皮 15g，通草 9g，甘草 6g。

（5）效验单方，穿插服用

由于慢性肾炎水肿病程较长，时有反复，很难短期内治愈，加之患者长期治疗，厌药情绪在所难免。为此，柴老常在辨治用药期间，穿插一些药性平和、口感较好的效验单方。如水肿兼外感表证、肺气不宣者，选用香薷 6~9g，生白术 15~30g，丝瓜络 15~30g，间断或穿插服用；若水肿基本消退、脾气不足、运化无力者，选用炒白术 15~30g，陈皮 9g，车前子 15g，长期或穿插服用。

此外，慢性肾炎水肿消退后，应注意善后治疗。一般来说，水肿属阳虚所致者，善后宜用五味异功散或参苓白术散健脾益气，和胃渗湿；亦可酌情用济生肾气丸补肾助阳，化气利水。若水肿兼阴虚之证者，善后则用六味地黄丸补肾

滋阴。

二、病案举例

病例一：湿热内蕴，脾虚不运

王某，女，40岁，1991年12月17日初诊。患者14年前患急性肾炎，经住院治疗3个月好转，后因调养失慎，病情反复；1980年急性发作，用中药治疗好转，但蛋白尿反复出现。1个月前又见眼睑轻度浮肿，头晕头昏，干呕或呕吐，胸闷气憋，饮食减少，食后顶胀，心悸寐浅，面色萎黄，舌正苔薄白，微罩黄苔，脉弦细滑。血压24.0/16.0kPa（180/120mmHg）；心电图示：心率48次/分，心肌缺血；尿常规：蛋白（+++），红细胞（+++）。

西医诊断：慢性肾炎，肾型高血压。中医辨证：湿热内蕴。脾虚不运，清浊相干，升降失常。治则：清热利湿，健脾复运。

处方：白茅根30g，丝瓜络15g，茯苓15g，通草9g，路路通6g，益母草9g，桑白皮12g，大腹皮12g，陈皮9g，竹茹15g，生白术30g，甘草6g。6剂，水煎服。

12月24日二诊：服上方后即停服降压、利尿药，浮肿、头晕均减轻，小便畅利，饮食增加，精神转佳，血压21.3/14.7kPa（160/110mmHg）。

上方加泽兰9g，钩藤15g，菊花12g，夏枯草15g，益母草增至15g。水煎服。

1月13日三诊：上方共服8剂，症状好转，血压20.0/12.0kPa（150/90mmHg），尿蛋白无变化。守方续用10剂。

1月27日四诊：自觉症状消失，血压16.0/10.7kPa

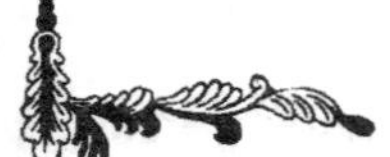

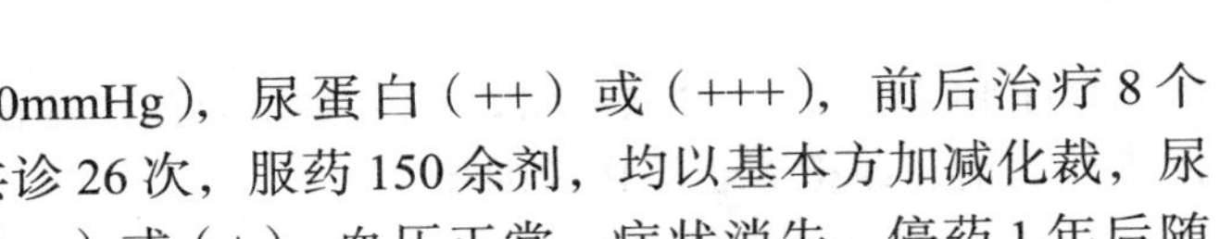

（120/80mmHg），尿蛋白（++）或（+++），前后治疗 8 个月，共诊 26 次，服药 150 余剂，均以基本方加减化裁，尿蛋白（±）或（+），血压正常，症状消失。停药 1 年后随访，未见反复。

［按］刻诊时，症见“眼睑浮肿 1 个月，头晕头昏，血压偏高，舌罩黄苔，脉弦细滑”，说明湿热内蕴，肝阳偏亢；病程 14 年之久，蛋白尿反复，脉证合参属脾虚不运，胃浊上逆。方中白茅根、丝瓜络、茯苓、桑白皮、通草、路路通清热利湿消肿；钩藤、菊花、夏枯草、益母草清肝息风，行血祛瘀；重用白术健脾复运；竹茹、陈皮、茯苓实为半个温胆汤，和胃降浊止呕。全方标本兼治，祛邪以清凉甘淡，而不致凉遏碍脾运化，复正以一味白术为主，健脾益气以复运化，兼用清肝息风、行血祛瘀、和胃降浊之品佐之，并随病情变化加减，故而取效。

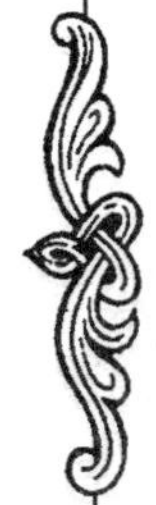

病例二：肝肾阴虚，脾虚气弱

尹某，男，46 岁，1973 年 5 月 7 日初诊。患者 5 个月前出现颜面浮肿，渐及下肢，伴头晕眼黑，口咽干燥，视力昏糊，腰膝酸软无力，大便先干后易，尿色淡黄，纳少乏力，舌质红，苔黄滑微腻，脉弦细数。某医院诊为慢性肾小球肾炎，经治疗时轻时重，反复发作。诊时除上症外，尿常规：蛋白（++），红细胞（++）。

辨证为肝肾阴虚，脾虚气弱。治宜补阴益肾，补气健脾。方用五子培化汤合五子益阴汤。

处方：熟地 24g，明知母 9g，生龟板 18g，女贞子 12g，沙苑子 12g，枸杞子 12g，车前子（包煎）12g，菟丝子 12g，怀牛膝 12g，炒山药 30g，炒鸡内金 4.5g，荷叶 9g，童便制黑豆 30g。5 剂，水煎服。

5月14日二诊：食欲略增，口干咽燥减轻，舌苔渐退。此虚热已清，改拟五子培化汤加味。

处方：炒山药30g，党参15g，炒鸡内金4.5g，荷叶9g，女贞子12g，沙苑子12g，枸杞子12g，菟丝子12g，车前子9g，仙灵脾9g，怀牛膝9g，甘草6g，童便制黑豆30g。5剂，水煎服。

5月23日三诊：浮肿明显减退，食欲大增，舌苔退净，大便滑润，小便渐转色白，仍时时头晕，视物不清，脉细缓。上方去仙灵脾。20剂，水煎服。

6月23日四诊：浮肿消退，未再反复，精神转佳，饮食、二便正常，头晕、眼黑轻而未已，舌质微红，脉细微数。尿常规：蛋白（-），红细胞（+）。上方化裁。

处方：熟地15g，女贞子9g，山药12g，枸杞子9g，麦冬9g，沙苑子9g，玉竹12g，辽沙参12g，菊花9g，怀牛膝9g，车前子9g，制黑豆30g。5剂，水煎服。

6月29日五诊：头晕、眼黑大减，尿常规正常，改用杞菊地黄丸10盒，以资巩固。

［**按**］“头晕眼黑、口咽干燥、视力昏糊、腰膝酸软无力、舌质红”为肝肾阴虚，“纳少乏力、面及下肢浮肿、苔黄滑微腻”为脾气虚弱、水湿不运，综合病机乃以虚为主。柴老自拟滋补肝肾之阴方，益气甘淡养脾，兼以升清和胃助消。待肝肾阴虚、脾胃运化得复，清升浊降胃和，诸症痊愈。肝肾复而气化行，脾胃健而水湿运，故不治浮肿而浮肿自消。

病例三：水湿壅盛，气机闭阻

徐某，男，10岁，1963年9月12日初诊。患者素体壮实，8个月前突发水肿，经当地医院用中药发汗、利水、健

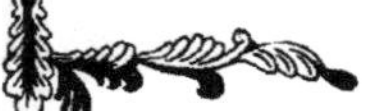

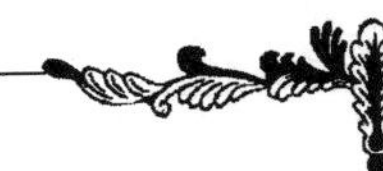

脾、温肾诸剂治疗无效，遂以“慢性肾炎急性发作”收入某地级医院治疗半年，病情时轻时重，以至最后全身高度水肿，准备转院之际，欲请中医做侥幸之治。初诊症见遍身高度浮肿，面目俱非，肚腹鼓胀特甚，皮色光亮，大便干结，小便不利。舌质淡红、苔白腻，脉沉细滑。

辨证为水湿壅盛，气机闭阻，形气俱实。急当决流逐水，上下分消。方用决水汤。

处方：煨甘遂 4.5g，肉桂 4.5g，炒二丑 9g，车前子（包煎）30g。1 剂，水煎两次，合并药液，混匀分 3 次服，每 4 小时服 1 次。

9 月 14 日二诊：当天服第一次药后，腹痛、恶心约 10 分钟，口吐涎沫黏液 10 余次，计 3000ml 左右，吐毕全身舒畅，身有微汗，小便通利。如法将药服完，肿消大半，病情明显好转。遵《内经》“大毒治病，十去其五六”；“衰其大半而止”，改用五苓五皮饮合平胃散。

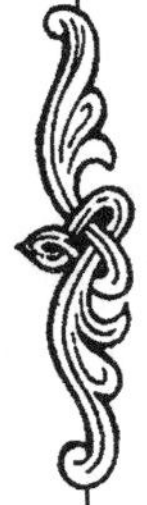

处方：茯苓 30g，桑白皮 12g，陈皮 9g，大腹皮 18g，生姜皮 9g，炒白术 15g，桂枝 6g，猪苓、茯苓各 9g，泽泻 9g，苍术 9g，厚朴 9g，通草 6g。两剂，水煎服。

9 月 16 日三诊：肿胀尽消，腹胀已除，饮食正常，精神转佳，偶因活动稍多，脚面微见浮肿，腹觉微胀，续以济生肾气丸改汤加炒白术 30g。5 剂，水煎服，以图治本。随访 20 年，病未复作。

［**按**］本例患者水肿病程较长，但形气俱实，属水湿壅盛，气机闭阻。若不当机立断决流逐水，则必贻误病情，转为险恶之症。柴老选用《傅青主男科》决水汤进行施治，既峻下逐水，又温阳化气，力专效宏。加之频频饮服，药效持续，攻荡水湿于顷刻之间。待肿消大半、病情缓解之时，遵

《内经》“衰其大半而止”，改用五苓五皮饮合平胃散以淡渗利水，通阳化气。病情稳定后，终以济生肾气丸改汤收功。整个过程紧紧把握病情的主次、轻重、缓急和标本虚实，反映了柴老独具匠心、得心应手的临床功底。

病例四：肾阳不振，脾失健运

王某，女，45岁，1991年9月17日初诊。4年前患急性肾炎，经治疗好转，后因调摄失慎，反复发作，迁延为慢性肾炎。近两个月因感冒倦怠乏力，腰腿酸困，由下肢渐至全身浮肿，恶风畏寒，尤以背部为甚，自汗不已，动则为甚，但觉汗出不畅，小便不利，肚腹胀大，口淡食少。舌质淡、苔白润，脉沉细滑略迟。

此为肾阳不振，脾失健运，风寒客表，营卫失调，系风水表虚阳弱之证。治宜温阳利水，解肌和卫。方用桂枝汤加苓、术、附。

处方：桂枝9g，炒白芍9g，茯苓30g，炒白术30g，熟附子6g，炙甘草6g，鲜生姜9g，大枣8枚。3剂，水煎服。

9月21日二诊：药后恶风畏寒、自汗减轻，小便通畅，肿胀渐消。继服原方3剂，水煎服。

9月24日三诊：仅见两足轻度浮肿，恶寒尽除，饮食增加，二便正常，方用五苓五皮饮10剂后，浮肿尽退。

［**按**］慢性肾炎所作风水乃肾阳不振，脾失健运，风寒客表，营卫失调。虽症见全身浮肿，但仍兼恶风畏寒，自汗不已，汗出不畅为风水表虚阳弱之证。方中桂枝汤加茯苓、白术、附子温阳利水，解肌和卫，标本兼顾。风水夹表，证有虚实，治法有异，表虚者用此法，表实者则用《金匮要略》之麻黄附子汤温经助阳，发汗解表，实为经验之谈。

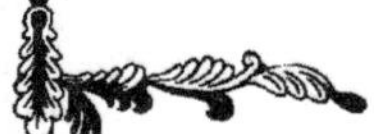

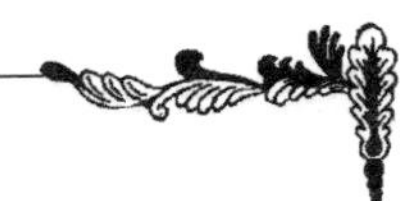

病例五：肾阴素亏，营血热炽

畅某，男，61岁。1973年5月3日初诊：患者最近半月来颜面渐次浮肿，双足及两小腿继续出现浮肿，尿量明显减少，某中医诊为水肿病，处以五苓散加白茅根，水煎服。处方：炒白术15g，茯苓30g，猪苓9g，桂枝9g，泽泻21g，白茅根30g。服两剂后，小便增多，浮肿减轻，惟反觉疲乏更甚，饮食减少，尤其气息短促，宿有痔血病亦发作，便后下鲜血量多，颇感重坠，便后用手还纳，痔核才能上去。舌质绛红、光剥无苔，脉象微弱而数，按之呈涩。

此病为脾虚无制，水泛为肿，肾阴素亏，营血热炽。上方续用则肾阴立耗，血热燔炭。然辛热动血之味，固不可投，分利伤阴之品，岂可滥用。故上方去泽泻、二苓之利水伤阴，去桂枝之辛热动血，以首尾二味采纳为方。其中白术健脾渗湿，以消浮肿（改用生白术，不损阴分），白茅根清热凉血，寒润通溲，并加大其量。

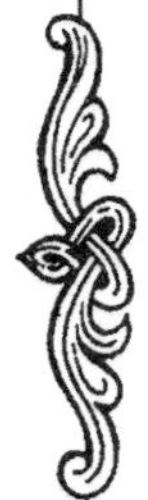

处方：生白术60g，鲜白茅根120g。3剂，水煎，早、晚空腹服。

5月7日二诊：药后颜面及两腿、足浮肿尽消，小溲畅通，精神焕发，呼吸平顺，食欲增加，惟痔血点滴微量，痔核还纳较易，舌上津回，舌苔渐生，脉象虽微弱然数涩之象已减，治以顾护阴分，滋肾凉血，处六味地黄丸30丸（每次1丸，日服3次）及脏连服食方（猪大肠1尺洗净，黄连1两，加蜜适量煮食之），以善其后。

[**按**] 辨证论治为中医诊疗之特点，在临床实践中，还得随症变通，机圆活法，既要有原则性，也要有灵活性。此患者虽以水肿为主症，但体质已早伏阴虚内热之机，初诊

如能洞悉病情，选用育阴利水法，既能利水消肿，也不致动血伤阴。温阳利水之五苓方，虽加茅根甘寒之品，亦寡不敌众。再五苓方加茅根，于方义已有刺谬之嫌，所以服后肿虽小效，但已热炽阴伤。痔血淋漓，如不及时变通，则热愈炽，阴愈伤，必变症蜂起，故在原方基础上削繁为简，去芜存菁，师古而不泥古，取法精当，病为药衰。

癃　闭

癃闭是以排尿困难、小腹胀闷、甚则小便闭塞点滴不通为主症的疾病，病势较重者称“癃”；欲解不得解、胀急难通、病势较急者称“闭”；一般多合称为“癃闭”。陈修园的《医学三字经》云：“点滴无，名癃闭。”

癃闭为水道关隘发生障碍的病变。《内经》云：“膀胱者，州都之官，津液藏焉，气化则能出矣”。“膀胱不利为癃”。可见，膀胱气化不利可以导致本病。然膀胱为藏溺之所，其气化之出，有赖乎三焦，尤以下焦为重。《内经》又云：“三焦者，决渎之官，水道出焉。”若三焦气化不及州都，影响水道不利，亦可出现本病。此外，也有因尿道阻塞所引起的。

癃闭病位在膀胱，膀胱与肾相表里，肾主水，同属下焦。本病虽以下焦肾与膀胱为发病的主要关键，但与中焦、上焦关系亦较密切，病因复杂多样，临证时宜从多面推敲，千万不可胶柱鼓瑟。

癃闭的病因：因肾气亏损（色欲不节，强为入房）；因

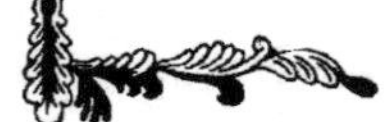

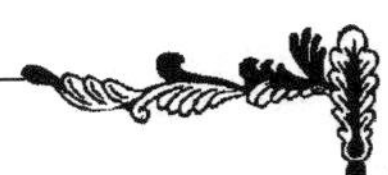

七情所伤（忧则气结，恐则伤肾）；因久病不愈（气虚不运，累及水府）；因外邪所伤（热病后期，下焦元阴元阳受损）；或数种原因相合，或单纯某一原因出现，以致影响三焦水液运行及气化失常而成癃闭。如以三焦分段单独出现为例，肺为水之上源，上焦肺热气壅，热燥伤津，以致水道通调受阻形成癃闭。脾为胃行其津液，属中焦，有转输水湿（液）之功，其气主升，清升则浊自降，可斡旋上及下焦。由中焦气虚升运无力，影响下焦气化不足而成癃闭。由中焦湿热不解，下注于膀胱，以致湿热阻滞，影响下焦气化而成癃闭。李东垣曾说过："脾病能使九窍不通"。下焦肾阳不足，命门火衰，所谓"无阳则阴无以化"，致膀胱气化无权而成癃闭。或肾移热于膀胱，水热互结，气化阻碍而成癃闭。由于肾气伤残受损，致瘀血败精停留不去，阻塞于尿道膀胱之间而成癃闭。由于跌打外伤，经络瘀阻，或脏器受伤而成癃闭。

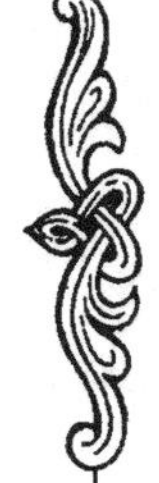

一、辨证要点

癃闭是个病名，也是个症状。癃闭主症难一，原因多端，病情错综复杂，有因热结，有因瘀阻，有因阴虚，有因火衰，有因湿热，有因气虚。治疗方法，有所不同，界限严格，不容含混。凡病有常有变，必须通常达变，细致推敲，通过现象探索本质，从证候舌脉观察，辨证施治。

一般情况宜助其气化，通其阻塞。特殊情况宜区别不同的病因病机分类治之。

本证应与淋病相鉴别：淋病为小便频数短涩，淋漓刺痛，欲出未尽，小腹拘急，痛及脐中。尿道不利者为淋病。淋有五种：石淋、气淋、血淋、膏淋、劳淋，合称五淋。

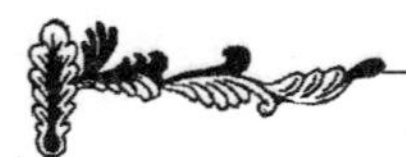

二、病案举例

病例一：五志化火

李某，男，54岁，1978年9月21日初诊。患者近十日来，小便淋沥不畅，溲时灼热疼痛，日渐加重，现排尿有时竟点滴全无，有时则点滴难下。西医诊断：①前列腺炎；②膀胱炎。用青霉素等消炎之品，导过两次尿，因效果不著，特邀柴老诊治。

诊见症如上述，舌质绛红，舌苔薄黄而燥，脉象洪数有力。

此乃工作紧张，操劳过急，以致五志化火，心遗热于小肠，形成热结癃闭，治宜清火利窍，导热外出。

处方：鲜白茅根45g，丝瓜络30g，马尾连9g，鱼腥草15g，海金沙9g，瞿麦9g，滑石粉12g，萹蓄9g，淡竹叶9g，生栀子9g，甘草梢6g。3剂，水煎，空腹服。

9月25日二诊：患者服上方后，小便渐畅，灼热疼痛渐减。守方再服，仍处原方3剂，服法同前。

9月28日三诊：药后舌苔正常，小便正常，脉象较平，仍偏于数，处知柏地黄丸，以善其后。

［**按**］此症西医诊为前列腺炎、膀胱炎，中医辨证为情志之火内炽，心遗热于小肠，火盛灼阴，膀胱气化无权而致。情志之火，起之以渐，热结尿闭，发之以急。尿闭则火无由而泄，热结则水有阻塞之机，故宜清热泻火，滑窍通溲，选鲜白茅根、丝瓜络、海金沙、瞿麦、萹蓄清热通淋，清泻小肠、膀胱之湿热；竹叶、栀子、马尾连清心泻火，导热下行；鱼腥草、甘草梢清热解毒（甘草梢尤能作用于玉茎之间）；滑石清热利水，尤能通癃滑窍。上药相合，功专效

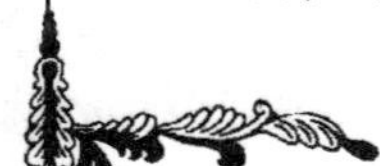

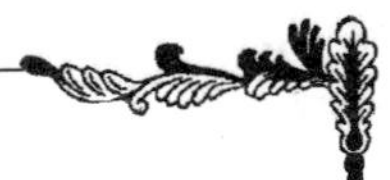

宏，尾以知柏地黄丸清热滋阴，以巩固之。

病例二：湿热蕴结

王某，男，70岁，1974年2月18日初诊。患者素来咳嗽气短，每到冬季或气温剧变时发病。近日此病未作，但惟半月来自觉尿时疼痛，艰涩不畅，只自用了些消炎片剂，并未重视。从昨天突然小便点滴不通，憋胀迫急难忍，经当地卫生所诊治，内服加注射未见症减。

症见舌质红，苔黄滑，脉象滑数，欲溲不得，小腹憋胀如球，大便秘而不爽。

证属“湿热蕴结，渐发癃闭”。治宜清化湿热，滑窍通溲。

处方：川牛膝30g，滑石24g，海金沙9g，瞿麦9g，川大黄9g，甘草6g。两剂，水煎服。

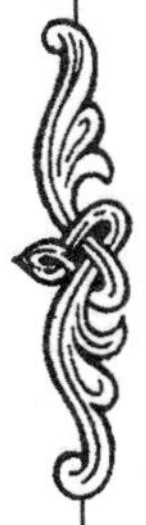

2月21日二诊：患者于当日下午6点服头煎，至晚上12点小便通畅，尿液尽排，两剂服完，其病若失。恐病又作，希图根治。柴老再疏一通关丸，配好续服半个月。

处方：黄柏108g，明知母108g，肉桂24g。共为细末，炼蜜为丸，每丸3g，每日3次。

［**按**］溲闭憋胀，大便不畅，舌质红、苔黄滑，脉象滑数，乃由下焦湿热蕴结，膀胱气化受阻，由轻到重，渐发癃闭。方中牛膝走而能补，性善下行，有滑利之功；滑石滑窍通溲；海金沙利水通淋，其性下降；瞿麦利水通淋，导湿逐热，治关格癃结；川大黄取其下行降利；甘草调和诸药。谚云：“将不在多在勇，兵不在多在精”。此方简单明了，药只六味，量轻价廉，奏效快捷。

病例三：湿热夹怒

樊某，男，66岁，1970年8月26日初诊。患者昨日暴

怒后，小便突然点滴不通，小腹憋胀，尿意迫急。某医院先后用橡皮和金属两种导尿管，因尿道受阻，多次未曾插入。在用金属导尿管时，因用力过猛，使尿道受伤，流出鲜血，但小便仍然点滴不通，家人急邀柴老诊视。

症如上述，舌苔黄腻而厚，脉象弦数而滑，为素有下焦湿热，因暴怒而触发。因怒伤肝，肝脉络阴器也，湿热内蕴，尚未清化，暴怒横逆，诊为"湿热夹怒，暴发癃闭"；治宜清热利湿，滑窍破气。选用八正散加味。

处方：木通 15g，车前子（包煎）30g，萹蓄 15g，生大黄 9g，滑石 30g，甘草梢 9g，瞿麦 15g，生栀子 9g，路路通 10g，青皮 9g，陈皮 9g，广郁金 9g。两剂，水煎，分早、晚空腹服。

8 月 28 日二诊：患者服药大约三小时后，因胀憋难忍，猛力小便时，突觉有阻物从小便排出，细看并无东西（只有本身感觉）。由此小便畅利，惟溲时尿道有疼痛感，尿色黄红，带有血丝，舌脉均减。续拟清热化湿，滑窍凉血，更处五淋汤加味。

处方：当归 15g，白芍 15g，云苓 18g，生栀子 9g，白茅根 30g，滑石 15g，木通 9g，海金沙 9g，生地 12g，丹皮 9g，甘草 6g。两剂，水煎，分早、晚空腹服。

8 月 30 日三诊：小便畅利，微有血丝，心情愉快，脉症均减，舌苔渐化，处猪苓汤加味。

处方：猪苓 9g，云苓 9g，泽泻 9g，阿胶（另包烊化）9g，滑石 9g，白茅根 30g。两剂，水煎，分早、晚空腹服。

两剂后，病已告愈，再未服药，追踪观察，至今未再复发。

［**按**］此例患者下焦伏有湿热，原有大便不畅，微有肛

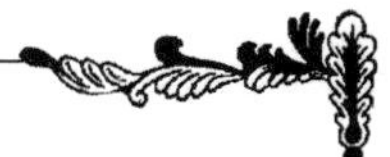

灼，溲黄，尿后有白汁浸出，因无甚痛苦，从不介怀，忽暴怒后，肝气窜迫，触动宿恙。暴怒牵动肝络，窍阻发生癃闭。柴老急选八正散加味，清热利湿，滑窍破气。

方中木通、车前降火利水；萹蓄、瞿麦增添通利之力；滑石利窍散结；栀子引火下行；大黄苦寒下达；甘草和其中气，以防苦寒太过，梢者，取其直达茎中，缓急止痛；加入青皮、陈皮，疏肝破气而解郁、调理气机而畅中；郁金有行气解郁、凉破瘀积之力。上方煎服，三小时即显效果，小便畅通，因尿道破损，尿血茎痛，更用五淋汤加凉血利水之品，药从清利，兼以和血，终调猪苓汤加茅根育阴利水，凉血清热，病始告痊。

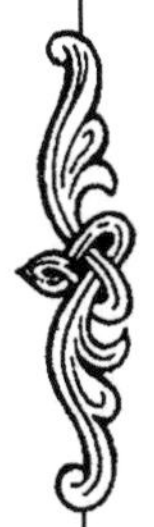

病例四：产后热结水府

苏某，女，24 岁，1980 年 3 月 23 日初诊。患者怀第一胎，为足月产，于本月 15 日夜半后临盆，举一男，在产前患口舌糜烂 5 天，临产时，口舌糜烂渐轻，产后即发生小便困难，点滴不通，小腹胀急，形成癃闭之症，但恶露不多，现尚淋沥未净，此病先经西医治疗，用皮管导尿，每 6 小时导 1 次，并注射硝酸士的宁，每天两支，共注射 5 天，但效果不显，仍需按时导尿，否则胀急难忍，一中医以产后气虚溲闭论治。处方：黄芪 15g，王不留行 9g，甘草 6g。服两剂后亦无进展。

刻诊：症如上述，视其舌，舌尖前部质呈绛红，舌苔黄燥，口舌糜烂，轻而未愈，口唇仍有烂痕，脉象虽较微弱，两尺呈现滑数。

证属“产后癃闭，热结水府”，心火移热于小肠。虽系产后，并非因虚溲闭，治以清心导热，通利水府，拟莲麦导赤加味。

处方：带心莲子30g，麦冬15g，生地15g，木通9g，卷心竹叶9g，甘草梢6g，益母草15g，冬葵子15g，飞滑石粉12g，知母9g，怀牛膝15g，海金沙9g，灯心草3g。3剂，1日1剂，水煎，空腹分服。

上方服两剂后，停止导尿，小便即能自动排出，3剂服完，小便畅通，遂停药，按产后养息之。

［按］患者癃闭发生在产后，新产后气损血去，身体暴弱，产生虚象，固属多数，证之先贤案例及临床阅历，有虚中夹实者，有虚中兼热者，有虚而夹寒者，证情不一，治宜灵活。此例西医除导尿外，注以硝酸士的宁，是按膀胱麻痹、压缩无力对待。中医以产后气虚论治，处以芪留甘草方亦有雷同之处，因药不对症，故效果渺茫。

柴老通过脉症分析，诊为心火遗热，热结水府，处以莲麦导赤加味方，方用带心莲子清心去热，使心火下降，肾水上潮；麦冬甘寒清热；生地、木通、竹叶、甘草梢清降心火，导热外出；益母草为女科良药，故有益母之名，除产后胎前生新去瘀，还有消水解毒之功；冬葵子、滑石、牛膝滑利下行，利水通窍；海金沙、知母、灯心草清热除烦，通降利水。由于辨证精当，药病相应，故病霍然而愈。

病例五：风寒痰喘，水停癃闭

吴某，女，60岁，1953年10月7日初诊。患者素有痰喘咳嗽，不时举发，忽于3日前，晨出冒寒，当日即感发热恶寒，头晕体困，尤其气喘痰多，咳嗽不已，痰涎上泛，咽隘不爽。里中一医，处以羌防枳桔之属，服后寒热，晕困均减，惟喘嗽痰着，入夜则甚。昨日上午小便感到排尿不畅，至黄昏薄暮，小便点滴全无，小腹憋胀渐加。

症见面色晦暗，神情疲靡，气喘咳嗽，频吐痰涎，脘闷

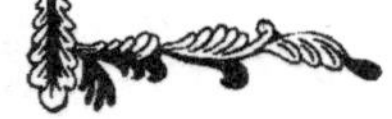

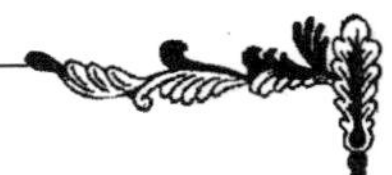

不畅，小腹憋胀，按之如浮球，重按有便意，不能安坐，舌苔白厚、滑腻，脉象浮紧而滑。

此为风寒闭肺，肺气不宣，痰饮不化，水源壅塞。诊为“风寒痰喘，水停癃闭”，治以疏表宣肺，逐水化饮。先为导尿，以通溲济急，继服汤剂，以温寒化水。处小青龙汤加味。

处方：麻黄（先煎去沫）9g，白芍9g，干姜9g，五味子9g，炙甘草6g，桂枝9g，半夏9g，北细辛4.5g，厚朴9g，杏仁9g，白果10g，路路通12g。3剂，1日1剂，水煎，分早、晚空腹服。

10月10日二诊：服上方1剂后，当晚即汗液徐徐而出。第二天小便由点滴而渐能溲出少量。服完3剂后，痰喘缓和，咳嗽轻减，小便已渐渐通畅。病势已退十之七八，更处茯杏甘方淡渗苦降，仍加白果、路路通，以助降利。

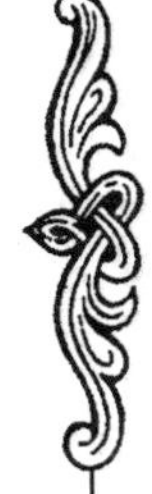

处方：白茯苓30g，炒杏仁9g，甘草6g，白果10g，路路通12g。3剂，水煎，分早、晚空腹服。

10月14日三诊：痰喘咳嗽缓解，小便畅通无阻，遂又处一土单验方，以善其后。

处方：地枯萝60g，鲜生姜9g，红糖（后入）30g。水煎服之。以1个月为期。

[**按**] 患者宿有痰喘咳嗽，肺气失其宣肃；复又风寒外束，雪上加霜，以致风寒闭肺，

肺气不宣，痰饮不化，水源壅塞。中医以“风寒痰喘、水停隆闭”论治，故治以疏表宣肺，逐水化饮，使源清流洁，水府自畅。因癃闭较急，先为导尿，通溲济急，急服小青龙汤加味温肺散寒，宣肺逐饮。药后即使徐徐汗出而寒束之表闭得开，温化饮邪使壅塞之肺气得以宣肃。肺为水之上

源，肺气宣降，壅闭之小便自然通畅。病情缓解后继以《金匮要略》茯苓杏仁甘草汤，宣肺化饮，小治宿喘。再以土单验方（地枯萝乃莱菔出子后的空心莱菔，具有降气平喘的功能，与鲜生姜相配增强温化痰饮、宣散水气之功）调治1个月，痰喘咳嗽得平，小便畅利如初。

病例六：劳倦伤脾，气虚癃闭

张某，女，48岁，1961年8月11日初诊。患者中年哺育过多，体质素因较差，复因勤于家务，以致饮食失节，劳役损形，身体羸弱。最近感到食少体倦，5日来，溲急欲尿，量少不畅。曾求某中医诊治，处以八正散（汤）1剂，服后泻稀薄大便两次，小便并无改善，自昨日起，竟点滴不通，拘急胀闷。

症见精神困顿，肢疲乏力，面色㿠白，口唇少华，动则气短，头目昏眩，腹壁菲薄，肌力松弛，小腹憋胀，按之如球，舌质淡、苔薄白，中有微腻，脉象沉弱无力。

此因饮食劳倦，损伤脾胃，升降失悖，气虚不运。诊为“劳倦伤脾，气虚癃闭”，治以脾肾兼顾，先脾后肾，鼓舞中阳，益气通溲，采用外熨内服，外熨以葱泥，内服补中益气加味。

处方一：葱白半斤，艾叶细绒120g，混匀，分两份，炒热熨患处。

处方二：生黄芪30g，白术18g，陈皮9g，党参18g，全当归9g，升麻9g，柴胡4.5g，炙甘草6g，冬葵子15g，茯苓15g，生姜4.5g，大枣6个。3剂，1日1剂，水煎，分早、晚空腹服。

第一剂药水煎两次，混匀，顿服之。服后，鸡毛（蒸汽消毒）探吐，以快吐为度，其余两剂按常规服用。

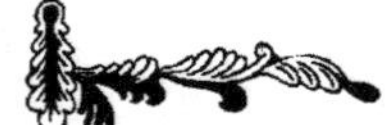

8月15日二诊：服1剂药后用鸡毛探吐，觉鸡毛搅咽鼓不上力，便用食、中二指，压舌根，搅咽中，顷刻胃气升腾，汤药及食物残渣尽行吐出，用温水漱口后，出现小便已致裤子湿了大片。采用气努试验，频频登厕，慢慢使劲，少量尿出，3剂服完，尿量渐畅，膀胱尿潴留已缩小十分之八。并处原方3剂，1日1剂，停止服药探吐，并配合葱熨，舌苔薄，舌中腻苔已退，脉象较前有力。

8月19日三诊：患者自觉精神好转，饮食增加，头目爽朗，肢体轻舒，小便畅通无阻，膀胱回缩如故，脉症均好。为巩固疗效，更处丸剂，以善其后。

处方一：补中益气丸。

处方二：金匮肾气丸。

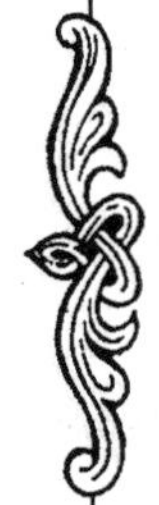

上药各半斤，分别以蜜为丸，每次各服9g，1天3次，饭前温水送下。

[**按**]《内经》曰："饮食劳倦则伤脾"。患者长期饮食节省，终日劳作，损伤脾胃，升降失悖，累及中气，气虚不运。膀胱虽为水府，然气有启闭之机，脾病累肾，脾不能输其津，肾不能蒸其液，中气不足则膀胱气化无权，以致"劳倦伤脾，气虚癃闭"。内服补中益气汤加味鼓舞中阳，益气通溲；外熨艾叶葱泥温阳通溲，以复膀胱气化。再急以鸡毛探吐，提壶揭盖，标本兼治，缓急并举，使小便渐通，癃闭渐愈。最后以补中益气丸补益中气，金匮肾气丸温肾化气，以善其后。

病例七：跌伤脑震，神昏癃闭

李某，男，7岁，1970年4月16日傍晚初诊。患者和邻里儿童玩耍，一时失足，跌入约3丈深的坑中，跌时头下足上，严重脑部震荡，经救出后，已经人事不省，重度昏

迷，头皮裂伤出血。经本地医院急救，针药兼施，1日后，神志重度昏迷，不见好转。

刻诊：神志深度昏迷，头顶伤口包扎，面色紫暗，口唇、面皮有散在擦伤重痕，呼吸时粗时细，两瞳孔一大一小，舌色不能观，脉象细速而涩，上腹部凹陷，小腹胀满如球，知其尿闭。

此为跌伤后，重度脑震荡，瘀血阻遏清空，神明锢闭不用，病势确属险恶，有危若累卵之虑。西医予以葡萄糖、抗生素输液等支持疗法，中医予芳香开窍，活血化瘀，利溲通关，拟疏通窍逐瘀汤加七珀方。

处方一：当门子（研冲）3厘，桃仁9g，红花9g，老葱1根，鲜生姜6g，川芎9g，琥珀4.5g，三七末4.5g，血竭末（研冲）3g，石菖蒲6g，郁金6g，大枣5个，赤芍9g。水煎两次，去渣混匀，分3次鼻饲用。

处方二：葱白半斤，捣如泥，加麝香末1分，分两半，纱布包，热熨脐部，凉则易之。

再行推揉按法：先通小便，用左手行推按术，小便应手而出，放手即无，尿量由少到多，尿液尽排，腹缩如故，第1次用此法排尿约碗许，以后除葱熨外，每日加用此法，尿液能尽排无遗。

4月17日二诊：患者鼻饲上方及葱麝熨脐后，神志仍昏迷，面色似有红活，瞳孔小者渐大，大者渐小，呼吸稍平，膀胱溲满，仍须揉按以排之，外伤按时换药，继处上方1剂及葱麝熨方。

4月18日三诊：药后微有神志，眼球稍能瞬动，两瞳孔继续改变，面色红活而润，呼吸渐平，能有少量尿出，药症相应，仍处上方1剂及续用熨脐法。

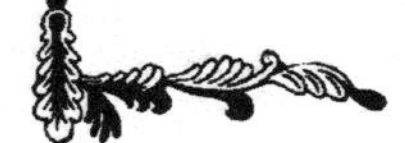

4月19日四诊：神志渐清，能定睛看人，面容渐有表情，瞳孔等大等圆，能大量尿出，询之能出声，但不能语，脉细数，头顶伤处照例包扎，脸唇伤痕肿处已消，仍处上方1剂，配葱麝熨法。

4月20日五诊：神志完全清醒，眼球转动滑活，能对答语言，小便畅通，头部撞伤大为好转，能起坐，四肢活动自如，能少量食饮，去鼻饲，上方1剂，停止葱麝熨法。

4月21日六诊：神志恢复，饮食自如，言语照常，小便畅通，惟觉头晕、肢疲、神怯、寐浅，六脉数减，尚有细弱之象，处玉荷杞菊方加味，以益气安神，清上滋下，以善其后。

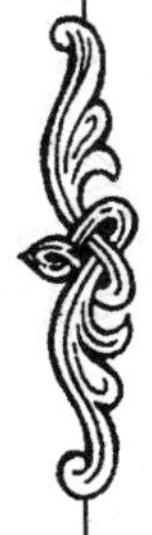

处方：玉竹9g，青荷叶9g，枸杞9g，菊花9g，丹参9g，夜交藤15g，炒枣仁15g，当归9g，茯神9g，石菖蒲6g，琥珀3g。5剂，水煎，分早、晚空腹服。

4月26日七诊：患者一切恢复正常，糜粥养之。

［**按**］此病为重度脑震荡，神明不用，小便癃闭，病势已临垂危，经中西医治疗后，病由危转重，由重转轻，由轻转安，由安转健。患者已长大成人，身壮体健，无后遗伤残之疾。

附：前列腺肥大伴癃闭

一、辨证要点

1. 热结水府，证分虚实

前列腺肥大并发尿潴留，症见小便涓滴不通，灼热疼痛，甚或点滴全无，小腹胀急满闷，伴心烦急躁、咽干口燥等症，多为热结水府，膀胱气化失常，发为癃闭。柴老认

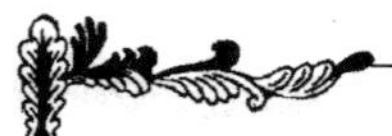

为，热结水府所致癃闭，临证有实热与虚热的不同。

（1）实热：多由情志不畅，五志化火，内热炽盛，结于水府，以致尿闭不通。除上述主症外，舌质红，苔黄燥，脉洪数或弦数有力为其辨证要点。

此时，因热结而尿闭不通，尿闭则火无由而泄，治当清热泻火，滑窍通闭。

方用自拟经验方：鲜白茅根45g，丝瓜络30g，马尾连9g，鱼腥草15g，海金沙9g，瞿麦9g，滑石粉12g，萹蓄9g，淡竹叶9g，生栀子9g，甘草6g。

（2）虚热：多由膀胱积热日久，肾阴受损，以致虚热内结水府，尿闭不通。除上述主症，舌质绛红，舌根黄腻苔，或间有剥脱，脉沉细数为其辨证要点。

此时，虚热不清则邪气留恋不去，肾阴未复则膀胱气化不行，治宜清热滋阴，通窍利水。

方用知柏地黄汤化裁：知母9g，黄柏9g，生地18g，女贞子12g，山药12g，茯苓12g，泽泻9g，丹皮9g，怀牛膝24g，车前子9g，海金沙9g，路路通9g，淡竹叶9g，甘草6g。

2. 湿热内蕴，治有缓急

前列腺肥大并发尿潴留，症见小便灼热不畅，涓滴迫急，甚或点滴全无，小腹胀急难忍，伴口苦黏滞，口渴不欲多饮，大便不畅或干结，舌质深红，苔黄滑或黄厚而腻，脉滑数，或弦滑而数，或沉实而数。此为湿热内蕴，下注膀胱，气化不利发为癃闭。柴老认为，湿热内蕴所致癃闭，有渐发与暴发的区别。

（1）渐发者病势较缓，癃闭时轻时重，轻时小便灼热不畅，涓滴迫急；重时点滴全无，用药或留置导尿管，暂缓癃

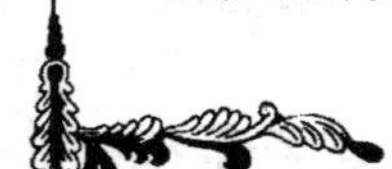

闭之急。对此治宜清泄湿热，通关滑窍。

方用自拟经验方“将军散”。处方：生大黄60g，滑石粉30g，黄柏30g，晚蚕沙30g。共为细末，每服3g，1日4次，温水送服。

（2）暴发者病势较急，病作即见小便点滴不通，小腹憋胀，尿意迫急，痛苦异常。此时散剂犹恐效缓，急宜汤剂荡涤湿热，以速其效。常用方剂有二：

一是选用八正散加味，重制其剂：木通15g，车前子（包煎）30g，萹蓄15g，生大黄9g，滑石30g，甘草6g，瞿麦15g，生栀子9g，路路通9g，青、陈皮各9g，广郁金9g。

二是自拟经验方：川牛膝30g，滑石24g，海金沙12g，茯苓18g，瞿麦9g，冬葵子12g，川大黄4.5~9g，甘草6g。

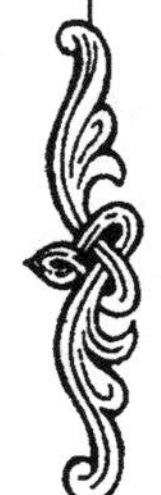

3. 瘀热互结，泻热行瘀

前列腺肥大并发尿潴留，症见小便点滴不通，或艰涩涓滴不尽，小腹胀急难忍，按之急结疼痛，大便干结难下，舌质暗红，边尖有瘀点、瘀斑，苔黄而厚，脉沉弦而涩。其病程较长，反复发作，逐渐加重，多为膀胱热结日久，气化不行，渐及血分，以致瘀热互结，蓄于下焦，渐发癃闭。

柴老认为，瘀热互结所致癃闭，治当泻热通便，行瘀散结，首选桃核承气汤合五淋散泄热通腑，行血利水；待大便通畅、小便渐利之时，再用五淋散酌加桃仁、怀牛膝、海金沙、川大黄、滑石等活血祛瘀、利水通淋之品；病情缓解之后，侧重于活血祛瘀，行滞散结，以治其本。

4. 瘀阻窍闭，内外兼治

前列腺肥大并发尿潴留，有跌仆或外伤病史，症见小便点滴全无，小腹胀急难忍，舌质暗紫，或有瘀点，脉沉涩者，多由瘀血阻滞，尿窍闭塞发为癃闭。柴老认为，此时急

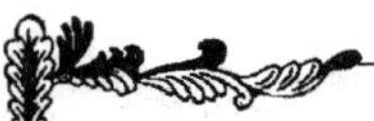

当行瘀散结，通窍利尿，方用《证治准绳》之抵挡汤合六一散化裁。

基本方：当归12g，大黄9g，炮甲珠9g，生地9g，桃仁12g，怀牛膝18g，滑石15g，海金沙9g，甘草6g。

同时，因其病情急迫，惟恐内治效力较逊，配合葱麝熨法：葱白250g，捣泥，加麝香少许，炒热后纱布包裹熨脐，冷则易之。以此内外兼治，意取力宏效速之功。

待病情缓解，则用自拟经验方：怀牛膝15g，桃仁9g，琥珀（研末冲服）3g，路路通9g，甘草6g。善后治疗，以资巩固。

5. 阳虚寒凝，探源求本

前列腺肥大并发尿潴留，症见小便不通或点滴不爽，排出无力，小腹憋胀，伴腰膝酸软无力，四肢不温，大便自调，舌质淡、苔白，沉细迟，两尺尤弱等症，多为肾阳不足，命门火衰，阳虚不化，寒凝尿阻，发为癃闭。

柴老认为，此证多患于年高体衰之人，治宜温肾助阳，化气利水。为避温燥耗气伤阴之弊，则用《金匮要略》之瓜蒌瞿麦丸辛温寒润之法，改丸为汤。

处方：熟附子6~9g，瞿麦9~15g，天花粉15g，茯苓15g，炒山药30g。

有条件时，酌加乱发9g（或用血余炭4.5g代之），盘龙草（旧草帽贴近头部者）15~30g。《本经》谓乱发“主五癃，关格不通，利小便水道”。《金匮要略》之滑石白鱼散中亦用乱发治小便不利。柴老体会，乱发含头油脂垢，为滑窍利水佳品，盘龙草与之同理。此二物现已不多使用，但证之临床，确有佳效。待病情缓解后，还应探源求本，用《金匮要略》之肾气丸善后治疗。

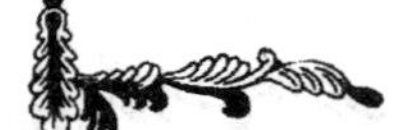

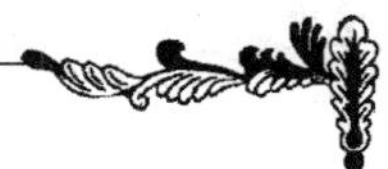

二、病案举例

病例一：五志化火，热结水府

李某，男，58岁，1977年5月8日初诊。素患慢性前列腺肥大，近因工作紧张，操劳过急，出现小便淋漓不畅，灼热疼痛10天，日渐加重，以致排尿点滴难下，或点滴全无，小腹胀急。某医院诊为前列腺肥大合并尿潴留，静脉点滴青霉素3天，两次导尿，仅能暂缓一时。

诊时症如上述，伴心烦急躁，咽干口燥。舌质红，苔薄黄而燥，脉洪数有力。

证属五志化火，热结水府。治宜清热泻火，滑窍通闭。

处方：鲜白茅根45g，丝瓜络30g，马尾连9g，鱼腥草15g，海金沙9g，瞿麦9g，滑石粉12g，萹蓄9g，淡竹叶9g，生栀子9g，甘草6g。3剂，水煎服。

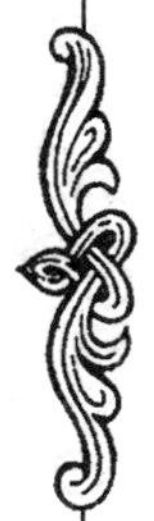

5月11日二诊：小便渐畅，灼热疼痛减轻，药既应症，守方再服3剂。

5月14日三诊：小便正常，舌苔薄白，脉弦略数，处知柏地黄丸善后而愈。

［**按**］本案中柴老所用自拟经验方，既取导赤散清心利水与八正散泻火通淋之意，又规避其过于苦寒。其中，重用白茅根、丝瓜络清热利水；配合马尾连、鱼腥草、生栀子、竹叶清利三焦之热；海金沙、瞿麦、滑石、萹蓄、甘草滑窍通闭。该方用于热结水腑之证，常有较好疗效。

病例二：湿热内蕴，溲窍癃闭

姚某，男，68岁，1978年9月9日初诊。患者素体丰健，于8天前感到小便不利，有灼热感，渐至点滴不通，小腹憋胀拘急，经住院治疗，西医诊断为前列腺炎（腺体肿

大）。施用青霉素、链霉素和葡萄糖输液，以及内服乙烯雌酚片等药，住院6天，效果不著，惟插入橡皮导尿管保留。医院建议手术治疗，病人围害怕手术，遂求中医治疗。

症见小便点滴全无，已成癃闭之病，仅靠导尿管排尿，舌质深红，舌苔厚黄而腻，脉象沉实而数。

证属“湿热内蕴，溺窍癃闭”。治宜苦泄滑窍，以逐湿热。

处方：生锦纹60g，滑石粉30g，黄柏30g，晚蚕沙30g。共为细末，每服3g，日服4次，温水下之。

9月11日二诊：药后小便由点滴排出渐增至少量排出。今晨小便正常。上药不变，改为早、晚空腹各1次，继服1周，并嘱饮食清淡，戒辛辣刺激厚味等品，后随访，病未再发。

［**按**］湿热内蕴，阻滞下焦，影响膀胱气化，以致窍阻溲闭。由于病人不愿服用汤剂，故处以自拟将军散，首选生锦纹，号称将军，以气味重浊，直降下行，走而不守，有斩关夺门之功；滑石清热通溲，滑利溲窍；黄柏清热燥湿，泻火解毒，泻膀胱，利水结；蚕沙浊中有清，善化胃肠湿浊。四药合用制为散剂，虽云“散者散也”，但疗效之速，出人意料。

病例三：瘀热互结，尿阻癃闭

郭某，男，62岁，1975年11月25日初诊。患者因小便不利、小腹憋胀难忍14天，从昨晚病情转重，小便点滴不通，于1975年11月25日住院。检查：发育正常，营养差，急性病容，小腹部胀满，压痛（++），肛查：前列腺Ⅱ度肿大，中央沟消失，质软，压痛（++）；血化验：血红蛋白78%，红细胞390万/mm^3，白细胞14000/mm^3，中性

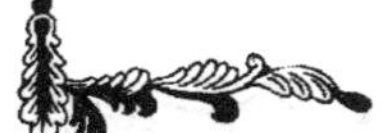

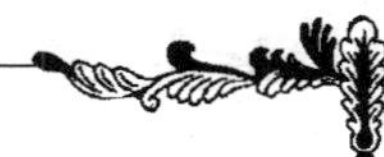

74%，淋巴 26%；尿化验：淡黄色，清晰，蛋白（+），赤血球（++），脓球（+）。临床诊断：尿潴留、前列腺肥大。患者于 1975 年 11 月 10 日开始小便不畅，小腹憋胀难忍，经用抗生素治疗，稍有好转，从 11 月 24 日晚，小便点滴不通，胀急难忍。11 月 25 日住院后即予留置导尿，肌注青霉素、链霉素，口服乌络托品、乙烯雌酚、维生素 B_1、维生素 C、呋喃坦啶治疗，至 12 月 3 日小便仍不通，膀胱仍有潴留尿液，继续保留导尿管。因病情不见好转，建议手术治疗，患者因惧怕手术，故要求中药治疗。

诊见患者小便不通，大便干结，小腹胀满，按之急结疼痛，舌质暗红，苔黄根厚，边尖可见紫点，脉象细沉有力。

证属“瘀热结滞，溲阻癃闭”。治宜疏下焦，通腑气，行瘀血，利水道，拟桃仁承气汤合五淋散。

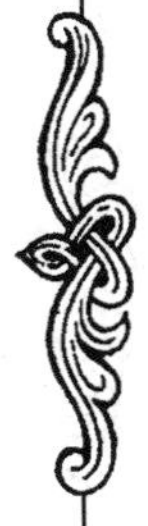

处方：当归 15g，杭芍药 15g，茯苓 24g，栀子 9g，甘草 9g，川大黄 12g，桃仁 30g，芒硝 12g，桂枝 6g。1 剂，水煎，分两次服，4 小时服 1 次。

12 月 4 日二诊：昨日下午 5 时服药，7 时许大便 1 次，质地尚干，能小便少许；当晚 9 时服两煎，至天明大便 5 次，粪便渐稀且量多，每次均有小便 250ml。次日天明至中午，小便 5 次，再未大便，尿量同上，小腹渐舒，急结疼痛感消失。续以清热利尿、行瘀散结之法，用五淋散加味。

处方：当归 15g，杭白芍 15g，茯苓 24g，炒栀子 9g，桃仁 30g，怀牛膝 30g，海金沙 9g，川大黄 4.5g，滑石 18g，甘草 6g。两剂，水煎，每 6 小时服 1 次。

12 月 5 日三诊：24 小时服药期间大便两次，色黄，软便中夹有干结粪块，小便 9 次，每次仍约 250ml。药症相应，仍处原方 5 剂，每日 1 剂。

12月10日四诊：小便渐畅，尿时有急迫感，大便稀溏，有时稠干，每日5~6次，色黑黄。仍宗前法，稍作调整。

处方：怀牛膝30g，桃仁30g，肉苁蓉18g，茯苓15g，路路通9g，瞿麦12g，王不留行12g，甘草6g。10剂，每日1剂，水煎，分早、晚空腹服。

12月23日五诊：病情好转，除下午小便有不舒感外，大便日行两次，别无明显不适。

上方去肉苁蓉、瞿麦，加丹参24g，海金沙12g，滑石13g，川大黄4.5g，琥珀（研冲）4.5g。10剂，每日1剂，水煎服。

12月31日六诊：病情好转，大便润，小便畅，溲时已无不适感，舌苔已化，舌边紫点退而未净。"祛邪务尽"，上方加琥珀4.5g（研冲），5剂后，停药静息。

1976年1月中旬，患者家属来告：药后诸症皆愈，食、眠、二便俱佳，能参加劳动，病告愈。

［**按**］本例为膀胱热结日久，气化不行，渐及血分，以致瘀热互结，蓄于下焦，发为癃闭。柴老标本兼顾，泻热通便与行瘀散结同施。一诊选用桃核承气汤合五淋散，泻热通腑，行血利水。二诊待大便通畅、小便渐利之时，再用五淋散酌加桃仁、怀牛膝、海金沙、川大黄、滑石等活血祛瘀，利水通淋。三诊、四诊效不更方，巩固药效。待病情缓解后，侧重于活血祛瘀，行滞散结，以治其本。

病例四：瘀阻尿窍，发为癃闭

樊某，男，72岁。患者素体尚健，10天前不慎滑倒，臀部着重，即觉臀阴间隐痛不舒感，时有小便不畅，阴茎抽急，突于两天前小便点滴全无，小腹胀急难忍，西医诊为前

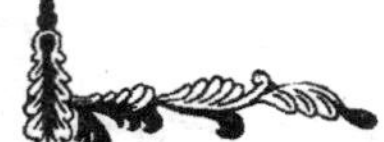

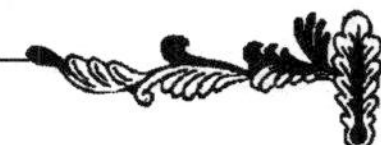

列腺肥大并发尿潴留，曾3次导尿均未成功，建议膀胱造瘘或行前列腺摘除术。病人要求先用中药治疗。

症见小便点滴全无，小腹胀急，按之如覆大碗，有揉动感，坐卧不宁，舌质边暗，苔腻微黄，脉沉涩。

证属瘀阻尿窍，发为癃闭。治宜行瘀散结，通窍利尿。因病情急迫，导尿未果，采用内外兼治，以求速效。内服方用抵挡汤合六一散化裁。

处方：当归12g，大黄9g，炮甲珠9g，生地9g，桃仁12g，怀牛膝18g，滑石15g，海金沙9g，甘草6g。4剂，水煎两次，令匀，分3次服，每4小时服1次。

外治配合葱麝熨法：葱白250g，捣泥，加麝香少许，炒热后纱布包裹熨脐，冷则易之。

二诊：经内外合治，至翌晨小便点滴而出，尿量逐渐增多。继用上方4剂，服用法同前。

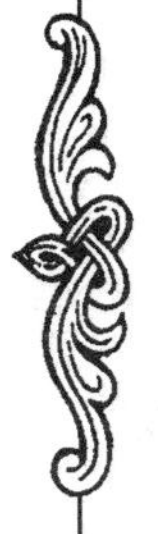

三诊：小便畅通无阻，惟尿后有拘急不适感，脉症大减。

疏用自拟经验方：怀牛膝15g，桃仁9g，琥珀3g（冲服），路路通9g，甘草9g。3剂，水煎服。药后病愈，未再复发。

［**按**］柴老内外兼治，内服方用《证治准绳》抵当汤合六一散化裁，外用葱麝熨法。葱麝熨法既通阳化气，以助膀胱气化之功；又通窍祛瘀，可佐祛瘀散结。内外合用，故而取效。

病例五：肾阳不足，寒凝尿阻

邵某，男，70岁，宿有腰膝酸困疼痛，近因家事纷繁，忽于月前小便点滴不通，小腹憋胀，先后经中西医诊治，虽有小效，旋即闭塞如故，经医院诊为前列腺肥大并发尿潴留、泌尿系感染。用抗生素及乙烯雌酚等药治疗，效果不

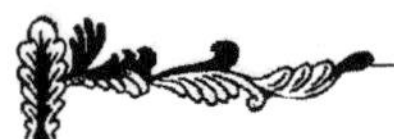

显，故留置导尿，请中医保守治疗。

症见小便癃闭，点滴不通，腰膝酸软无力，四肢不温，小腹胀闷，大便自调，舌淡、苔薄白，脉沉迟而细，两尺尤弱。

证属肾阳不足，寒凝尿阻，发为癃闭。治宜温肾助阳，化气利水。方用瓜蒌瞿麦丸易汤加味。

处方：天花粉 15g，茯苓 30g，山药 30g，炮附子 9g，瞿麦 15g，乱发 9g。5 剂，水煎服。

二诊：药后平适，因留置导尿，不知小便利否，仍用原方 5 剂，去导尿管观察效果。

三诊：导尿管去掉当日即有少量尿液排出，尿次较频；次日小便渐畅，尿次减少；药尽小便通利，为巩固善后，改用肾气丸易汤。

处方：熟地 24g，山萸肉 12g，山药 12g，白茯苓 18g，泽泻 9g，丹皮 9g，肉桂 6g，熟附子 9g。10 剂，水煎服。此后寿延数载，病未再发。

［**按**］本案柴老将《金匮要略》之瓜蒌瞿麦丸改丸为汤剂，取汤荡效速之功。又加用乱发，滑窍利水佳品，故而效奇。因乱发不易取，临床每用血余炭代之，或酌用滑石取代。本案善后所用肾气丸易汤亦取“汤者荡也”之意。

病例六：肾命火衰，阳虚癃闭

潘某，男，65 岁。初诊：患者自觉小便不畅，尿急量少，早轻晚重，已 1 个月有余，经某医院诊断为“前列腺炎”，用抗生素 10 多天，效果不明显。

症见素体较差，尿意急迫，小便不利，晨起尚感清爽，晚则病情增重，口舌干渴，舌质正、苔白薄，脉象沉迟，两尺涩微。

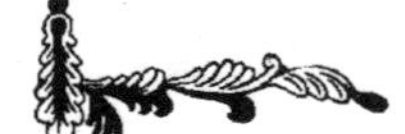

此为肾阳虚冷，水气不化，即诊为“肾命火衰，阳虚癃闭”，治宜温下焦，滋上焦，用辛温寒润法，处《金匮要略》之瓜蒌瞿麦丸（改汤）。

处方：炒山药 30g，茯苓 15g，天花粉 15g，瞿麦 15g，熟附子 9g。两剂，开水煎服，每天 1 剂。

二诊：患者服上方两剂，小便渐畅，口渴亦减。药已应症，守方不变，仍处上方 10 剂，1 日 1 剂。共服 12 剂，诸症皆平，随访良好。

［**按**］肾为水火之脏，肾主水，与膀胱相表里，开窍于二阴，水火偏盛偏衰，均可致病。本例小便不利，主因肾阳不足，肾阳虚则不能温化水气，寒结于下，则小溲不畅。肾阳虚火衰，亦不能蒸化津液，津液不能升布，则口舌干渴，故用瓜蒌瞿麦汤辛温寒润，并行不悖之方附子温肾阳化水气；花粉、山药滋阴润燥；茯苓、瞿麦行水气，以逐膀胱癃闭之水。药后，肾阳渐充，肺阴以润，上下相通，其病自愈，足证经方组合之精，大有不可思议之妙。

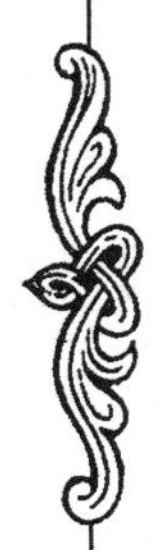

泄　泻

泄泻的病因较为复杂，病机总离不了脾胃功能障碍。胃为水谷之海，脾主运化精微，如果脾胃受病，饮食的消化吸收就会发生障碍，以致清浊不分，混杂而下，并走大肠，形成泄泻。泄泻或感受时气，如夏秋间的湿热之气、非时的寒冷侵袭等而发；或因过于饮食，肠胃受伤，脾气不运，而成泄泻；或因脾肾不足，脾虚则不能运湿，而成泄泻。肾虚闭

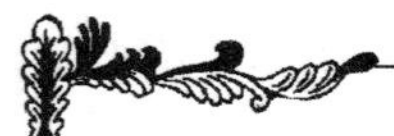

藏失职，而成五更泄泻。

一、辨治要点

暴泻多实，因寒宜温化，因湿宜分利，因暑热宜清，因食伤宜消导。久泻多虚，气虚宜温补，陷下宜升提，久泻滑脱宜固涩，七情郁怒宜肝脾两调。暴泻不可骤用补涩，久泻不能漫投分利。因病制宜，随证施治，这是治疗泄泻的大法。

二、病案举例

病例一：肠鸣泄泻

杨某，男，49岁，1988年12月10日住院。患者脾胃素虚，4月前因情志不遂而诱发肠鸣泄泻，伴见胃脘胀满、纳差食减、神疲乏力等症。曾住某院治疗月余，疗效不显。以“慢性胃肠炎”“营养不良性贫血”收住我院，经用生姜泻心汤数剂及西药抗生素、抗贫血剂等，病情无明显改善，遂请柴老会诊。

12月20日初诊。症见肠鸣如雷，每与腹痛相伴，夜间为重。大便稀溏，日行3~4次。面色萎黄，神情倦怠，头重不爽，形体消瘦，食后胸胁及脘腹胀满，恶心欲呕。舌淡红，苔白腻，脉沉细。

证属肠鸣泄泻，辨证为脾胃阳虚，寒凝气滞，升降失常。治当温中散寒，降逆和胃，理气除满。方用附子粳米汤加味。

处方：熟附子4.5g，半夏9g，甘草6g，大枣8枚，粳米、川厚朴各15g。两剂，水煎，空腹服。

12月22日二诊：上药服后，肠鸣腹胀明显减轻，食欲转佳，余症如故。

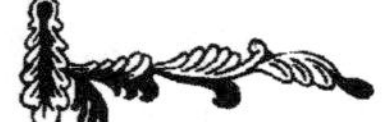

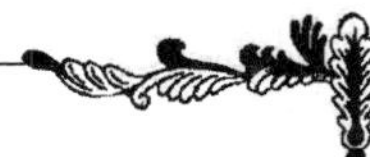

上方加荷叶、肉豆蔻、白术各 9g，炒山药 30g，煨诃子 6g。连服 6 剂，痊愈出院。

［**按**］本案以肠鸣泄泻为主症，极易与生姜泻心汤证相混淆。柴老认为，生姜泻心汤证病机为中虚寒热互结，兼夹水气内停，除见“腹中雷鸣下利”外，并有“心下痞硬、干噫食臭”等主症，方义重在寒热并用、辛开苦降以调和胃肠。

本方证病机纯属脾胃虚寒，因寒凝气滞而致升降失常，除泄泻下利外，并有腹中雷鸣彻痛、胸胁逆满、呕吐等主症，方义旨在温阳散寒，降逆和胃以调和肠胃，临床使用时应严加区别。前医用生姜泻心汤罔效，即因辨证不确而致药病凿枘不合，故改弦易辙，用附子粳米汤加川厚朴行气除满，后增荷叶、山药、白术、肉蔻、诃子健脾升阳，涩肠止泻而获效。尤其粳米一药，既益气和胃，又助运止泻，还能制附子、半夏辛热燥烈之性，而有独特妙用。柴老凡用治虚寒性腹泻，常在辨证用药的同时，加粳米一味，每获佳效。

病例二：太阴胀泻

杨某，男，47 岁，1975 年 11 月 15 日初诊。患者素有窦性心律不齐。两月前因饮食不节，寒凉失慎，遂赤白下痢，腹痛，里急后重，经服抗菌药物，由赤白痢转为大便溏泻，日行七八次，继服抗生素无效。

症见大便溏泻，上腹部胀满，隐痛时作，肠鸣辘辘，下午及夜晚加重。舌质淡、苔薄白滑，脉弦迟而细，时有歇止。

证属太阴胀泻，辨证为心脾阳虚，寒湿内侵。治宜温运中阳，消胀止泻。方用桂枝人参汤合厚朴生姜半夏甘草人参汤。

处方：桂枝、干姜各9g，东参6g（另煎兑服），白术30g，厚朴15g，鲜生姜、半夏各9g，炙甘草6g，粳米15g。5剂，每日1剂，水煎，分早、晚空腹服。

11月24日二诊：腹痛、腹胀、肠鸣、溏泻均减，大便日行二三次，若食油腻则胀泻加重。病见好转，上方加广木香9g，砂仁6g。5剂，服法同前。

12月5日三诊：腹痛、腹胀、肠鸣、溏泻基本痊愈，惟食欲欠佳，神疲乏力，嘱服香砂六君子汤善后，并处枣桃食疗方：煨大枣5个，烧核桃3个，作1次嚼服，每日早、晚各1次，长期服用。两个月后病人告之，胀泻已愈，饮食复常，窦性心律不齐明显改善，嘱其停药，饮食调养。

［**按**］本案初起赤白下痢，证属湿热为患，但素体心脾阳虚，又经抗菌药治疗，湿热从阴化寒，故虽赤白痢止，遂成太阴胀泻，日久不愈。柴老既注重病史，洞察体质与寒热从化的关系，又审证求因，把握寒湿内侵的病机与病证特点。方用《伤寒论》之桂枝人参汤温运中阳，以治寒湿之本；复用厚朴生姜半夏甘草人参汤健脾理气，以疗胀泻之标。如此标本兼顾，药证相符，太阴胀泻渐复。之后，拟具有健脾止泻之功的枣桃食疗方，长期服用，以善其后。由于上药能温补脾阳并间接温助心阳，故窦性心律不齐宿疾亦得到明显改善。

病例三：积食暴泻

张某，男，45岁，1979年1月10日初诊。患者身体丰盛，胃健纳旺，喜食肥甘。两日前突然腹痛难忍，伴呕逆恶心，次日大便泄泻，频频登厕。经某卫生所诊为脾虚泄泻，内服参苓白术散，肌注庆大霉素。服药后，当晚痛泻增剧，5~10分钟即泻1次，日夜无度。

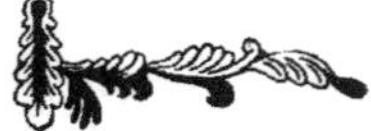

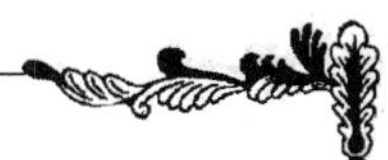

诊见患者卧炕不起，两手护腹，自谓满腹胀痛，泻下黄色水样便，气味臭秽，泻量不多，泻次频作。腹诊见全腹胀满坚实，按之痛甚。舌苔黄厚而腻，脉滑实而数。

病属积食暴泻，辨证为饮食积滞，热结旁流。治宜通因通用，荡涤积滞。方用大承气汤加甘草。

处方：大黄、芒硝各9g，厚朴、枳实各12g，甘草6g。1剂，水煎，分两次空腹服。

1月11日二诊：患者当晚服头煎药约4小时后开始畅泄，排泄量较多，夹杂块状样臭秽便，泻后腹部轻松舒适。1小时后再畅泻1次，排泄量较前为少。此后胀消痛止，泻未再作。本祛邪务尽之旨，令将两煎药服下，但未再作泻。中午病人知饥思食，嘱其饮食调养而愈。

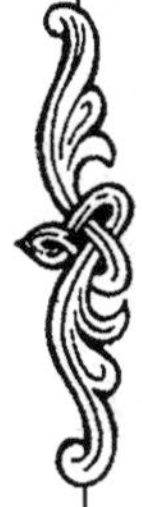

［**按**］本案暴泻无度，证由饮食积滞、热结旁流所致。暴泻无度属表，肠中积滞热结为本，治当泻下积滞，其泻乃止。前医被泻下稀水罩住眼目，误诊为脾虚泄泻，服用健脾止泻之剂，而犯实实之戒，有闭户养奸之嫌。柴老诊察此病，十分注重腹诊以别虚实，果敢采用通因通用之法，方用大承气汤荡涤积滞，加甘草和中缓调（又名三一承气汤），药仅1剂，下后泻止，收效颇殊。此说明泄泻一证，有虚实寒热之别，临证当须细辨。

病例四：胆热泄泻

王某，男，33岁，1965年8月24日初诊。患者身体素健，肝气偏激，三日前因家事不遂，加之饮食失节，当晚即觉上腹疼痛，恶心欲呕，并伴寒热时作，泻下黄黏沫状便两次，经服热酸汤寒热减轻。次日起脐周疼痛，泻下次数增多，日行十余次，便呈黄黏稀水，兼夹泡沫，肛门有热灼感。曾口服西药治疗，疗效欠佳。

初诊除上述见症外，尚有口苦、咽干、渴欲饮水、时时作呕等症。腹诊示：上腹剑突下及脐周压痛明显，腹肌紧张，按之有抵抗。舌质红，苔薄黄，脉弦滑略数。

病属胆热泄泻，辨证为胆热迫肠，胃气上逆，气血失和。治宜清胆和胃，缓急止痛，降逆止利。方用黄芩加半夏生姜汤。

处方：黄芩15g，杭白芍30g，甘草15g，大枣6枚，半夏、生姜各9g。2剂，水煎，分两次空腹服。

8月27日二诊：服药后寒热、恶心消除，腹痛、泄泻减轻，大便日行两次，乃以黄芩汤加味。

处方：黄芩12g，杭白芍24g，甘草12g，大枣6枚，木香9g。2剂，服法同前，药后病愈。

［**按**］本例为肝气偏激，胆郁生热，加之情志不遂，饮食失节，胆热内迫胃肠以致作泻。口苦咽干、时时作呕为胆热炽盛；肛门灼热乃胃肠邪热壅滞。此属少阳与阳明合病。法宗《伤寒论》“伤寒呕多，虽有阳明证，不可攻之”之旨，故清胆和胃，降逆止利，方用黄芩加半夏生姜汤清胆泄热，和胃降逆以治其本。二诊又去半夏、生姜，改黄芩汤清胆泄热，竟收全功。由此可见，热痢病位偏于少阳者宜清，偏于阳明者宜下，少阳与阳明并重者宜清下并举，临证不可不察。

病例五：痰热痢疾

李某，男，50岁，1985年11月25日初诊。患者两年来心下痞满，纳差食减，神疲乏力，形体日渐消瘦，经某医院诊为“萎缩性胃炎”，叠用中西药效果不佳。两日前腹痛且胀满不适，里急后重，下痢赤白脓血，日行十余次。大便常规检查示：红细胞（++），白细胞（+++）。舌质红，苔黄厚腻，脉滑细数。腹诊示：腹肌菲薄，上腹部压痛明显。

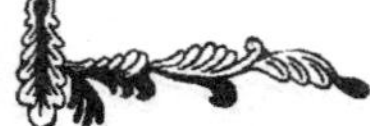

病属痰热痢疾，辨证为痰热中阻，壅滞大肠，气血失和。治宜清热化痰，行气调血。方用小陷胸汤加味。

处方：全瓜蒌 60g，炒黄连 9g，半夏 9g，炒枳实 18g，赤芍、白芍各 12g。1 剂，水煎，分两次空腹服。

11 月 26 日二诊：药后里急后重减轻，下痢脓血减少，腹满、腹痛渐减。

上方全瓜蒌减至 30g，加焦三仙各 10g，续服 3 剂，服法同前。

11 月 29 日三诊：大便正常，腹痛消失，但仍心下痞满，纳差乏力，舌淡红，苔薄白腻，脉细而滑。此乃痢疾虽愈，旧疾未除。病属胃痞，为脾虚气滞、升降失司之证，治当健脾助运，理气消痞。方拟加味枳术丸易汤。

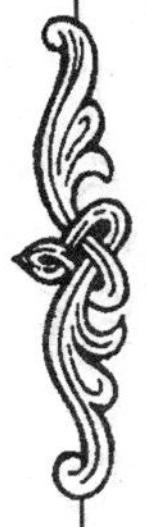

处方：枳实 9g，白术 12g，木香 9g，砂仁 4.5g，荷叶 9g，焦三仙各 9g，甘草 6g。

后以此方加减化裁，共服十余剂，胃脘痞满诸症渐平，嘱其饮食调养以善其后。

[**按**] 痢疾多由湿热壅滞大肠、气血失调所致。除里急后重、大便脓血外，腹痛多以下腹部为主。本案素有心下痞满，复患痢疾后，腹痛以上中脘部为重，病位偏于中焦，辨证系痰热中阻，壅滞大肠，气血失调，故与一般治痢有上下之别。柴老方用小陷胸汤清热化痰为主，其中重用瓜蒌，一则宣开肺气，宽胸利膈，既除脘腹痞满之苦，又促使大肠腑气通降；二则清热化痰，利肠通便，以使痰热之邪外达而解。黄连清热燥湿，与半夏燥湿化痰并用，以治痰热壅滞之本。酌加枳实行气导滞以除后重，赤、白芍调血止痛以愈脓血，药味虽简，但配伍严谨，故收效甚佳。后以健脾消痞方药善后，使胃脘痞满痼疾渐至平复。

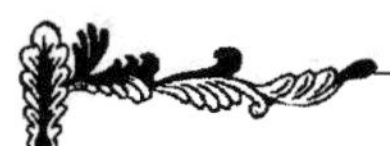

病例六：温疟夹湿

王某，男，42岁，1974年7月28日上午10点初诊。患者素有易受风寒史，自夏收前后，屡遭外感侵袭，一发作便发热、恶寒、头痛，经注射西药则愈。近20天来，每天上午11点发病，初作发冷（寒冷但不战栗），头痛约10分钟，继发高烧（40℃），约1小时即遍体出汗，热始渐解后，惟觉肢体关节沉重困痛，食后有呕逆感，起先寒热连续发作7天，隔了10天未作，这次又发作了4天，一日一发。

症见形瘦面黄，精神萎靡，脘闷胀满，便溏溺黄，身困而倦，纳差，舌苔白黄相间而腻，脉浮弦数、较弱而不洪大，口渴。症无少阳之候，非寒热往来，然类虐作，热多寒少（弃寒从热），故从温疟议，脘胀便溏、神倦困重为温疟夹湿，遵《金匮要略》温疟治则，清其暑湿，处以白虎加桂枝汤。

处方：生石膏45g（捣细先煎），明知母19g，粳米15g，甘草9g，桂枝9g。2剂，水煎，早、晚空腹服。

7月31日二诊：上方服后，畏寒高烧再未发作，脉象较前濡缓，苔黄腻稍减，但乃纳呆，脘闷，便溏，尚有湿邪之机，更用芳香化湿，助消和胃。

处方：佩兰叶12g（后下），藿香12g（后下），白扁豆30g，川厚朴12g，薏米15g，通草9g，白蔻仁6g（后下），滑石粉9g（纱布包），建曲9g，炒谷芽12g。2剂，水煎，早、晚空腹服。

8月4日患者扶其母亲来诊云："自治疗至今，寒热再未作，食欲渐佳，诸症皆平，无其他不适感。"

［**按**］本例夏日屡遭外感暑邪，未能透解，伏于足阳明胃经，至秋初作疟。病属暑温，经属阳明、太阴，先以白虎加桂枝汤，清热疏散独胜暑热，使寒热不作。续以扁豆清其

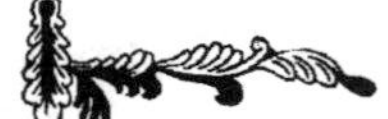

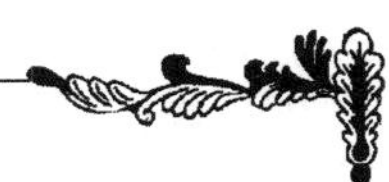

暑，藿香、佩兰、滑石、白蔻仁化太阴之湿，薏米、建曲、谷芽、通草、厚朴和胃快脾，二诊即使阳明、太阴之邪先后而解，因病初邪尚不甚，4剂药后，中病而奏功。

外感热病

外感热病是指春、夏、秋、冬四季常见的急性发热性疾病，根据四时气候不同，春、夏、秋、冬所发生的外感热病也各异。春季的外感热病多为风温、寒疫。夏时的外感热病多为暑温、湿温。秋季的外感热病多为秋燥。冬季的外感热病多为冬温、伤寒等。因此，四时不同，外感热病的病因、病机也就不同。一年12个月的气候变化，病因不外风、火、暑、湿、燥、寒，病机当参合天时，注重季节，审证求因，审因论治。

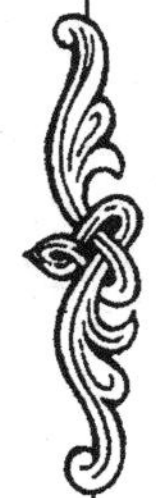

一、辨治要点

外感热病多发病急，传变快。因此，临床应辨证论治，审视度时，以六经辨证、三焦辨证、卫气营血辨证为原则。因人的体质有强弱，受邪有轻重，感邪有深浅，所以治法有缓急，用方有大小，临证应辨证施治，灵活运用，勿犯虚虚实实之戒。

二、病案举例

病例一：风热感冒

龚某，男，22岁，1974年12月17日初诊。患者自昨

日头痛，发热，体温39.2℃，恶风，有汗，咳嗽有痰不爽，咽红，舌苔薄腻，脉浮数。

诊为风热外感咳嗽，处以桑菊饮加减。

处方：桑叶9g（后下），菊花6g（后下），连翘12g，桔梗9g，炒杏仁9g，象贝母6g，荆芥6g（后下），薄荷6g（后下），生甘草6g。1剂，水煎服。

12月18日二诊：体温降至37.7℃，头痛、发热、恶风皆大减，但仍咳嗽，痰多不爽，舌微腻，脉濡数。

治以疏风清热，宣肺化湿，上方加生薏米15g。1剂，水煎服。

12月19日三诊：体温正常，诸症好转，但咳嗽多痰，吐而不利如前，舌苔薄白，脉微数。

处方：蜜麻黄9g，炒杏仁9g，象贝母9g，桔梗9g，蝉衣9g（后下），桑叶9g（后下），枇杷叶9g，前胡6g，生甘草6g。2剂，水煎服。

药后，咳痰皆平，食欲增加，一切复常而愈。

［**按**］本例患者一诊虽为风热外感咳嗽，但体温较高，伴有恶风，苔薄腻，似风重而夹痰湿，故用辛凉轻透风热、宣开肺气止咳之桑菊饮1剂，去芦根加疏风解热之荆芥和止咳化痰之贝母。二诊时，外感表证显减，但咳、痰如故，苔仍微腻，故以上方加甘淡渗湿之薏苡仁。三诊时，外感诸症悉除，然咳嗽、痰多且吐而不利，故更以宣肺、平喘、止咳之三拗汤2剂，加宣肺止咳、清热化痰之象贝母、桔梗、枇杷叶、前胡等，咳痰皆平而愈。

病例二：风寒感冒

吴某，男，24岁，1974年12月15日初诊。发病3天，发热、恶寒、头痛、无汗、身体困痛、腰疼痛（肾区压痛）、

小便不利、尿色白、时微黄、不想纳食，前医诊为流行性感冒、肾炎。尿常规化验正常，用西药复方大青叶等治疗，3天不见效果。

诊见发热、体温39.6℃，恶寒重，声重鼻塞，清涕，3天来仍无汗，头痛较剧，身痛、腰酸疼亦不减，食少，舌苔薄白，脉象浮缓而弦。

此属风寒感冒，治宜辛温解表，宗香苏饮加味。

处方：苏叶9g（后下），陈皮9g，香附9g，荆芥9g（后下），防风9g，秦艽9g，川芎6g，蔓荆子9g，甘草6g，葱白9g。2剂，水煎服。

服1剂后，寒热消除，头疼、身痛、腰痛均减，2剂后诸症悉平，再以饮食调理数天而愈。

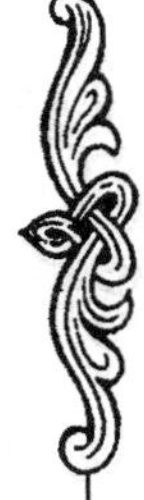

［**按**］此证乍看，如《伤寒论》第35条所云的“太阳病，头痛，发热，身痛，腰痛，骨节疼痛，恶风，无汗而喘”之麻黄汤证，然柴老却用香苏散加味，缘以其“脉浮缓而弦”故也。伤寒脉浮紧，此证脉浮弦但缓，缓者气虚于内，岂可当麻黄之峻汗？此乃柴老辨证之着眼点也，变麻黄之峻汗而为香苏之轻散，故能1剂而寒热去，再剂而头身疼痛诸症悉平。

病例三：风温感冒

林某，男，27岁，1974年12月15日初诊。发热发冷，体温波动在40℃左右，无汗头痛已4天，经用青霉素、安痛定见效。症见发热（39.5℃），恶风轻微，头涨痛，咽红干痛，从昨日身体微汗，脉浮数，舌苔薄黄，口渴，有化热之象。

此属风温感冒，治宜辛凉疏散风热，方拟银翘散加味。

处方：金银花30g，连翘30g，竹叶9g，荆芥9g（后

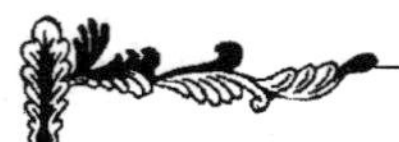

下），炒牛蒡子9g，淡豆豉9g（后下），薄荷9g（后下），桔梗9g，芦根15g，甘草6g。2剂，水煎服。

二诊：服2剂后，体温复常，诸症悉平，仅咽微痛、咳嗽，再以桑菊调理而安。

［按］本例患者综合脉证乃风热之邪客袭体表之重症，故用辛凉解表、疏散风热之银翘散2剂，使风温表邪尽解。由于风温外感初愈，尚留轻微风温犯肺之咽痛、咳嗽，故继续用辛凉轻透、清热利咽、宣肺止咳之桑菊饮加味2剂而愈。

病例四：虚弱外感

潘某，男，41岁，1965年4月11日初诊。患者本体素弱，近来头重身倦，疲乏不堪，胃纳较差，恶风，汗出，二便正常，舌质正常，苔薄白，脉象浮缓而弱。

此乃虚弱之体，属感受风寒，侵袭营卫，气虚不达之候，治宜调和营卫，重加益气之品和卫，以桂枝汤加党参。

处方：桂枝9g，炒白芍9g，炙甘草6g，生姜9g，大枣5枚，党参30g。2剂，水煎服。

二诊：药后，诸症渐退，再经调整而愈。

［按］本例素体虚弱，因营卫不固，腠理稀疏，致风邪乘虚而入，治疗之法调和营卫，固护腠理，如误用一般发表之法，则如同开门引盗，恐营卫欲虚，风邪更难解除，故选用桂枝汤加党参30g，益气和营卫，使风邪不解而散，此法实为虚弱外感和高年体虚伤风最妥之法。

病例五：暑热伤阴

张某，男，52岁，1975年10月10日初诊。患者在今年夏收后，因受暑热而高烧，输液后，高烧已退，口舌糜烂，头痛晕闷，耳中蝉鸣，无饥饱感，大便干燥，疲乏无

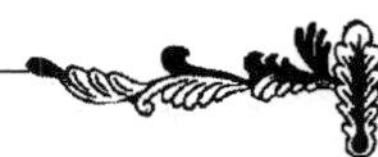

力。继服西药四环素、土霉素等效果不著。数月来，一直如此。

症见除上述症状外，舌色绛而干，无苔，脉虚数，按之无力，诊为热病后，津亏液燥，胃阴不足，阴津不濡，肠失濡润，水不济火，虚热上炎。处以甘露饮，以柔滋之。

处方：熟地15g，生地15g，茵陈9g，黄芩9g，枳壳9g，枇杷叶9g，石斛9g，天冬9g，麦冬12g，甘草6g，炒谷芽15g。5剂。水煎，空腹服。

10月19日二诊：患者服上方后，口糜愈合，头晕、耳鸣减轻，大便渐润，食欲增加，精神舒悦，舌润，苔渐生，脉仍虚数。药以应症，仍以上药5剂，服法同前。

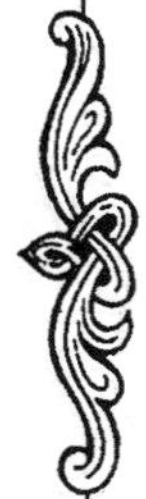

12月2日三诊：患者共服上方10剂，诸恙均大轻，食欲增加，精力充沛，自认为病愈，故停药。时隔数月余，最近又稍有口干，便燥，深恐前病复作，急来诊治。诊视症脉无大异，仅有少许虚热，仍以甘露饮减量予之，嘱服4剂，诸症尽愈。

[**按**] 叶天士说："夏暑发自阳明。"暑热之邪易伤元气，尤多耗伤津液。患者虽经输液后高热已退，但出现热病之后津亏液耗，胃阴不足，阴津不濡，肠失濡润，水不济火，虚热上炎。故以甘露饮加谷芽，滋阴养液，以复脾胃之阴，使津液得养，脾胃之阴渐复而病愈。

病例六：风寒夹湿

李某，男，68岁，1976年1月8日初诊。患者素体稍差，入冬以来多食甘肥油腻，于1月1日晚因受外感而发热（39℃），恶寒，头痛，身痛，恶心呕吐（喝开水亦吐），不思饮食，胸闷，大便稀溏，舌苔薄腻，脉浮紧。

此乃风寒夹湿外感，治宜疏散风寒，芳化湿邪，兼和

胃气。

处方：藿香叶 9g（后下），苏叶 9g（后下），桔梗 6g，大腹皮 9g，建曲 9g，炒谷芽 9g，佩兰 9g（后下），葛根 9g，大豆黄卷 9g，甘草 6g，鲜生姜 9g。1 剂，水煎服。

1 月 9 日二诊：其家人来诉，服上药后，微得汗出，至早晨体温正常，恶寒消失，头痛、身痛大减，呕吐止，胸脘较畅，欲食，但大便仍溏，有少量痰液，病情好转，仍宗上法。

处方：藿香梗 9g，苏梗 9g，佩兰 9g（后下），陈皮 9g，苍术 9g，茯苓 9g，建曲 9g，炒谷芽 9g，广木香 4.5g，炙甘草 6g。1 剂，水煎，空腹服。

1 月 10 日凌晨 2 点三诊：自觉胸闷，气短，心悸，汗出，吐痰不利，体温正常，心率 110 次 / 分，舌边尖淡红，苔少，舌根和两边薄黄，脉象浮虚数，有间歇。急给 10% 的葡萄糖 1000ml 加维生素 C1.0g 静点，麦链霉素肌注，午后，心率减慢。1 月 11 日心跳加快，咳嗽，气促，胸闷，有少量痰，色黄易出，纳食少，不欲食，大便溏，日两次。其弟子考虑越冬以来气候干燥，复因二诊又服辛温芳化之品，以致心阴不足，心液亏耗，故选用生脉散，养心阴、生津液；因咳嗽、气促、胸闷、黄痰，又虑肺热不降，再加寒润肃肺的蒌、贝，纳少便溏又加健脾之山药。

处方：辽沙参 9g，麦冬 9g，五味子 4.5g，炒瓜蒌仁 9g，川贝母 9g，云苓 9g，炒山药 15g，甘草 4.5g。1 剂，水煎服。

服 1 剂后，亦未见效，因连续用麦链霉素合液体疗法而逐渐向愈。

1 月 15 日四诊：因早晨外出不慎，复受外邪，早晨

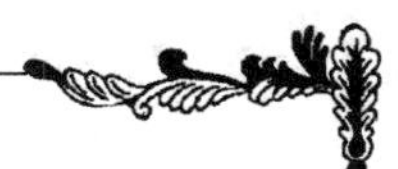

七八点许，恶寒但不发热（36.8℃），9时许恶寒好转，但仍咳嗽胸闷，气短急促，有少量痰液，清稀色黄，咳之易出，口觉黏腻，不欲食，大便溏，每日1次，舌边尖青紫，舌中心无苔，脉象浮紧而促，心率120次/分，有间歇，西医考虑支气管肺炎并发心力衰竭。柴老认为："此为复受风寒，表邪已有内陷趋向，心阳不足，应急施以桂枝去芍药加附子汤，调和营卫，扶阳温经（扶心阳）。"

处方：桂枝9g，炙甘草6g，熟附子9g，鲜生姜9g，大枣12枚（掰），1剂，开水煎服。药后半小时米汤助汗。

1月16日五诊：昨晚9点服头煎10分钟后，头身觉徐徐汗出，11点服二煎又得微汗。恶寒已消失，气短、息促大减，面色红和，精神好转，欲食，心率减慢，脉弦，时有间歇，但不明显。柴老曰："因恶寒消失，可于上方去附子，再服1剂。"

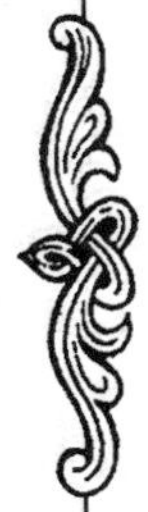

1月17日六诊：今晨病情稍有加重，气短，息促，咽喉不利，体温正常，心率110次/分，两肺可闻及啰音和痰鸣音，舌紫青消失，脉弦而有力，已不促，偶有歇止。

处方：桂枝9g，茯苓15g，陈皮9g，东参4.5g（另煎），鲜生姜4.5g，大枣5枚。1剂，水煎服。

1月18日七诊：药后先头汗出，再上身汗出，最后全身汗出，身觉舒畅。早上突然面红甚，体温正常，无汗，舌边尖红，苔渐布满舌，心率85次/分，脉弦而有力，大便微溏。柴老曰："面色红甚，突然出现在早上，即为反常，是戴阳现象。戴阳易脱于上，根据上症应见微知著，当摄纳少阴肾阳以防喘脱，治宜纳摄法，纳气归根"。

处方：童便炒黑豆60g，胡桃肉30g，东参4.5g，茯苓15g，五味子9g，怀牛膝9g，巴戟天9g，补骨脂9g，炙草

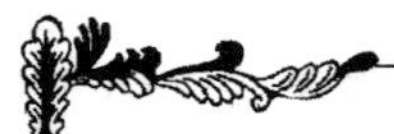

6g。1剂，水煎，空腹服。

柴老曰："有蛤尾加入更妙，但要注意本例熟地等黏腻之品，绝不可用。""戴阳是下焦阳虚不纳、浮越于上的证候。患者临床气短，息促，心悸，纳差，便溏，倦怠，四肢末端凉，而又在早晨阴气盛时，突然出现面色浮红的反常现象，脉浮虚弦，即为戴阳，戴阳易脱于上。临床尚见在午后面色逐渐出现红色，此因午后阳气盛，面红是正常表现，并非戴阳，需知辨别"。

1月19日八诊：病情大有好转，未再见戴阳现象，气短消失，惟有轻咳，吐痰少量，精神转佳，食欲渐增，体温正常，心率76次/分，右肺啰音消失，左下肺惟有轻度啰音。

处方：童便炒黑豆30g，胡桃肉30g，东参4.5g。1剂，水煎，空腹服。

1月20日九诊：除偶然咳嗽外，诸症皆除，停服中药，以观察之。注意饮食休息，观察两日痊愈。

［**按**］此症前后辗转近20日，病情屡有变迁，治法亦多所更替，始以辛温疏散，继以芳化淡渗，次以益气养阴，再以调和营卫、温经扶阳，终以纳气归根而收全功。

对于桂枝去芍药加附子汤的运用，柴老指出，《伤寒论》第22条有"太阳病，下之后，脉促，胸满者，桂枝去芍药汤主之；若恶寒者桂枝去芍药加附子汤主之"。第7条又云："病有发热恶寒者，发于阳也：无热恶寒者，发于阴也"。患者体质虚弱，复受外邪，单恶寒而不发热，证实体内阳气不能与病邪抗争，正气已虚，表邪渐陷有转少阴之趋向，但未传变少阴，脉还浮紧，又证实病机尚有向表转太阳之势，脉促、胸满正是正气抗邪向外的见证。但总的来看，表邪渐趋

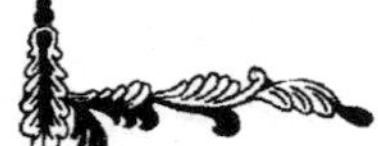

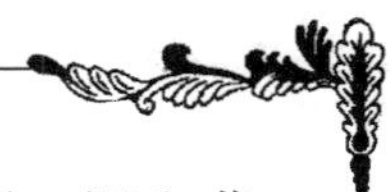

内陷，阳气已衰，故遵仲景桂枝去芍药汤加附子，调和营卫，温经扶阳，鼓邪外出，以挽危象。

另外，桂枝去芍药加附子汤主要用于太阳病下之后，脉促，胸满。此例虽未服用攻下药，但入冬以来多食肥甘厚腻，病初又多用辛温芳化，以致化热伤津，且多食水果，白糖类。油腻过食已现滑利便溏，糖果多吃可致凉遏，油腻可使肠滑，凉遏可阻肠运，再加体质虚弱，亦能使太阳表邪内陷，而现恶寒、脉促、胸满。患者痰涎吐之不出，气短、息促、胸闷即是胸满；脉象浮紧数疾而有间歇即为脉促；恶寒重、不发热即为发于阴之恶寒。

柴老还指出：太阳阳明循经相传也，太阳少阴相表里也，太阳病失治，体实的多传入阳明，体虚的多转化少阴。实则太阳，虚则少阴，即是此意。

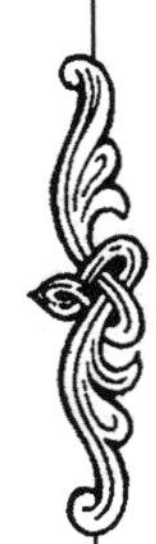

流行性乙型脑炎

流行性乙型脑炎是发生在夏秋季节的传染病。其临床表现颇似中医温病学中的“暑温、暑风、暑厥、暑惊和湿温”等病证。发热、头痛、嗜睡、昏迷、抽风、呼吸衰竭为临床主要特点。因此，流行性乙型脑炎当参照“暑温、暑风、暑厥、暑惊和湿温”的病因病机。

一、辨治要点

治疗流行性乙型脑炎必须按照中医治疗“暑温、暑风、暑厥、暑惊和湿温”的治疗原则，参合天时，注意季节，辨

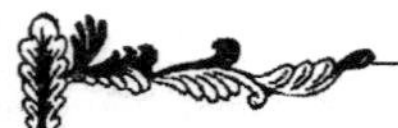

别受邪的偏湿、偏暑，病位的在表在里，病情的偏轻偏重，立法遣药，寒热温凉，各随病情而施。

二、病案举例

病例一：暑热入营

牛某，男，11岁。因1天前突然高热、头痛、嗜睡，于1971年9月7日住院。确诊为流行性乙型脑炎。患者于1971年9月6日突然高热，体温40℃，伴有剧烈头痛，时呕吐，肢体酸楚，食欲不振，7日高热不退，神昏嗜睡，烦扰不安，头痛转剧，身肢亦痛，有微汗，口渴思饮，小便短黄，舌质红、无苔，脉象浮数，有弦意。

此属暑热入营，并热蕴气分，肝风初动，治宜辛凉清透，清气、营之热，驱邪外透，并杜绝肝风之嚣张。

处方：生石膏45g（先煎），金银花60g，连翘30g，蝉衣15g（后下），双钩藤24g，生地24g，杭白菊15g（后下），淡竹叶15g，麦冬30g，滑石粉18g（纱布包），甘草6g。2剂，水煎，每剂两次，6小时服1次，一昼夜服完。

9月8日二诊：药后体温略降低，但发热起伏，今晨基本正常，午后有升高，神志渐清，从昨天下午有尿潴留现象，脉仍浮数。

处方：生石膏45g，金银花60g，连翘30g，明知母15g，生地24g，麦冬15g，莲子清心1.5g（研冲），白通草15g，鲜丝瓜60g，滑石块18g，淡竹叶15g，甘草6g。2剂，1剂煎两次，6小时服1次，一昼夜服完。

9月9日三诊：体温下降至37.6℃，神志清楚，目转灵活，今天大便3次，微溏色黑，小便利，小腹隆起亦消，舌苔津渐回，脉渐缓和，欲食，予流食缓进，并以9月8日方

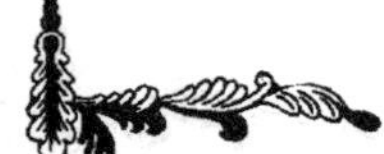

进退两剂，每日 1 剂（12 小时服 1 次）。

9 月 10 日四诊：神志完全清楚，体温正常，自能饮食，二便正常，诸症悉平，精神反射正常，继以调理，痊愈出院。

［**按**］本例系暑热入营，但气分仍有热象。临床已现舌质绛红，烦扰不安，神昏嗜睡，入营苗头，但高热、口渴、便结、溲赤等气分证候仍在。故治疗宗叶天士“在卫汗之可也，到气才可清气，入营犹可透热转气，入血乃恐耗血动血，直需凉血散血。”一诊以辛凉清透，透热转气，气营并清，佐以凉肝息风，故两剂病即转归。暑邪每兼湿邪，二诊时以辛凉重剂，因又夹尿潴留，又佐以清化。柴老谓：“乙型脑炎有偏热、偏湿、暑风和暑厥等不同，因此，宜熟读《温病》，强调辨证论治，乃是胜败关键。”

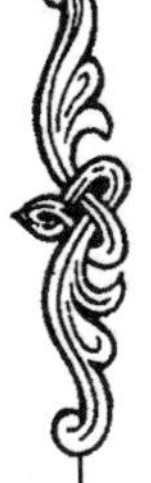

病例二：暑温夹风

柴某，男，22 岁，1971 年 8 月 16 日住院。两天前突然发病，持续高热寒战，体温 39.5℃，头痛如裂，食欲呕吐，时有神昏谵语，烦躁不安，口苦而渴，小便黄，大便干，两日未行，舌苔腻中心呈焦黄，脉象浮数。

证属触犯暑热，波动肝风，热窜心包，直入营分。诊断为流行性乙型脑炎。急宜清热解暑，平肝息风，开窍搜邪，直清心包。

处方：金银花 60g，连翘 30g，生石膏 60g，明知母 15g，龙胆草 15g，明天麻 15g，钩藤 30g，细生地 30g，丹皮 15g，白僵蚕 12g，蝉衣 15g，生黄芩 12g，甘草 6g，淡竹叶 15g，灯心草 3g。两剂，水煎，取汁频频服之（4 小时服 1 煎）。同时给安宫牛黄丸，2 丸，每 4 小时服半丸，开水送下。

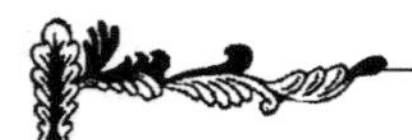

8月17日晚7时二诊：高烧渐降，体温38.6℃，舌苔渐退，再未呕吐，大便4日未行，效不更方，佐以调胃承气汤，以通腑气。

处方：川大黄15g，芒硝15g，甘草15g。1剂，水煎服。上方再2剂，服法同前。

8月19日上午8时三诊：大便三次，稀便，头痛减，神志清，额及胸背濈濈有汗意，脉渐和缓，舌心焦黄已退，呈遍布性黄腻，肝风已定，心包之热渐清，惟热邪未清，需防复炽，继用清热解毒、清营爽神之法。

处方：金银花30g，连翘30g，生石膏60g（先煎），细生地30g，丹皮15g，竹叶15g，清心莲子1.5g（研冲），郁金9g，石菖蒲9g，灯心草1.5g。2剂，水煎，早、晚各服1次。

8月21日上午8时四诊：诸症渐平，病进恢复期，饮食尚少，舌苔腻，继清余热，祛暑湿，调脾胃。

处方：金银花30g，连翘30g，生薏米30g，白扁豆15g，白通草9g，佩兰9g（后下），厚朴9g，建曲9g，炒麦芽6g，甘草6g，淡竹叶9g，灯心草1.5g。两剂，水煎，每日1剂。药后余症皆消，食、眠、便俱正常，停药两日出院。

［**按**］暑温夹风多为险症，属罕见。本病开始即见一派凶象，高热头痛如裂，神昏呕吐项强。施以平肝息风、清营开窍之法，使鸱张之气焰顿失，闭门缉盗焉如开门逐贼，故徒以调胃承气，而攻邪外出。唯恐死灰复燃，又用清热解毒、清营爽神及清余热、调后天之法，以善其后。

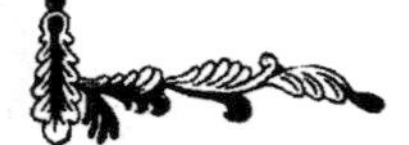

痫　证

痫证可因先天禀赋不足而致，此病证多发生于儿童时期，也可因后天诸多因素所致。如大惊大恐，伤及肝肾；或饮食不节，脾胃受伤，水谷之湿聚为痰涎。肝气失于调和，阳升风动，触及积痰，乘势上逆，壅闭经络，阻塞清窍而发为痫证。痫证的病因病机概括起来有属风属热、痰多火盛、因惊因恐、气血不足、神不守舍或经久失调等。

一、辨治要点

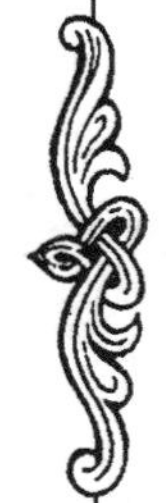

痫证的治疗应着眼于治火治痰，但当分新旧虚实。新病多实，主以豁痰顺气，清火平肝，息风定痫；久病多虚，主以调养心肾，健脾益气，安神豁痰。

二、病案举例

病例一：热盛风动

杨某，女，66岁，1975年11月15日初诊。患者素身健无病，体丰盛肥胖，持家勤朴，但性情急躁。近1年来，常发生痫疾，发作则不省人事，肢体抽搐，牙关紧闭，口出白沫，有时舌被咬破流血，移时则醒，醒如常人。发作间隔时间长短不一，病作时间亦不一致。近来发作较重、较频，自觉烦热心灼，渴欲饮水，大便不畅，舌苔黄腻，脉象弦滑实数。

此为热盛风动之候，治以《金匮要略》之风引汤。

处方：生石膏30g，滑石18g，寒水石12g，桂枝4.5g，

川大黄9g，干姜4.5g，生龙骨18g，生牡蛎18g，白石英12g，白石脂12g，甘草6g。5剂，隔日1剂，水煎服。

12月1日二诊：患者服上方后，癫痫未作，烦热、口渴已退，惟服药后大便稀溏，脉候亦减，病息势轻。方选温胆汤加味。

处方：法半夏9g，陈皮9g，茯神15g，甘草6g，枳壳9g，竹茹12g，珍珠母30g，钩藤15g，寒水石9g，滑石9g，紫石英12g。3剂，水煎服。

［**按**］此例患者，体丰盛肥胖，性情急躁，心烦灼热，欲食便结，舌苔黄腻，脉弦滑实数，属热盛风动而致，所以选《金匮要略》之除热癫痫的风引汤，使病息势轻，再以温胆汤继调而愈。

病例二：肝气内动，夹痰上逆

贺某，女，21岁，1976年6月8日初诊。患者月余前因家务之事，情志不遂，饮食不节，于1周前即有头疼，眩晕，胸闷，心悸，食少痰多。5天前突然昏倒在地，神志不清，牙关紧闭，口吐白沫，两眼上视，手足抽动，5~10分钟即醒，清醒后，神志清楚如常人，但精神萎靡，痴呆少语，1天发作三四次，舌苔腻，脉滑。

根据脉症此属痫证，乃肝风内动，夹痰上逆，致心神被蒙。治宜豁痰宣窍，息风定痫，佐以疏肝，以温胆汤加味。

处方：翠青竹30g，清半夏9g，广陈皮9g，茯神12g，焦枳实6g，合欢花9g，石菖蒲6g，郁金9g，炒香附9g，甘草6g，鲜生姜9g。2剂，水煎服。

二诊：药后3天仅发作1次，头疼及晕感减轻，食欲增进，痰亦少，心悸胸闷感消失，精神好转，继用上方加钩藤12g。3剂，水煎服。

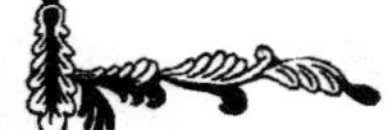

三诊：精神转佳，再未发作，其他症状均消失。嘱其慎食，忌怒。

［按］此病因饮食不节，积湿聚病，情志不快，动其肝风，肝风升动触及积痰，乘势上逆，壅闭经络，阻塞清窍，发为本病。所以用清热、豁痰、宣窍、疏郁等法而愈。嘱其慎食忌怒，乃以杜病源。

病例三：热痰上扰

张某，女，30岁，1965年4月15日初诊。患者1963年患病，发作时怪叫一声，旋即不省人事，牙关紧闭，四肢搐搦，喉中痰鸣，移时则醒。最近七八天发作1次，平素两目昏蒙，两胁不舒，食少神疲，痰多头晕，睡眠不佳，舌质淡，苔白腻，脉滑细弱。

此属热痰上扰之痫证。

处方：清半夏9g，陈皮9g，茯神15g，枳壳6g，竹茹9g，石菖蒲6g，远志9g，南星6g，天麻9g，钩藤15g，全蝎3g，蜜柴胡4.5g，白芍9g，琥珀4.5g，生姜9g，竹沥膏1瓶（药煎好后化入）。2剂，水煎服。

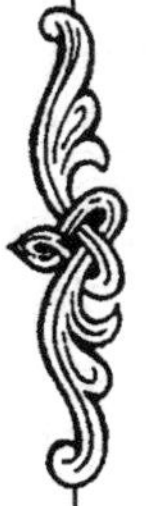

4月19日二诊：药后诸症平顺，未发作，痰量减少，两胁宽舒，舌苔转白微腻，脉缓滑，更以息风豁痰、安神镇静为法。

处方：钩藤30g，朱茯神30g，琥珀4.5g（研冲），天麻9g，香附9g，川贝母9g，全蝎3g，僵蚕6g，竹沥膏1瓶，海浮石15g，生姜6g，甘草9g。3剂，水煎服。

4月25日三诊：病仍未发，一切情况良好，惟肢体不舒，乃用19日方加珍珠母15g，秦艽9g，地龙9g。2剂，水煎服。

药后症状基本消失，后以调理脾胃、疏肝安神为法，以

作善后调理。

[**按**] 痫证多为风痰为患，病发之际，宜先醒神开窍，之后当祛风化痰兼培补脾肾，疏肝理气，方药精当，故能愈终生之疾。

传染性肝炎

传染性肝炎属中医学“黄疸”“胁痛”“瘟黄”“急黄”等病证范畴。黄疸是本病的主要证候，以身黄、目黄、小便黄为主要表现。

其病因病机《伤寒论》云：“瘀热在里，身必发黄。”所谓“瘀热”，从其主治的茵陈蒿汤来看，当是指湿热瘀结而言。叶天士《临证指南医案》说得尤为具体：“阳黄之作，湿从火化，瘀热在里，胆热液泄，与胃之浊气共并，上不得越，下不得泄，熏蒸遏郁，侵于肺则身目俱黄，热流膀胱，尿色为之变赤，黄如橘子色。”

从中医病因学角度分析，湿热、寒湿或疫毒是本病的基本病因，其可导致肝、胆、脾、胃功能失调，从而形成湿热蕴蒸，寒湿阻遏，气机郁滞，胆失疏泄，胆液渗出皮肤。黄疸又分为阳黄、阴黄和急黄三个方面。阳黄多因湿热蕴结，阴黄多因寒湿阻遏，急黄乃阳黄之重症，证情凶险。其病机包括邪实与正虚两个方面。

一、辨证要点

柴老认为，阳黄的身目黄色鲜亮如橘子色，关键在于阳

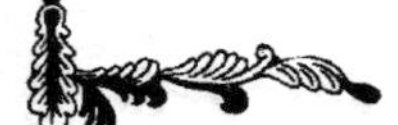

黄除黄色鲜明外，还同时出现一系列阳明症状，如“发热、口渴、大便干结、小便深黄、舌苔黄腻、脉象弦滑数”等。黄其色晦暗而不鲜泽，除黄色晦暗外，尚伴有一系列太阴症状，如“头重身困，胸脘痞满，纳呆不饥，腹胀便溏，舌苔多厚腻，脉象濡缓”。急黄比阳黄发病更急，证情凶险，不但比阳黄湿热蕴结、热毒炽盛更重，而且灼伤津液，内陷营血，血入心包。急黄尚有湿热蕴结、湿秽偏重、湿郁气机、弥漫三焦、湿浊阻窍、蒙蔽心包等。阳黄以清热化湿、解毒退黄为治；阴黄以健脾和胃、温化寒湿为法；急黄以清化湿浊、宣畅气机、芳香开窍、辟秽醒神为要。

二、病案举例

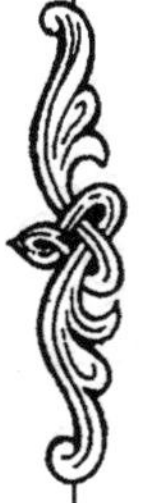

病例一：湿热蒸熏，热重于湿

武某，女，26岁，1975年10月4日初诊。患者近10天左右，右胁下微有胀痛感，食欲减退，口苦，大便干结，三日一行，小便短赤，四肢沉困，身倦无力，目身均现黄色，黄色鲜亮，经西医诊断为黄疸型急性传染性肝炎。舌苔薄腻而黄，脉弦数。

此属阳黄，微湿热蒸熏，热重于湿。治宜清热、渗湿、利胆。方拟茵陈蒿汤、栀子柏皮汤合六一散加味（苦泄淡渗利湿法）。

处方：茵陈30g，栀子9g，大黄9g，黄柏6g，橘叶6g，郁金9g，鸡内金6g，麦芽9g，滑石18g，生甘草4.5g。2剂，水煎服，每日1剂。

10月7日二诊：胁痛轻减，黄亦稍退，大便畅通，小便清白，食欲微增，但口苦甚，仍以上方化裁。

处方：茵陈30g，栀子9g，黄柏6g，滑石15g，橘

叶 6g，郁金 6g，鸡内金 6g，佩兰 9g，川朴花 4.5g，通草 4.5g，麦芽 12g，玉米穗 9g。3 剂，水煎服，每日 1 剂。

10 月 11 日三诊：病情明显好转，诸症渐退，余无不适感，仍以二诊方 3 剂。之后守方再服数剂而诸症悉平，嘱其停药，饮食调养。

[**按**] 本例西医诊断为黄疸型急性传染性肝炎。中医属阳黄范畴，临床以身目鲜黄、口苦、口渴、胁痛、便秘、溲黄、舌苔黄腻、脉弦数为主，虽由湿热蒸熏成黄疸，但属热重于湿，故以苦泄、清热、淡渗、利胆为法，以茵陈蒿汤为主。因黄疸较重，故合栀子柏皮汤、六一散透泄湿热，再加少量疏肝芳化之品。宗此旨化裁，病获痊愈。

病例二：脾胃湿困，湿聚郁热

郑某，女，38 岁，1973 年 3 月 29 日初诊。患者平素脾胃虚弱。近因饮食不慎，旬余来自觉身体困倦，不思饮食，厌油腻，大便溏，每日二三次之多。近三天又出现巩膜、肌肤黄染，但身黄不鲜，胸脘痞满，头重身困，小溲色深黄，舌苔微黄而腻，脉象濡缓。

西医诊断：黄疸型急性传染性肝炎。证属脾胃湿困，湿聚郁热，以致肝胆失其疏泄，胆液不循常道，三焦失和。治拟调理脾胃，芳化湿浊，疏利三焦。

处方：茵陈 30g，薏米 30g，佩兰 9g，云苓 15g，藿梗 9g，川厚朴 9g，鸡内金 4.5g，麦芽 9g，猪苓 9g，泽泻 9g。3 剂，水煎服，每日 1 剂。

4 月 1 日二诊：服药后，食欲好转，大便微溏，溲淡黄，其他症亦有减轻，舌苔转薄腻，脉象同前，仍用上方进退 3 剂。

4 月 5 日三诊：食欲大增，巩膜、肌肤黄色已退，胸脘

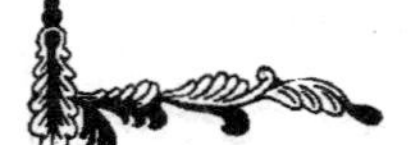

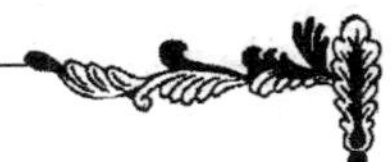

舒畅，头身觉轻，大便成形，小溲清白，舌苔转薄白微腻，脉弦缓。继调肝脾，清化湿邪。

处方：茵陈30g，白术15g，云苓24g，猪苓9g，泽泻9g，佩兰9g，生薏米30g，川厚朴9g，鸡内金4.5g，甘草6g。4剂，水煎服，每日1剂。

4月10日四诊：药后饮食正常，二便如常，身黄尽退，一切良好，停药。嘱其久服茵陈，自调养。

[**按**] 本例属于“阳黄”范畴。患者因素体脾胃虚弱，脾虚易于生湿，加之饮食不慎，脾胃失调，湿聚郁热，三焦失和，以致肝胆失其疏泄，胆液不循常道。虽为阳黄，但病随体异，偏重于湿，临床以身困、厌油、脘闷、便溏、溲黄、苔腻、脉濡等症较为明显。《内经》曰：“诸湿肿满皆属于脾。”“脾以燥则健”，故治疗以调理脾胃、芳化湿邪、疏利三焦为法。茵陈除湿，清热，退黄；白术、厚朴健脾和胃；藿香、佩兰芳香化浊；伍以鸡内金、麦芽快脾助化；猪茯苓、泽泻利湿并使湿有去路。诸方合用，脾胃健，湿不停滞，诸症渐平而愈。

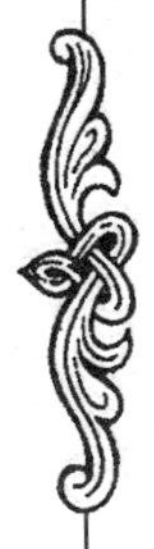

病例三：湿热三焦，热结肠胃

柴某，男，20岁，1956年5月16日初诊。患者在太原上学，学而忘倦，昼夜不辍。然秉性急躁，偶受非时外感，饮食少思，七八日后，病未见愈，医院检查，诊断为“黄疸型急性传染性肝炎”，劝住院治疗。因患者恐费用过多，无力支付，遂请假回乡里，途中因夜寒晨风，回家后病势增重。症见面色晦暗，郁郁而烦，寒热大作，肢体酸楚，目睛发黄，皮肤呈橘色，上脘及右胁下撑胀闷痛，以指触之觉剧痛，扺之痞硬满胁下，大便三日一行，小便黄赤短涩，舌苔厚黄而燥，口中有秽气，脉浮大数实，左关有弦意，右关有

滑象。

此属黄疸，为外邪侵袭少阳，湿郁三焦，热结胃肠，阳明里实，已成内外合邪之黄疸。治拟和解少阳，兼通阳明。方以大柴胡汤合茵陈蒿汤加味。

处方：柴胡 9g，大黄 9g，枳实 9g，黄芩 9g，半夏 6g，白芍 9g，茵陈 30g，栀子 9g，郁金 6g，玉蜀黍穗 9g。2 剂，每日 1 剂，分两次服。

5 月 18 日二诊：2 剂后，寒退热减，肢体渐舒，大便通，脘稍畅。

4 剂后，热退神爽，黄色渐退，右胁下已不觉胀痛。6 剂药后，黄大退，已无热象，小便淡黄，舌苔边尖尽退，惟中后部有薄黄。8 剂药后，诸症大减，身黄尽退，脘胁柔软，食欲增进，二便正常。继以利湿化浊，扶正理虚以善其后。

［**按**］此例患者平素胆火偏激，饮食失节，时感触发，侵袭少阳，湿郁三焦，热结胃肠，湿热郁蒸，阳明内实，故酿成内外合邪之黄疸。法遵汉方：以大柴胡汤，和解少阳之表，兼通阳明之里。虽少阳宜和解，然阳明里实又不得不下。故伍以茵陈蒿汤清热利湿，治身黄如橘色；再加郁金凉血破瘀，行气解郁。近代叶橘泉《经效单方》载："此味治黄疸，疗效卓著。"又说："玉蜀黍穗能疏胆络，利水道。"参入二方之内，壮柴、茵之威，增强疗效，8 剂后，再利湿化浊，扶正理虚，调理而安。

病例四：重症肝炎

樊某，男，44 岁，1974 年 3 月 2 日初诊。患者素有慢性肝炎，当年正月中旬发病，发热恶寒，自汗，溲黄，身黄，29 日住院治疗 3 天，不见好转。

症见面容消瘦，呈危重病容，巩膜黄，全身黄，舌苔黄

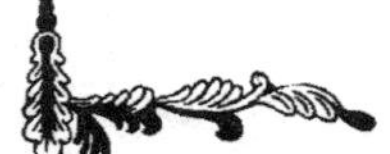

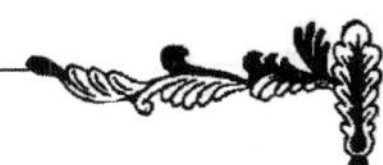

腻，右胁下肝区疼痛，边缘硬，下降三横指，腹胀便结，不思饮食，脉沉细弱，重取无力。

处方：茵陈30g，金银花60g，连翘30g，焦栀子9g，郁金4.5g，黄芩9g，当归9g，杭白芍9g，煅瓦楞子12g，小青皮6g，大黄4.5g，麦芽12g，金铃子9g，玉蜀黍穗30g，苦苣30g，淡竹叶15g，灯心草4.5g。2剂，水煎服。

3月4日二诊：药后发热、恶寒尽退，因便稍干，遂合五仁橘皮进退，先后服25剂。药后脉缓弱，舌苔薄白，巩膜、身黄尽退，溲清、大便微燥，时有右胁下痛，食纳渐佳，精神慧爽，处以加味四逆散。

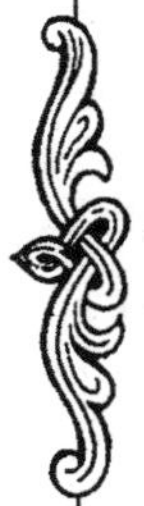

处方：柴胡9g，炒杭芍9g，枳壳9g，甘草6g，郁李仁6g，金铃子9g，当归15g，生麦芽15g，青皮6g，郁金9g，茵陈15g，广木香6g，炒鸡内金4.5g，通草6g。2剂，水煎服。

3月29日三诊：病人自右胁下及背刺痛，触之无异征，更以加味道遥法。

处方：当归15g，炒杭芍15g，蜜柴胡6g，云苓9g，白术9g，甘草6g，茵陈24g，金铃子9g，炒枳壳9g，麦芽12g，生姜3g，薄荷3g。2剂，水煎服。

4月2日四诊：胁背抽痛减轻，饮食如常，脉症均好。上方加佛手9g，佩兰9g。2剂，水煎服，日1剂。

4月5日五诊：右胁下拘急引背，溲深黄，食欲尚可。

处方：绵茵陈45g，炒栀子9g，川大黄4.5g，金银花30g，连翘15g，金铃子9g，杭白菊9g，广郁金6g，小青皮6g，川厚朴9g，当归9g，白通草9g，滑石18g，佩兰9g，甘草6g，玉蜀黍穗15g，苦苣30g。2剂，水煎服。

4月7日六诊：因活动劳累，右胁不适，更以加味道

遥散。

处方：当归15g，白芍15g，蜜柴胡6g，云苓9g，白术9g，甘草6g，绵茵陈30g，丹参15g，金铃子9g，郁金6g，佛手6g，白通草9g，川厚朴9g，生姜3g，薄荷3g。2剂，水煎服。

4月9日七诊：药后病未作，右胁轻畅，仍以加味逍遥加减。

上方去通草、厚朴，加金银花15g，炒鸡内金4.5g。2剂，水煎服。

4月11日八诊：因劳累不慎，右胁时痛，加味逍遥散3剂。溲黄，胃呆不纳，右胁痛，茵陈五苓散加味，2剂。胃中停饮不舒，右胁不爽，柴芍六君汤加味，2剂。右胁微痛，小便黄灼热，茵陈蒿汤加味。2剂，水煎服。

5月23日九诊：八诊后随症化裁共服9剂，诸症悉除，食、眠、二便正常。精神已复，故停药。至未诊前3天因过度劳累，饮食失节而劳复3日，来诊时巩膜微黄，苔黄腻，脘胁痛，肝炎复炽，溲黄褐，大便不畅，体温38℃，处以茵陈大柴胡汤。

处方：绵茵陈30g，柴胡9g，黄芩9g，芍药9g，半夏9g，枳实9g，生姜9g，大枣5枚。2剂，水煎服。

药后病渐轻退，仍处以茵陈蒿汤剂，两剂。病均轻退，惟轻微腹胀，以茵陈蒿汤加味6剂。病证大减，以逍遥散加味。病已告愈，加味逍遥散善后。

［**按**］本例重症肝炎素有肝气郁结，右胁下痛。复又急性发作，既有发热、恶寒、湿遏热伏之证，又有全身黄染、目黄溲黄、湿热蕴蒸、熏染肌肤、瘀热郁里之证；既有右胁下痛日渐加重，右胁下肝区疼痛明显，边缘硬，肝大胁下三

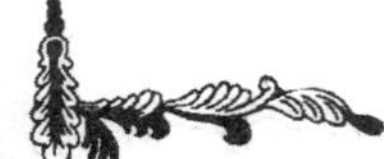

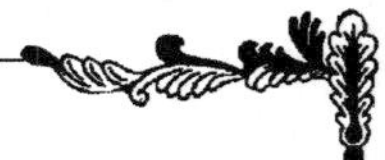

横指等一派肝气郁结、肝失条达、阻塞胁络之证，尚有腹胀便结、阳明微结、腑气不利之证。柴老首诊用茵陈蒿汤加金银花、连翘、苦苣、竹叶、灯心草清热解毒，利湿除黄，兼通腑气；郁金、金铃子、青皮、瓦楞子行气解郁，疏肝通络，止痛软坚。

柴老认为，肝主藏血，主疏泄，体阴而用阳，疏肝解郁中必伍养血之法，故加入当归、芍药。上方 2 剂后发热、恶寒尽退。以后以上方为基础加减进退 25 剂后，身黄、目黄、溲黄消失，胁痛肝大明显缩小减轻。至此湿遏热伏之表证、湿热熏蒸之里证悉除。此后，诸诊依次以加味四逆散疏肝胆，调脾胃；加味道遥散养血疏肝，健脾和胃，理气止痛；中途因劳复发作，根据临床辨证，予以茵陈大柴胡汤清利湿热，调和肝胆，轻泄阳明等，调治 3 个月而病渐告愈。

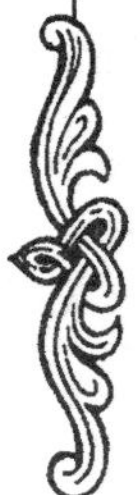

病例五：湿热蕴结，肝脾失调

姚某，男，46 岁，1974 年 9 月 4 日初诊。患者于去年夏季因黄疸、发热、右胁疼住某医院，诊断为急性传染性肝炎。经住院治疗病情好转。去冬又小发作 1 次，经柴老治疗基本痊愈，后又拟一丸剂（橘叶 20g，茵陈 20g，薏米 20g，云苓 15g，鸡内金 15g，金铃子 15g，佛手花 10g，玫瑰花 10g，佩兰 10g，炒三仙各 15g，炒白芍 15g，滑石 15g，甘草 10g）以资巩固。

今年 8 月下旬因重感冒，加之饮食不慎住某医院 1 星期，经治感冒基本痊愈，但肝病复发。现症右胁下痛，肝大三指，巩膜、全身无黄染，脘腹胀痛，不思食，厌油腻，口渴思饮，大便稀溏，小便黄，身疲无力，舌苔厚腻而黄，脉弦滑而数，平素性急且过劳。

此为平素脾胃积湿，感受外之六淫，湿聚热郁，以致湿

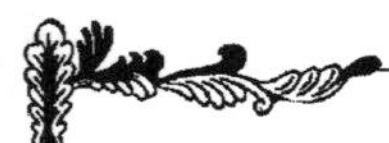

热蕴结，肝脾失调，三焦不和。治宜清热解毒，芳化淡渗，疏郁止痛。

处方：橘叶9g，金银花15g，藿香9g，败酱草15g，佩兰9g，大腹皮12g，炒薏米30g，茯苓12g，玫瑰花9g，郁金6g，金铃子9g，川厚朴9g，炒三仙各9g。5剂，水煎服，每日1剂。

9月9日二诊：药后病见好转，于昨天因饮食不慎，多食寒凉（西瓜）致病情增重，虽胁痛略减，但又上吐下泻，腹胀更甚，小腿抽疼，口黏腻，纳少倦怠，舌苔白腻，脉弦滑缓。因湿邪不减，寒象增重，更拟芳化淡渗法。

处方：藿香9g，白蔻仁4.5g，半夏9g，白扁豆30g，茯苓15g，大腹皮15g，佛手9g，宣木瓜9g，川厚朴9g，炒薏米30g，炒鸡内金4.5g，炒建曲9g，甘草6g。2剂，水煎服，每日1剂。

9月11日三诊：药后吐泻渐止，但近两天肝区痛甚，自觉胃气上逆，手按之亦有冲逆感觉，腹胀微减，拟芳化和胃，续调肝脾。

处方：藿香9g，白蔻仁4.5g，佩兰9g，炒杏仁9g，苏梗9g，大腹皮15g，炒薏米15g，茯苓15g，川厚朴12g，炒鸡内金4.5g，佛手9g，炒建曲9g，降真香6g，炒建曲9g，炒麦芽9g。2剂，水煎服，每日1剂。

9月13日四诊：吐泻已止，病情继续减轻，一般情况较好，继续疏肝胆，和脾胃，化湿热。

处方：蜜柴胡9g，炒白芍9g，玫瑰花9g，佛手花9g，橘叶9g，川厚朴12g，大腹皮15g，佩兰9g，宣木瓜4.5g，降真香3g，鸡内金粉4.5g，建曲9g，麦芽9g。3剂，水煎服，每日1剂。

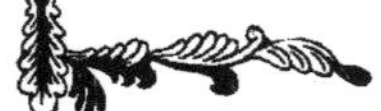

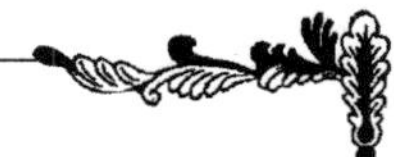

9月17日五诊：精神转佳，食欲增进，肝区微痛，热象大减，微见湿象，大便微溏，小便淡黄，舌苔薄黄腻，脉象缓滑。仍宜芳化和胃，调和肝脾。

处方：藿香9g，白蔻仁4.5g，佩兰9g，大腹皮15g，苍术9g，炒薏米15g，橘叶9g，佛手花9g，玫瑰花9g，鸡内金粉4.5g，川厚朴9g，建曲9g，麦芽9g。7剂，水煎服，每日1剂。

9月28日六诊：药后病情继续好转，食欲增多，二便基本正常，已无口苦、腹胀，精神亦好转，微过度劳累稍有疲乏感，舌质正常，苔已退净，脉缓和，左关弦滑。继续疏肝胆，调脾胃。

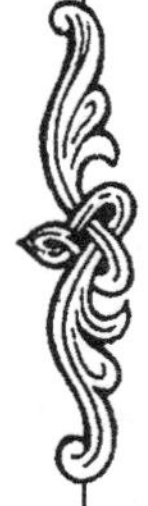

处方：蜜柴胡9g，炒白芍9g，炒枳实9g，橘叶9g，佛手花9g，玫瑰花9g，金铃子9g，郁金4.5g，鸡内金粉4.5g，建曲9g，麦芽9g，甘草6g。2剂，水煎服，每日1剂。

服药后，精神、食、眠、便俱佳，肝区亦无自觉痛感，舌苔正常，脉和平，关微弦。赴外地复查，停药。

［**按**］《素问·平人气象论》云："溺黄赤，安卧者，黄疸。"《灵枢·论疾诊尺》云："身痛而色微黄，齿垢黄，爪甲上黄，黄疸也。"黄疸一症，《金匮要略》有黄疸、谷疸、酒疸、女劳疸、黑疸五种。《伤寒论》有"瘀热在里，身必发黄，茵陈蒿汤主之"；"身黄发热者，栀子柏皮汤主之"；"瘀热在里，身必黄，麻黄连翘赤小豆汤主之"和"伤寒发汗，身目为黄，所以然者，以寒湿在里不解故也，以为不可下也，于寒湿中求之"等论述。临床上分为阳黄、阴黄两大类，身目黄色鲜明如橘子色，发热，舌红，苔黄腻或黄燥，脉数为阳黄，治宜清热利湿以退黄；若黄色晦暗，脉迟畏

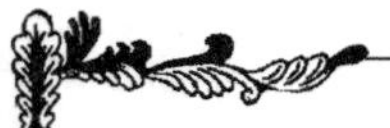

寒，舌淡，苔白腻者为阴黄，治宜温化寒湿。本例属阴黄，故以芳化淡渗、清热解毒和疏肝解郁等参差而愈。

病例六：急性重症肝炎

张某，男，16岁，1969年12月19日住院。患者12月13日发病，初感精神疲困，食欲减退，大便胶黏不畅，继而恶心呕吐，大便闭塞，小便混浊而黄。第7天发现巩膜黄染，躁扰不宁，始来住院治疗。入院后神志逐渐昏迷，时而狂躁不安。肝功能化验：黄疸指数120U，麝浊108U，麝絮（++++），卢戈碘试验（++++），谷丙转氨酶680U。西医诊为"急性重型肝炎（急性黄色肝萎缩）"。遂用葡萄糖、维生素、激素、谷氨酸钠等治疗病势不减，12月21日下午因病情迅速恶化，出现深度昏迷，傍晚急邀中医会诊。症见面色秽垢，巩膜及皮肤黄染，神志深度昏迷，时有躁扰，瞳孔散大，对光反应迟钝，恶心呕吐，小腹硬满，肝浊音界缩小，尿液混浊，呈深黄色。家属云："昏迷前出现小便不畅，迄今大便已7日未行。"苔黄滑厚腻，脉象濡数至数模糊不清。

此乃急黄险候。症由湿热蕴结，弥漫三焦，以致气机不宣，传导失职，湿浊阻窍，蒙蔽心包。内闭不能宣透，即有外脱之虑，急宜当机立断，以救垂危。除继用葡萄糖、维生素等西药护肝外，速以芳香开窍、辟秽醒神为法，佐以宣畅气机，清化湿浊。方用安宫牛黄丸合宣清导浊汤。

处方一：安宫牛黄丸3丸（每丸3g），每8小时（化汁）鼻饲一丸。

处方二：宣清导浊汤：猪苓15g，茯苓15g，寒水石18g，晚蚕沙12g，皂角子9g。1剂，水煎两次，去渣，分两次鼻饲。

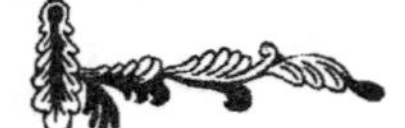

12月22日晚二诊：服药后病情基本稳定，呕吐渐减，小便渐畅，尿量增多，但神志尚不清，大便仍闭。药已应症，继用前法及前方。安宫牛黄丸用量3丸改为2丸。

12月23日晚三诊：患者下午神志逐渐清醒，能对答问话，但不流利，间有出言无序，瞳孔对光反应恢复，呕吐已止，小便通利，有少量大便，小腹硬满稍减，舌苔黄滑厚腻略退，脉象濡数，至数清晰。肝功能化验：黄疸指数98U，麝浊86U，麝絮（++++），卢戈碘试验（+++），谷丙转氨酶540U。据此脉症，病已转危为安，故停用安宫牛黄丸，继以宣清导浊汤原方1剂，嘱其口服。

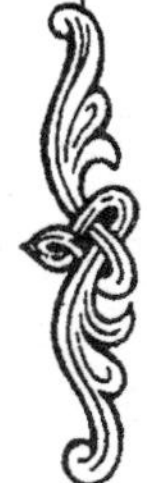

12月24日四诊：今早晨8点大便畅泻1次，色黑稠黏量多，便后小腹硬满大减，胃气始苏，知饥思食，神志完全清醒，身目黄色减退，小便畅利而且较清，舌苔薄腻微黄，脉象濡缓。虽然肝昏迷之症已除，但尚有弥漫之湿浊余热未尽。继以清化湿热、宣窍爽神之法。

处方：茵陈30g，金银花30g，丝瓜络30g，石菖蒲10g，广郁金6g，朱茯苓15g，生苡仁15g，佩兰10g，滑石粉12g，通草9g，荷叶9g。2剂，水煎，分早、晚空腹服。

12月27日五诊：药后身目黄色大减，头目爽朗，食欲增加，精神渐振，小腹柔和，二便畅通，睡眠安适，舌苔薄白略黄，脉象缓和。肝功能化验：黄疸指数46U，麝浊38U，麝絮（+++），卢戈碘试验（++），谷丙转氨酶274U。再予清热利湿、芳化醒脾之剂。

处方：茵陈15g，金银花30g，茯苓12g，生苡仁15g，藿香10g，佩兰10g，滑石粉9g，通草6g，生谷芽15g，荷叶9g。3剂，水煎服。

12月30日六诊：黄疸尽退，诸症悉除，精神、饮食、

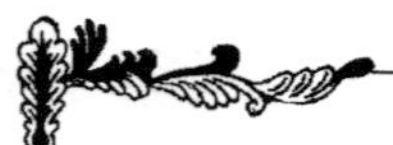

二便如常。肝功能化验：黄疸指数24U，麝浊16U，麝絮（++），卢戈碘试验（+），谷丙转氨酶120U。病已向愈，嘱其饮食调养，续用上方加减，以善其后。

1970年1月10日肝功能化验：黄疸指数6U，麝浊4U，麝絮（–），卢戈碘试验（–），谷丙转氨酶80U。随访病未复发。

［**按**］本病中医辨证属急黄。急黄为阳黄之重症，来势急骤，病情险恶，如《巢氏病源·急黄候》所述："卒然发黄……命在顷刻，故云急黄也。有初病即身体、面目发黄者，有初不知黄，死后乃身面黄者。"《圣济总录》也指出："疗不及时，则伤害至速。"

对于急黄的发病原因多数医家认为，此症多由湿热蕴积、热毒炽盛、灼伤津液、内陷营血、邪入心包所致。此例患者湿秽偏重，由于湿热蕴结，弥漫三焦，以致湿遏热伏，熏蒸成黄，湿郁气机，传导失职，湿浊阻窍，蒙蔽心包。患者初病，食欲减退，恶心呕吐，大便胶黏不畅，小便浑浊而黄，即为湿热内蕴，病机萌动之象。此时如能辨证清晰，洞彻病情，早施清热利湿、芳化秽浊之剂，则病势不致猖獗，脏气自可安和。但因循失治，贻误病机，会诊时，病已秽浊阻塞清窍，湿热蒙闭心包。柴老急用安宫牛黄丸，芳香开窍，辟秽醒神，以冀脱险。又仿《温病条辨》"温湿久羁，三焦弥漫，神昏窍阻，小腹硬满，大便不下，宣清导浊汤主之。"以宣清导浊汤宣畅气机，清化湿浊，驱邪外出。二方合用，药力共济，使病在三诊时，窍开机畅，神志渐清，转危为安。次第小便畅利，大便畅通，使闭锢之湿热秽浊从二便而出。病至四诊，虽诸症渐安，病入坦途，但弥漫之湿浊余热尚未净尽，本着"驱邪务尽"之旨，避免余邪不尽，死

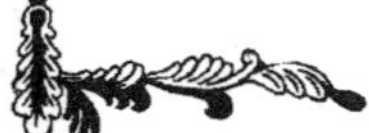

灰得以复燃，故续拟清化湿热、宣窍爽神之剂，使“邪净正安”，身体康复。

病例七：急黄

张某，男，16岁，学生，1969年12月19日住院。

患者1969年12月13日发病，初感精神疲困，食欲减退，大便胶黏不畅，继而恶心呕吐，大便闭结，小便混浊而黄。第7天发现巩膜黄染，躁扰不宁，始来住院治疗。入院后神志逐渐昏迷，时而狂躁不安，肝功能化验：黄疸指数120U，麝浊108U，麝絮（++++），卢戈碘试验（++++），谷丙转氨酶680U。西医诊为急性重型肝炎（急性黄色肝萎缩）。遂用葡萄糖、维生素、激素、谷氨酸钠等治疗病势不减，12月21日下午因病情迅速恶化，出现深度昏迷，傍晚急邀中医会诊。

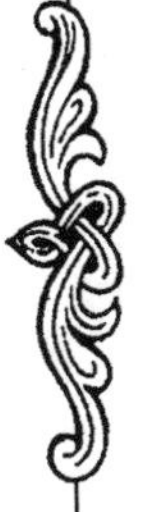

症见面色秽垢，巩膜及皮肤黄染，神志深度昏迷，时有躁扰，瞳孔散大，对光反应迟钝，恶心呕吐，小腹硬满，肝浊音界缩小，尿液混浊，呈深黄色，细询家属：“昏前出现小便不畅，迄今大便已7日未行。”启齿视舌，苔黄滑厚腻，脉象濡数，至数模糊不清，此乃急黄险候。

症由湿热蕴结，弥漫三焦，以致气机不宣，传导失职，湿浊阻窍，蒙蔽心包。内闭不能宣透，即有外脱之虑，急宜当机立断，以救垂危。除继用葡萄糖、维生素等西药以护肝外，速以芳香开窍、辟秽醒神为法，佐以宣畅气机，清化湿浊。方用安宫牛黄丸合宣清导浊汤。

处方：①安宫牛黄丸，3丸（每丸3g），每8小时（化汁）鼻饲1丸。②宣清导浊汤：猪苓15g，茯苓15g，寒水石18g，晚蚕沙12g，皂角子9g。1剂，水煎两次，去渣，分两次鼻饲。

12月22日晚二诊：服药后病情基本稳定，呕吐渐减，小便渐畅，尿量增多，但神志不清，大便仍闭。药已应症，继用前法及前方：安宫牛黄丸用量3丸改为2丸。

12月23日晚三诊：患者下午神志逐渐清醒，能对答问话，但不流利，间有出言无序，瞳孔对光反应恢复，呕吐已止，小便通利，有少量大便，小腹硬满稍减，舌苔黄滑厚腻略退，脉象濡数，至数清晰。肝功能化验：黄疸指数98U，麝浊86U，麝絮（++++），卢戈碘试验（+++），谷丙转氨酶540U。据此脉症，病已转危为安，故停用安宫牛黄丸，继以宣清导浊汤原方1剂，嘱其口服。

12月24日四诊：早晨8点大便畅泻1次，色黑稠黏量多，便后小腹硬满大减，胃气始苏，知饥思食，神志完全清醒，身目黄色减退，小便畅利而且较清，舌苔薄腻微黄，脉象濡缓。患者至此肝昏迷之症已除，但弥漫之湿浊余热，理宜驱邪务尽，故继以清化湿热、宣窍爽神之法。

处方：茵陈30g，金银花30g，丝瓜络30g，节菖蒲10g，广郁金6g，朱茯苓15g，生薏苡仁15g，香佩兰10g，滑石粉12g，通草9g，荷叶9g。2剂。水煎两次，分早、晚空腹服。

12月27日五诊：药后身目黄色大减，头目爽朗，食欲增加，精神渐振，小腹柔和，二便畅通，睡眠安适，舌苔薄白略黄，脉象缓和。肝功能化验：黄疸指数46U，麝浊38U，麝絮（+++），卢戈碘试验（++），谷丙转氨酶274U。再予清热利湿、芳化醒脾之剂。

处方：茵陈15g，金银花30g，茯苓12g，生薏苡仁15g，藿香10g，香佩兰10g，滑石粉9g，通草6g，生谷芽15g，荷叶9g。3剂，水煎服。

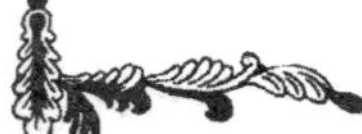

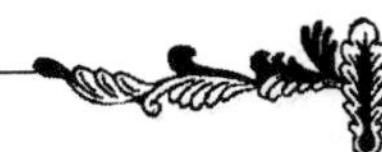

12月30日六诊：黄疸尽退，诸症悉除，精神、饮食、二便如常。肝功能化验：黄疸指数24U，麝浊16U，麝絮（++），卢戈碘试验（+），谷丙转氨酶120U。病已向愈，嘱其饮食调养，续用上方加减，以善其后。

1970年1月10日肝功能化验：黄疸指数6U，麝浊4U，麝絮阴性，卢戈碘试验：阴性，谷丙转氨酶80U。随访病未复发。

［**按**］本病西医诊断系急性重型肝炎（急性黄色肝萎缩）。中医辨证属急黄。急黄为阳黄之重症，来势急骤，病情险恶，如《巢氏病源·急黄候》所述："卒然发黄……命在顷刻，故云急黄也。有初病即身体面目发黄者，有初不知黄，死后乃身面黄者。"《圣济总录》也指出："疗不及时，则伤害至速。"

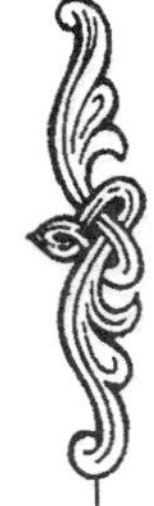

对于急黄的发病原因多数医家认为：此症多由湿热蕴积，热毒炽盛，灼伤津液，内陷营血，邪入心包所致。但此例患者湿秽偏重，由于湿热蕴结，弥漫三焦，以致湿遏热伏，熏蒸成黄，湿郁气机，传导失职，湿浊阻窍，蒙蔽心包。患者初病，食欲减退，恶心呕吐，大便胶黏不畅，小便浑浊而黄，即为湿热内蕴、病机萌动之象。此时如能辨证清晰，洞彻病情，早施清热利湿、芳化秽浊之剂，则病势不致猖獗，脏气自可安和。但因循失治，贻误病机，难免病势鸱张，几濒于危矣。会诊时，病已秽浊阻塞清窍，湿热蒙闭心包，值此千钧一发，危机立呈，故急用安宫牛黄丸，芳香开窍，辟秽醒神，以冀脱险。又仿《温病条辨》"温湿久羁，三焦弥漫，神昏窍阻，小腹硬满，大便不下，宣清导浊汤主之。"故以宣清导浊汤，宣畅气机，清化湿浊，驱邪外出。二方合用，药力共济，使病在三诊时，窍开机畅，神志

渐清，转危为安，次第小便畅利，大便畅通，使闭锢之湿热秽浊从二便而出。病至四诊，虽诸症渐安，病入坦途，但弥漫之湿浊余热尚未净尽，宜本“驱邪务尽”之旨，免得余邪不尽，死灰得以复燃，故续拟清化湿热、宣窍爽神之剂，使“邪净正安”，身体康复。

腹　痛

腹痛涉及的范围很广，包括胃脘以下、脐的四旁及耻骨以上，为多种疾病的一个症状。其分类的方法有以部位分的，如痛在中脘属太阴脾；痛在少腹左右属厥阴肝；痛在脐腹正中属少阴冲任。有以痛之有形与无形分的，如气郁、寒、热、血虚为无形；食积、瘀血、虫积、癥块为有形。大抵有形的痛，必痛有常所，胀无休止。无形的痛，必痛无定处，或胀或止。气聚则痛而见形，气散则平而无迹；痛而满闷者多实，不闷不胀者多虚。拒按者为实，喜按者为虚。喜热者多虚，喜冷者多实。

一、辨治要点

对于腹痛首应全面考虑，根据病因、疼痛部位、疼痛性质等，明确其主要的受病脏腑、证情之寒热虚实等。临床辨证宜结合证情，虚痛喜按，实痛拒按；痛在气分，攻注不定；痛在血分，刺痛不移；痛在腑者，脉多弦滑；痛在脏者，脉多沉弦。总之，当结合各个脏腑之功能特性以及与腹痛同时出现的各个症状辨证论治。

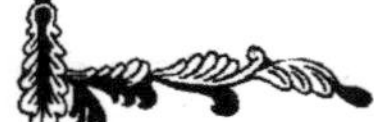

二、病案举例

病例一：太阴腹痛

武某，女，51岁，1973年5月13日初诊。平素身体衰弱，消瘦，消化不良，容易胃痛。1周前因吃大刀面后，突然剧烈腹痛，即住某医院，经治疗（用中药大柴胡汤、西药解痉止痛剂）两天后，呕吐微轻，但腹痛不止，第三天吐蛔虫1条，因服驱蛔灵后又剧烈呕吐，腹痛增重，且有昏迷之象。西医会诊为“亚急性胰腺炎”，因病情不见减轻，于第7天邀柴老会诊。

症见精神倦怠，懒言少语，不时呕逆，不饮不纳，中脘疼痛，痛处偏右，呈阵发性疼痛，痛处硬而拒按，体温正常（37.2℃），舌质淡，苔白腻，脉缓弱。

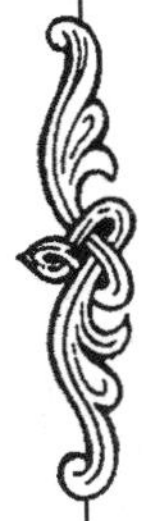

参其脉症柴老曰：“病在太阴，非少阳半表半里，亦非阳明胃实，因‘实则阳明，虚则太阴’，此病虽腹痛拒按，乃太阴腹痛兼有宿滞”。

处方：桂枝9g，炒白芍10g，甘草6g，川大黄9g，生姜9g，红枣5枚（去核）。2剂，水煎服。

1剂药频频予饮，柴老临床询视病人，3小时后患者自觉逆止，腹痛亦觉减轻。两剂后来人代诉，病情缓解，腹痛基本消失。柴老再拟益气和胃、调和肝脾方，嘱其继服。

处方：白扁豆30g，党参15g，炒山药24g，佛手9g，炒麦芽15g，橘络9g，炒鸡内金粉15g，炒白芍9g，木瓜15g，玫瑰花15g，甘草6g。两剂，水煎服。

［按］《伤寒论》第279条云：“本太阳病，医反下之，因而腹满时痛者，属太阴也，桂枝加芍药汤主之。大实痛者，桂枝加大黄汤主之。”此症属之，惟其非因误下邪陷太

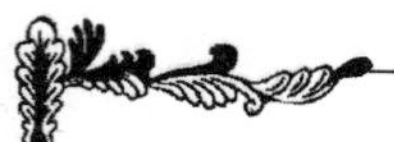

阴，而是太阴素虚，饮食不节耳。用仲景方即当活用。

病例二：胃痈腹痛

王某，男，60岁，1962年7月10日初诊。腹痛旬余，他医用青霉素、磺胺类药治疗无效，改请中医治疗。症见脘腹疼痛，屈腿捧腹，中脘稍左有一块儿，如梨大，触之疼痛异常，按之不移，时有蒸热，大便干燥，数日一行，舌苔黄厚浊腻，脉象数实。中医诊断：胃痈。

处方：大黄9g，丹皮9g，桃仁9g，芒硝9g，冬瓜仁15g，薏米30g，金银花30g，连翘15g，乳香9g，没药9g，败酱草30g。3剂，水煎服。

7月13日二诊：初服痛处有不适感，继服大便畅利，有脓血样物随便排出，病随日减，肿块渐小，舌苔日退。继服上方，10剂，服法同前。

药后块消无形，饮食正常，腹部不适而愈。

[**按**] 痈有胃、肠之异，理同为热瘀营血，治亦同焉。然胃痈何以用肠痈之大黄牡丹汤，此异病之同治也。

病例三：虚寒腹痛

张某，男，50岁，1965年12月7日初诊。素有脘腹胀痛，痛多为隐痛，纳差便溏，小便如常，经用中西药治疗，微胀感消失。近月以来，腹痛加重，有拘急感，喜温喜按，饮食尚差，大便溏，每日两次，舌苔薄白，脉象弦弱。

此属中气虚寒，脾失健运；治宜温培中气，甘缓迫急，以甘温扶羸法。方用小建中汤。

处方：桂枝4g，炒白芍8g，炙甘草4g，饴糖4g，生姜4g，大枣12枚。水煎服（饴糖化入药内冲），5剂，每日1剂。

12月20日二诊：药后自觉腹痛减轻，挛急感消失，食

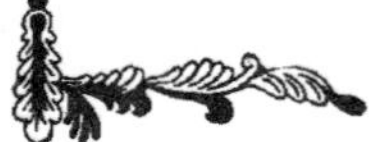

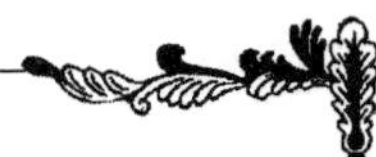

欲增进，后经某大夫处小建中汤5剂，脘腹疼痛消失。此诊尚有脘冷清水，腹胀喜热，运迟便溏，水溲清利，舌淡苔白，脉象濡弱，较前有力。柴老更拟健脾温肾法，以温运中阳。

处方：巴戟天15g，益智仁9g，白术12g，野党参12g，干姜6g，白蔻仁4.5g，陈皮9g，白茯苓12g，砂仁3g，炙甘草6g，生姜9g，大枣5枚。3剂，水煎服，日1剂。

12月28日三诊：诸症减轻，有时偶吐清水，腹有微胀感，仍以上法加减化裁，益气运中，健脾温肾。

处方：巴戟天15g，补骨脂9g，白蔻仁4.5g，盐小茴香4.5g，广木香4.5g，春砂仁4.5g，白术12g，野党参12g，半夏9g，陈皮9g，茯苓12g，炙甘草6g，苏梗12g，川厚朴9g，炒鸡内金4.5g（冲服），生姜9g，大枣5枚。5剂，水煎服，日1剂。

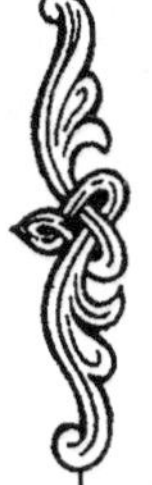

服5剂后，诸症基本消失，吐冷水、腹胀明显消失，腹胀大增，更方以上法数剂，诸症悉愈。嘱其慎饮食，忌生冷，杜以根治。

［**按**］患者脘腹疼痛已数年之久，近1年来又时有腹胀，虽经中西药治疗，终未根治。柴老诊其症脉，认为是虚寒腹痛，先用以甘温扶羸法，拟小建中汤，使腹痛挛急消失。二诊时因腹胀有增，阳虚运迟，有脾滞之象，柴老云："因建中汤类方，如有腹胀、苔腻等，脾滞有湿者不可分也，因其时温可以注湿，免致愈补愈滞之弊。"后继健脾温肾，益气运中。温助肾阳，能蒸化水谷，乃柴老经验之得。十余剂后，诸症消失，告愈。

病例四：少阳兼阳明里实腹痛

王某，女，30岁，1974年8月1日初诊。患者于9天

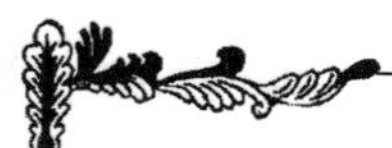

前忽感右胁及背抽痛，旋即右上腹剧烈疼痛，伴有呕吐，遂延西医诊治，经用青霉素、链霉素，并配安痛定、吗啡等止痛剂，两天后呕吐渐止，但右上腹疼痛依然存在，止痛剂也只能轻松片刻。复经西医会诊，认为需进一步确诊。

症见按其上腹及右胁下痞满，挛急，触之痛剧，询之五日已不更衣，舌苔黄腻粗糙，脉象弦滞微数。

治宜和解少阳，通下里实。方用大柴胡汤。

处方：柴胡 9g，川大黄 3g，枳实 9g，黄芩 9g，半夏 9g，炒杭芍 9g，鲜生姜 4.5g，大枣 5 枚（去核）。1 剂，水煎，空腹服。

8 月 2 日下午二诊：其子陈述：昨日傍晚服头煎，今日黎明服二煎，中午前已畅泻两次，第 1 次量多，色黄，微黑，第 2 次纯黄稀便。继以四逆散加味，调肝和胃，理气止痛，以原方进退之。

处方：柴胡 9g，炒杭芍 15g，枳实 9g，甘草 6g，橘叶 9g，佛手 9g，金铃子 9g。1 剂，水煎服。

8 月 3 日下午三诊：其子陈述：自泻后病未大作，病人自觉脘腹舒适，食欲增进，腹饥索食。更以 8 月 2 日处方再服 1 剂。

8 月 4 日中午四诊：自觉疼痛消失，精神爽朗，惟右肋下按之有挛急抵抗感，舌苔黄腻、粗糙，脉象弦滞较和。上方不调，再服 1 剂，水煎服。

［**按**］患者发病较急，右上腹剧烈疼痛，伴有呕吐，虽治 9 天疼痛减轻，但上腹及右胁下痞满，挛急，触之痛剧，且大便不下。此乃少阳失和兼阳明里实。方选大柴胡汤和解少阳，通下里实。1 剂则大便畅泻，胁下痞满、挛急和触痛顿减。继以四逆散加味调肝和胃，理气止痛而愈。

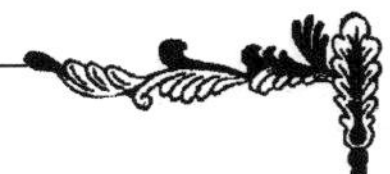

病例五：虚寒腹痛

卢某，女，53岁，1966年4月17日初诊。患者因两次手术（第1次阑尾炎、第2次肠梗阻），体质虚弱，第2次术后4天腹部攻冲作痛，此起彼伏，神气倦怠，食欲纳差，大便稀溏，医院拟再行手术。病人因体质极虚，不同意再手术。

症见面黄消瘦，腹痛喜按喜热，舌质淡光剥无苔，脉象迟弱无力。

此属"虚寒腹痛"，治当温中益气散寒，拟小建中汤加味。

处方：桂枝9g，炒杭芍18g，炙甘草9g，炒山药30g，白糖参9g，鸡内金3g，冰糖20g，生姜3g，大枣8枚。3剂，水煎，空腹分服。

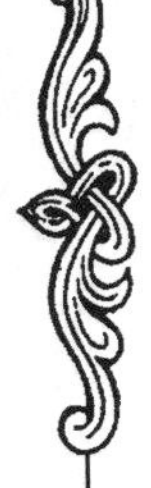

4月20日二诊：药后腹痛略减，饮食稍增，但仍攻冲作痛，只是微缓，脉症同前，继以大建中汤。

处方：蜀椒9g，干姜9g，白糖参9g，饴糖60g。4剂，水煎，空腹分服。

4月24日三诊：腹中攻冲作痛消失，拆线后腹部伤口愈合很好，饮食增进，精神好转，大便溏，至此寒象已退，虚象渐复，故继以归芍四君汤加味，养血健脾补虚，以资巩固。

处方：当归15g，炒白芍15g，白术15g，党参24g，茯苓9g，炒山药30g，炒鸡内金4.5g，炙甘草9g。4剂，水煎，空腹分服。

4月30日四诊：药后情况良好，近两天兼有咳嗽，吐痰少量，治宜肺脾并调，拟百花异功加味。

处方：蜜百合30g，炙款冬花15g，白术15g，党参

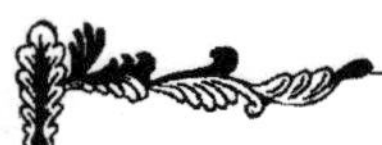

24g，茯苓 9g，陈皮 9g，五味子 6g，炙甘草 6g。3 剂，水煎，空腹服。

5 月 3 日五诊：咳嗽减轻，一切情况良好，仍以上方调理而愈。

[**按**] 本例为术后虚寒而致腹痛，先以小建中汤，虽收小效，但因寒重腹部攻冲作痛，故更以大建中汤而收效，再以健脾补虚之剂，善后培本而愈。

病例六：胃脘痛（萎缩性胃炎）

谢某，男，46 岁，1990 年 6 月 28 日初诊。患者胃脘久痛不愈 1 年，时伴纳呆、乏力，并在某军医大诊断为"萎缩性胃炎"，用诸多西药（不详），收效甚微。苔薄白，脉细而弦。

此为肝胃不和，治以芍药甘草汤。

弟子处方：芍药 30g，炙甘草 10g。3 剂，水煎，早、晚服之。

7 月 1 日二诊：药后症状无明显改善，弟子又以原方 5 剂继服，服法同前。

7 月 7 日三诊：药后症状改善仍不明显。遂请柴老会诊，柴老幽默地说："肝胃不和诊断没错，用芍药甘草汤方药也没错，既然没错，我也不需改弦易辙了，就来个重蹈覆辙吧！"乃处芍药甘草汤方，并对弟子说："我把你开的方子来个大颠倒，甘草用 30g，芍药用 10g。"3 剂，服法同前。

7 月 10 日四诊：患者告之："腹痛已减去大半，快一年了胃部从没感觉到这么舒服过。"柴老嘱原方连服 7 剂。药后告愈。观察数月未复发。

[**按**] 此案胃脘痛西医诊为"萎缩性胃炎"，几经用药，

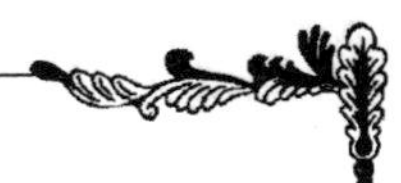

收效甚微。中医予芍药甘草汤前后8剂，亦未见效。柴老虽也用此方，却仅将药量进行调整，便效果明显。柴老曰："用方是对的，取的是芍药甘草汤柔肝敛肝，以和胃止痛；而我是取甘温缓急以和胃止痛，在治病中如这条路走不通，咱就走那条路嘛。"理明则可治病求本，药味同而剂量不同，效果却天壤之别。可见，柴老用方技巧之妙，医理格参之深。

病例七：急性腹痛（胃穿孔）

李某，男，55岁，1970年6月1日初诊。患者因食生冷硬物过多，突然上腹剧痛，痛不可忍，干呕而吐不出物，继则腹胀如鼓，不排气，欲便不能。西医诊为"急性胃穿孔"，建议手术治疗。患者不接受手术，希望中药保守治疗。

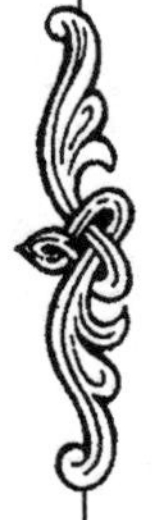

刻诊：上腹剧痛，脘腹胀满，干呕，大便秘结，舌苔滑腻而黄，脉象弦实而数。

此为气阻腑闭，治宜急下通腑，拟大承气汤。

处方：川厚朴18g，炒枳实15g，川大黄15g（后下），芒硝15g（后下）。1剂，水煎服。

6月2日二诊：药后虽大便，但一次量甚少，胀痛均未减。更拟疏畅气机，疏通腑气，活血止痛。

处方：川厚朴30g，大腹皮30g，炒鸡内金9g，炒莱菔子15g，海南沉4.5g，春砂仁4.5g，炒灵脂15g，炒二丑9g，乌药9g，炙甘草6g。1剂，水煎服。

6月3日三诊：服上药后，晚12时大便1次，色黑，为水样黏液，夹有羊矢大块状粪便，便后痛胀均减。

上方去二丑，加枳壳15g，广陈皮9g。1剂，水煎服。

6月4日下午四诊：中午12时许，又大便1次，色黑

量多，仍为黏液夹块状便，腹痛胀均大减，舌黄、滑腻苔渐退。更拟疏气消胀，消导和胃。

处方：老苏梗15g，大腹皮30g，川厚朴15g，炒鸡内金9g，炒莱菔子9g，炒枳壳9g，炒麦芽12g，炒建曲12g，小青皮6g，炙甘草6g。1剂，水煎服。

6月5日五诊：便后腹痛胀已很轻微，肠鸣音增进，稍有呕意，心灼热，继以疏气消胀、和胃止血之法。

处方：苏梗15g，大腹皮15g，川厚朴12g，白扁豆12g，鸡内金9g，金银花炭12g，竹茹9g，炒建曲12g，炒麦芽12g，广佛手6g，炙甘草6g。2剂，水煎服。

6月9日六诊：腹胀痛甚微，干呕及心灼感消失，大便基本正常，便色转黄带黑，仍宗上方意。

处方：紫苏梗15g，大腹皮15g，藿香梗9g，川厚朴9g，陈皮9g，鸡内金4.5g，炒建曲9g，炒麦芽9g，佩兰9g，炒谷芽30g，炙甘草6g。2剂，水煎服。

6月11日七诊：腹胀痛消失，饮食改半流食，大便稍溏。上方加扁豆12g，薏米12g。2剂，水煎服。

6月13日八诊：诸症尽除，饮食、二便正常，精神均佳，以甘淡养脾、和胃化湿之法。

处方：党参15g，白术9g，炒薏米12g，白扁豆12g，紫苏梗9g，藿香梗9g，鸡内金4.5g，炒建曲9g，炒麦芽9g，荷叶梗9g，甘草6g。4剂，水煎服。药后，用上法调理而愈。

［**按**］此西医之急腹症也，治之必以手术，中医治疗，以“通腑”为治，大承气汤为此症之基本方。本案先以大承气汤急下通腑，继而调畅气机，疏通腑气，兼活血止痛，再旋以理气消胀，消导和胃，先后有序，缓急有致。

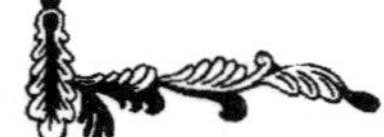

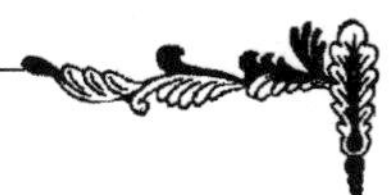

头　痛

头痛的病因较多，概括起来可分为外感头痛和内伤头痛。外感头痛如风寒头痛由寒凝血滞、阻遏络脉、血郁于内而致。风热头痛由火热上炎、侵扰清窍、气血逆乱而致。风湿头痛乃弥漫浸淫、蒙蔽清阳，致清阳不升、浊阴不降等。此外，还有太阳头痛、少阳头痛等。

内伤头痛如气虚血虚头痛，因气血亏虚不能上营而致。痰浊头痛因脾不运化、痰湿痰浊上扰清阳而致。肝郁头痛因情志不和、郁而化火、上扰清窍而致。肝阳头痛因肾阴不足、水不涵木、肝阳上亢而致。肾虚头痛因房事不节、肾阴亏耗、脑髓空虚而致。食郁头痛因消化不良、宿食停滞、浊气上攻而致等。另外，还有偏头痛、真头痛等。

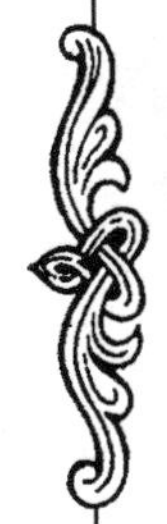

一、辨治要点

柴老认为：头痛的辨治首先应该寻找所属的主因，辨别其不同类型的症状，以及寒热虚实等整体的病理机转，之后予以切合病情的治疗，切忌头痛医头的消极方法。

二、病案举例

病例一：偏风头痛

孙某，男，40 岁，1974 年 6 月 11 日下午初诊。患者蹙眉苦脸，身倦不堪，左头偏痛剧烈，连续发作，无片刻安，夜不能寐，昼无宁时，已 5 日不能酣睡，叠经中西药物及用

针刺等法，痛不能已。其脉浮弦细数，舌苔薄黄。

此乃风邪夹热，乘袭少阳之经，治以散风清热。处以菊花茶调散（改汤剂）。

处方：川芎 9g，荆芥 9g，防风 9g，细辛 3g，白芷 6g，羌活 9g，甘草 6g，僵蚕 4.5g，薄荷 3g，菊花 9g，茶叶 9g（龙井茶叶）。2 剂，水煎服。

6 月 13 日二诊：病家代诉，服头煎后，头痛立止，两剂尽，病未再作。

为巩固疗效，复以原方两剂，以善其后。

［**按**］柴老认为，“头痛有因风、寒、痰、湿、火、郁热、伤食、伤酒、动怒、气虚、血虚、虚阳上越、肾虚气逆等，又须审因论治。”今患者属风而夹热，并乘袭少阳，致偏风头痛。柴老以菊花茶调散，散风清热。古人云：“颠顶之上，惟风药可到。”方内羌活、白芷、川芎、细辛为头痛类药，荆芥、防风、薄荷散风，菊花清利头目，此为治风邪偏正头痛之妙方。

病例二：少阳头痛（变证）

龚某，女，55 岁，1967 年 9 月 9 日初诊。患者素性急躁，肝阳偏亢，患者多年来患有高血压。八天前忽寒热往来，头痛（两侧）剧烈，口苦，咽干，呕逆不纳。经某医院用小柴胡汤治疗，1 剂后，寒热未除，头痛转剧，口苦，咽干，呕逆不减，反增口干微渴。

诊见如上症，脉浮弦数，舌质绛，苔黄。据病情虽属少阳外感，但本体阴虚阳亢，治宜清疏少阳，缓肝养液。

处方：青蒿 9g，黄芩 9g，杭白菊 9g，钩藤 15g，青竹 30g，白薇 9g，金银花 15g，荷叶 9g，麦冬 12g，生甘草 6g，轻蝉衣 9g，僵蚕 6g。2 剂，水煎服。

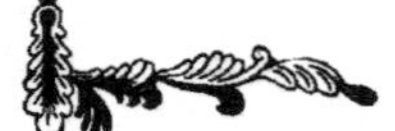

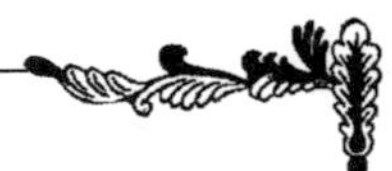

9月11日二诊：药后寒热退除，头痛显减，黄苔已退，但呕逆不止，时有神烦，不寐，脉数。

处方：珍珠母30g，杭白菊9g，黄芩9g，白薇9g，金银花9g，荷叶9g，辽沙参15g，石斛9g，生甘草6g，翠青竹30g。2剂，水煎服。

9月13日三诊：头已不痛，呕逆亦止，精神清爽，能寐，纳食如病前。病家见愈，要求停药。

停药五六天后，又觉头晕微痛，口舌糜烂，因病未大作，脉亦无变化。更轻剂，以清泄肝热、生津养液为治。

处方：杭白菊15g，钩藤15g，金银花15g，荷叶9g，麦冬9g，龙胆草9g，元参9g，生甘草6g，蝉衣9g，竹叶6g，灯心草1.5g。2剂，水煎服。

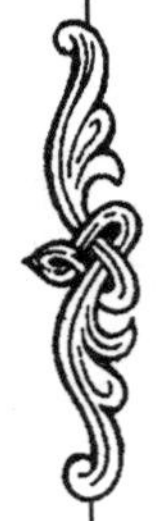

2剂后，诸症均退。

［**按**］此证寒热往来，口苦，咽干，呕逆不纳，偏重头痛，均为少阳外感应有之候。但患者素性急躁，素有肝阳（高血压），已有肝火偏激、阴液亏损之机。虽有外感侵袭，已为少阳外感之变局，治疗之法，宜辛凉轻疏之剂，佐以清热养液之品，使外感退而阴不伤。若只观现象，不求病本，投以小柴胡，柴胡、半夏、姜升发苦燥，势必助热伤液，肝阳益升，对其病有增无减。后用辛凉轻疏，清热滋阴，投剂合拍，所以病证豁然而愈。柴老云："临床治病总是有常有变，首治于常者，宜要首治其变"。

病例三：头痛自汗

黄某，女，41岁，1973年5月2日初诊。患者曾有心脏病，常因家务繁杂，劳倦过度，心脏性浮肿已发作数次，经用中药治疗后，浮肿消。近日来，寤则大汗淋漓，醒则湿透被褥，白天稍动则汗出，左鬓角处牵急而痛，痛不缓解，

脉象弦弱而缓，舌质淡苔薄。

此属心阳不振，表气不固。治宜调和营卫，敛汗固表。拟桂枝加龙牡汤。

处方：嫩桂枝9g，炒白芍9g，炙甘草6g，生龙骨24g，生牡蛎24g，川芎6g，蔓荆子9g，生姜9g，红枣5枚。2剂，水煎服。

5月5日二诊：服两剂药后，夜汗已止大半，惟头痛未缓解，脉较前无进退。

上方加钩藤18g，僵蚕9g，蝎尾7个。2剂，水煎服。

5月7日三诊：汗止十之八九，惟头痛（左鬓部）仍未缓解，经用头针两次，依旧发作。上方药下咽，即头剧痛一阵，旋即缓解，阵阵发作，脉弦弱迟缓，扪之肤冷，面色苍白，终属气虚阳弱之象，拟益气振阳法，处补中益气汤加减。

处方：炙黄芪30g，白术30g，陈皮9g，党参30g，当归15g，川芎9g，炙甘草6g，鹿茸1.5g（分两次冲服），生姜1.5g，大枣8枚。2剂，水煎服。

5月9日四诊：精神好转，但头痛仍作，更拟疏肝解郁，佐以养血疏肝，逍遥散加减。

处方：当归15g，白芍15g，柴胡4.5g，茯神12g，白术12g，炙甘草9g，川芎9g，僵蚕9g，蔓荆子9g。3剂，水煎服。

5月15日五诊：药后头痛立止，近因停药数日，头有小痛，出汗仍不多，惟体有浮肿。此乃气虚之故，治以五味异功散加味。

处方：党参30g，茯苓24g，白术24g，陈皮9g，炙甘草6g，炒枣仁15g，夜交藤15g，川芎6g，当归9g，蔓荆

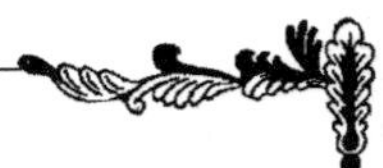

子 9g。3 剂，水煎服。

6 月 24 日六诊：多日来头痛未作，出汗亦愈，再未出现虚浮肿胀，惟体重略减，纳少疲乏，夜寐不甘。

处方：炒山药 45g，党参 24g，鸡内金 6g，白术 24g，炒枣仁 15g，夜交藤 15g，炒麦芽 15g，炙甘草 6g。3 剂，水煎服。

［**按**］本例宿患心脏病，加之家务繁杂，劳倦过度。虽以头痛、自汗为主，但因身体较为虚弱，病情易于变化，病机较为复杂。柴老根据病情变化，有是证便用是药。一诊、二诊主因心阳不振，表气不固，故以桂枝加龙牡汤加味；三诊主因气虚阳弱为主，故以补中益气汤加减；四诊以血虚肝郁为主，以逍遥散加减；五诊以气虚脾弱为主，故以五味异功散加味。注重病机变化，不固守一病一方，随机选方，随症加减是柴老用药的一个特点。

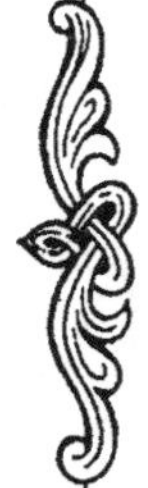

病例四：风寒头痛

范某，女，67 岁，1978 年 9 月 10 日初诊。患者近 4 天来身有不适，头痛、恶寒，仍能参加轻度劳动。突然于早晨恶寒加重，肢体震颤抽搐，继则人事不省，送医院急诊：怀疑脑血管痉挛，但血压不甚高，经颈静脉给硫酸镁、冬眠 2 号等，病情未见好转，至半夜 11 点病情加重。

刻诊：神志不清，焦躁不安，身体阵发性寒战，肢体至天黑时开始搐搦不止，有时循衣摸床，不时乱语，但不能对答问话，有时呻吟，并用拳头击打脑部，身体 4 天来无汗，牙关不紧，舌苔薄白，脉象浮紧，重取无力。

辨证：风寒闭束于外，正气虚衰于内，治宜辛温疏散，扶阳固脱，以挽危象。

处方：麻黄 15g，杏仁 9g，桂枝 15g，炒白芍 15g，东参 9g，熟附子 9g，当归 30g，川芎 15g，细辛 3g，防风 9g，

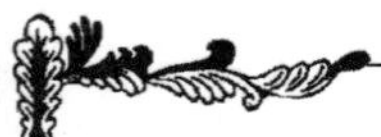

蔓荆子9g，炙甘草9g，生姜2g，红枣5枚（去核）。1剂，先煎麻黄去沫，然后放入他药。取汁频服。

服一煎后约半小时许，彻身有微汗出，汗后搐搦、寒战消失，烦躁、乱语亦渐失，亦不呻吟能安睡。柴老嘱："二煎勿服，任其安睡，慎勿呼之"。次晨病人家属来告："病人熟睡后体微时黏汗，终未见大汗。服药4小时后，身汗渐止，神志已清，能对答问话。"

9月11日二诊：神志清楚，能口述病情，身已不觉有寒意，一如常人，惟头稍痛微晕，想吃东西。脉息平静。

处方：当归15g，生地9g，炒白芍15g，川芎9g，秦艽9g，荆芥穗6g，蔓荆子9g，钩藤24g，天麻9g，茯苓15g，炒枣仁30g，珍珠母30g（先煎），玳瑁4.5g（先煎），甘草6g。2剂，水煎服，每日1剂。

药后诸症皆平，食、眠、便俱佳，一如常人。

［**按**］《内经》云："风气循风腑而上为脑风，新沐中风为首风，犯大寒内至骨髓为脑逆头痛……"此脑逆之头痛是也。此证诊断要点有三：一是无汗，二是头痛而恶寒，三是脉浮紧，苔薄白，故诊为风寒犯脑，其实亦太阳病之伤寒也。足太阳经起于目内眦，上额，交颠，络脑，下项，夹脊抵腰，故有所述诸症，处以麻黄汤合参附温经扶阳，攻补兼施而效验。

痹　证

痹即闭塞不通，无论风寒湿痹，还是湿热痹痛，均为人

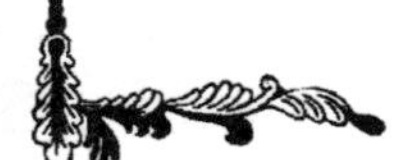

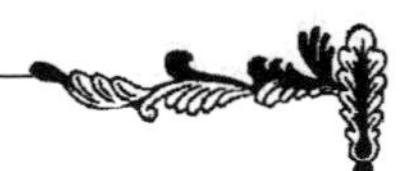

体肌表经络遭受外邪侵袭后，气血不能畅通，痹阻肢体、关节而形成的痹证。风寒湿痹乃阳气不足，腠理空疏，卫阳不固，风、寒、湿得以乘虚侵袭，游走脉络，致气血运行不畅而成。湿热痹痛乃风寒湿痹经久不愈，邪留经络，蕴而化热，或体质阳盛，湿热入侵，瘀阻经脉，气血不能流通，湿热痹着而成。

胸痹乃因胸中阳气不能布展，痰浊阴邪上乘阳位，气机不能宣畅所致的胸阳肺气痹阻而致。

一、辨证要点

1. 痹证辨治要点

风寒湿痹因“风寒湿三气杂至，合而为痹”。“三气”感受大都合并而来，但时常有所偏胜。风盛者为行痹，湿盛者为著痹，寒盛者为痛痹。风寒湿痹治疗以祛风通络、散寒利湿为纲。行痹以祛风为主，著痹以利湿为主，痛痹以散寒为主；湿热痹痛因素体阳盛，内有蕴热，湿热侵入筋骨，或风、寒、湿邪郁久化热而致。湿热痹痛治以清化湿热、宣痹通络为主。

2. 胸痹辨治要点

胸痹既是一病名，亦是一症状。其主症为“胸满喘急，短气不利，痛引心背”。总的治法当以旋转上焦清阳，疏利膈间痰气。但临证时除考虑其为阳气不足外，尚需根据不同的见证，详察其因，仔细推敲。

临床若症见“胸痛彻背，感寒痛甚，喘息，咳唾，短气，舌苔白腻，脉象沉迟”乃寒邪壅盛之胸痹，宜通阳散结，豁痰下气，瓜蒌薤白白酒汤加减。若症见“胸中满闷而痛，痛彻背部，气短喘促，咳嗽吐涎沫，不得卧，舌苔滑

腻，脉象濡缓，”为痰浊壅塞之胸痹，宜通阳泄浊，化痰降逆，瓜蒌薤白半夏汤加减。若症见“心中痞，胸满气塞，胁下气逆”等证，则属痰浊痹阻胸阳，气逆不下，宜通阳散结，化痰降气，枳实薤白桂枝汤加减。若症以胸中气塞短气为主的痰湿轻症，病机在肺，用茯苓杏仁甘草汤加减宣肺化痰。若以胃脘气塞为表现者，病机在胃，宜橘枳生姜汤加减行气化痰。若症见“胸痹痛势剧烈，心痛彻背，背痛彻心”等，乃大寒之气直逼胸阳，宜以大辛大热法逐阴祛邪，用乌头赤石脂丸加减。若胸痹时发时止，缓则痛止，急则痛作之寒湿俱盛者，用薏苡附子散加减，温化寒湿。若胸痹病延日久，久发不愈，痛时如刺，定处不移等络脉瘀阻、气滞血瘀者，用旋覆花汤加减，活血化瘀，兼通络道。同时，临证还要详察虚实，适时补养阳气，可用人参汤加减养阳化阴。临床辨治用药全凭乎症，添一症则添一药，易一症则易一药，临证需灵活运用，方可机圆法活。

二、病案举例

病例一：湿热痹痛

李某，男，70岁，1978年5月4日初诊。自述4日前因劳动回来即觉身有发热恶风，疲倦纳差，咳嗽吐痰，随即踝关节红肿疼痛（双侧），不能行动，经某卫生所用土霉素、APC、波尼松治疗，病情有所好转。

现症：发热恶风消失，咳嗽吐痰基本消失，但踝关节（双侧）肿痛，有时其他关节有移动疼痛，痛不可确，两腿不能行走，小便赤少，大便溏薄，舌苔白腻微黄，脉滑而数。

此属湿热痹痛，宜清化湿热，宣痹疏络。处以宣痹化湿汤（自拟经验方）。

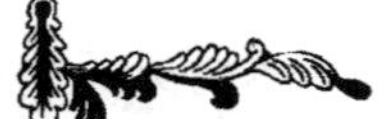

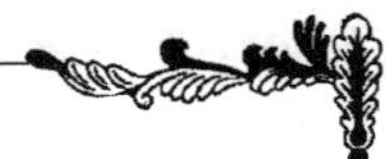

处方：生薏米18g，豨莶草15g，防己12g，海桐皮9g，木瓜9g，鸡血藤30g，晚蚕沙9g，秦艽12g，嫩桑枝30g。4剂，水煎服。

5月8日二诊：患者自觉症状消失，行走已如常人，食便俱佳，上方调理两剂而愈。

［**按**］根据临床表现以踝关节红肿疼痛为主，兼其他关节有游走疼痛，柴老以宣痹化湿汤清化湿热，宣痹疏络止痛。该方对湿热痹痛、湿邪偏重，且痹痛偏于下肢和踝部者效果更著。

病例二：寒湿痹痛

李某，男，38岁，1980年11月2日初诊。患者素有关节痛，因受寒湿，近日来两腿疼痛，抽搐不能动（右肢为重），下肢疼痛不能翻身，有时右腿疼痛从上向足跟放射，经用针灸治疗也无效果，脉象沉迟，重取涩，舌质淡苔白。

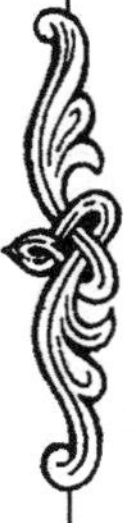

诊为寒湿相搏痹痛。治以温经散寒，除湿宣痹；处以甘草附子汤（《伤寒论》）。

处方：白术45g，桂枝9g，熟附子9g，炙甘草6g。4剂，开水煎服。药后症状消失，基本痊愈。

［**按**］“痹”即闭阻不通的意思，由于寒湿搏合而使人体气血凝滞，闭阻不能畅通，肢体疼痛、重着。《素问》云：痹痛“饮食居处，为其病本”。本例因有痹痛之患，又因住所潮湿，复感寒湿侵袭，故主以温经散寒、除湿宣痹为法，4剂，即获明显效果。

病例三：胸痹（痰饮阻气）

孙某，男，35岁，1969年8月12日初诊。患者素有咳嗽气短，吐痰史，每年气候寒冷即加重。近旬余来，夜间睡眠后，突然咽喉气塞，即憋醒，奔走室外，10分钟左右后

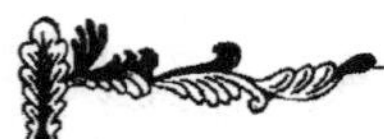

清醒。平素咳嗽气短，胸膈不利，有少量痰，舌苔滑腻，脉弦滑。

柴老谓：此病机在肺，为饮塞于胸，胸痹气阻，肺失肃降，宜宣肺化饮，兼以苦降肺气，方用《金匮要略》之茯苓杏仁甘草汤加味。

处方：茯苓 30g，炒杏仁 9g，炙甘草 6g，大黄 4.5g。3 剂，水煎服。

8 月 15 日二诊：上药 1 剂后，觉胸膈畅利，病不发作，3 剂后，诸症悉平。

［**按**］本例素有痰饮，近又因肺气痹阻，不能肃降，以致痰阻气逆，堵塞气道。柴老用茯苓杏仁甘草汤，以茯苓淡渗化饮，杏仁苦降肺气，甘草甘缓迫急。妙在大黄一味，苦寒下行，直通腑气。因肺与大肠相表里，微通大肠，肺气亦能得利。

类中风

类中风多由忧思恼怒，或恣酒嗜肥美之食，或房事所伤，或劳累过度，以致阴亏于下，肝阳暴亢，阳化风动，血随气逆，夹痰夹火，横窜经脉，则口眼㖞斜，半身不遂；蒙蔽清窍，则猝然昏仆，不省人事，形成上虚下实、阴阳互不维系的危候。

一、辨治要点

类中风由于风从内生，治疗应从内风辨治，但首先宜分

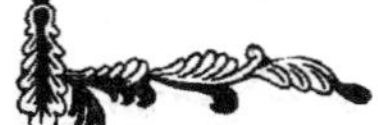

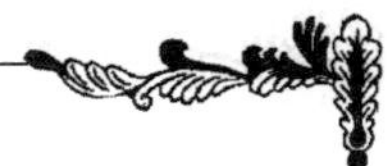

闭证与脱证，前者为风动痰逆，后者为真气暴绝。临床症见猝然目定口呆，两手握固，牙关紧闭，气粗息高，面赤唇红，脉来洪大，是为“闭证”。此由肝阳上亢，气血奔涌，痰随气逆而阻塞隧道，治当先开窍通络，继以平潜肝阳，息风化痰。若兼阳明腑实，痰热内结，亦可泄热祛痰，以通腑气。临床症见目合口开，手不握固，声嘶气促，舌短面青，甚则冷汗淋漓，手足逆冷，脉伏不见，二便自遗，气息俱微，是为“脱证”。此由阴血大亏、元阳虚脱，或阴遏于下、孤阳上越等而致。治当先摄纳真阴，保护元气，或壮水制火，潜镇虚阳。

二、病案举例

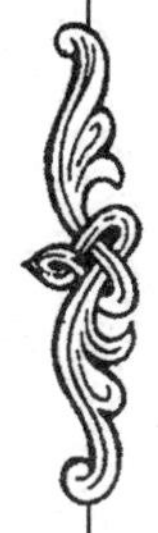

病例一：肝阳犯脑，络脉瘀阻

李某，男，69 岁，1976 年 11 月 8 日初诊。患者于当晚 9 时 30 分发病。数日来因安排打墙，劳倦过度。晚上站立与家人说话，先听见语謇，然后感到头晕，家人立即扶到床上，即昏不知人，口眼歪斜，左上下肢偏瘫。

症见神志不清，口眼歪斜，偶有哈欠，左侧肢体偏瘫，至半夜遗尿 3 次，血压 24.2/13.3kPa（182/100mmHg），体温正常，脉象弦滞而数。

此属类中风，为肝阳犯脑，络脉瘀阻，治宜清镇息风，开窍活络。

处方：羚羊角 4.5g（先煎），莲子心 3g（研末冲服），明天麻 9g，钩藤 30g，僵蚕 9g，菊花 15g，广郁金 9g，石菖蒲 9g，珍珠母 30g，荷叶边 9g，京赤芍 9g，广地龙 9g，桃仁泥 9g，红花 9g，小麦皮 30g。2 剂，水煎，空腹服，一昼夜尽剂。同时急行十二井穴泻血，予 50% 葡萄糖 6 支，

硫酸镁 7ml。

11 月 11 日二诊：病情趋向缓和，昨晚身濈然微汗，为阳和舒畅之状，神志渐清，时能睁目顾人，口不能言，右手能动指头部。

处方：羚羊角 4.5g（先煎），明天麻 9g，钩藤 30g，麦冬 15g，僵蚕 9g，菊花 15g，广郁金 9g，石菖蒲 9g，珍珠母 30g，荷叶边 9g，赤芍 9g，广地龙 9g，橘络 9g，小麦皮 45g。2 剂，水煎，空腹服。因其腹挛急，二日未便，第 2 剂时加甘草 9g，川大黄 9g。

11 月 13 日三诊：服完上药同时给灌肠。大便已通，气逆不适，索食要喝，喝水时能合作，面有倦容，已能识人，语言虽謇涩，但偶有一两个字能说清楚，今日还写了几个字。血压左：12/6.7kPa（90/50mmHg）；右：14.7/9.3kPa（110/70mmHg），脉象：左脉弦数，右脉较细弱。

处方：菊花 15g，钩藤 30g，珍珠母 30g，明天麻 9g，木茯神 15g，僵蚕 9g，天竺黄 9g，石菖蒲 9g，炒白芍 9g，橘络 6g，旋覆花 9g，代赭石 18g，蝎尾 3 个，竹茹 15g，荷叶边 15g，甘草 6g。1 剂，水煎，空腹服。

11 月 14 日四诊：神志逐日好转，说话稍不利索，头痛、胃气上逆减轻，喉部作痛，稍有痰。

处方：霜桑叶 15g，菊花 15g，抱茯神 15g，僵蚕 9g，石菖蒲 9g，炒白芍 9g，橘络 4.5g，黑元参 9g，桔梗 9g，竹茹 15g，甘草 6g，荷叶边 9g。1 剂，水煎服。

11 月 15 日五诊：头仍痛，说话尚不清楚，神志稍差，余俱佳。

处方：菊花 15g，明天麻 9g，珍珠母 30g，钩藤 30g，白僵蚕 9g，桑寄生 15g，茯神 15g，石菖蒲 9g，橘络 4.5g，

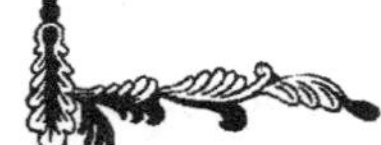

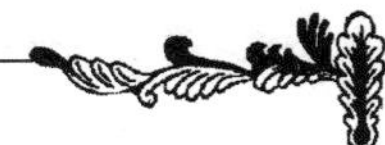

荷叶边 9g，桑叶 15g，竹茹 15g，甘草 6g。1 剂，水煎，空腹服。

11 月 16 日六诊：因探视病人多，患者感到疲劳过度，躁扰不宁，神倦而寐，询之示意头项痛，脉象弦数。仍为肝热上扰，肝风内动，调以清肝热，息肝风，镇肝搜络开窍续服。

处方：龙胆草 9g，菊花 30g，夏枯草 30g，黄芩 9g，明天麻 9g，钩藤 30g，莲子心 3g（研末冲服），僵蚕 9g，珍珠母 30g，橘络 4.5g，石菖蒲 9g，郁金 9g，炒白芍 9g，甘草 6g，荷叶边 9g。3 剂，水煎服。

11 月 19 日七诊：药后情况良好，头痛消失，神志转清，语言仍謇涩，但较前大有进步。肝经热减风息，更方滋下，佐以清息潜镇，搜络开窍。

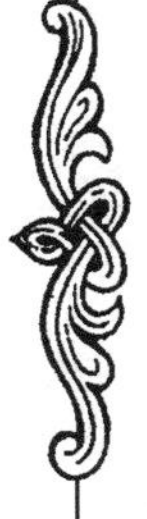

处方：熟地 15g，女贞子 12g，怀牛膝 12g，石斛 12g，大麦冬 12g，生白芍 12g，莲子心 3g（研末冲服），橘络 4.5g，石菖蒲 9g，郁金 9g，钩藤 12g，僵蚕 6g，珍珠母 30g，明天麻 9g，炒谷芽 30g，荷叶边 9g。2 剂，水煎服。

11 月 21 日八诊：食纳、睡眠均好，神志逐日进步，19 日晚体温稍高（38℃），夜半始退，余无异常，嘱上方去牛膝、白芍，再服两剂，饮食方面予清淡稀疏之品。

11 月 23 日九诊：体温未再升高，血压 17.2/9.3kPa（120/70mmHg），饮食、睡眠尚好，神志进一步好转，个别字能说清，但时有轻度头痛，自觉左侧肢体有麻木酸困感，不能自持，病在稳定期。

处方：细生地 15g，女贞子 9g，石斛 9g，桑寄生 12g，双钩藤 12g，菊花 12g，石菖蒲 9g，丹参 15g，珍珠母 30g，秦艽 12g，地龙 12g，生甘草 6g，荷叶边 9g。6 剂，水煎，

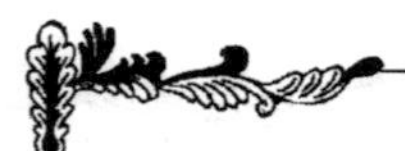

空腹服。

11月28日十诊：饮食、睡眠、神志很好，语言虽謇涩，但天天有进步，左肢偏瘫无明显进步，手有轻度浮肿，苔厚腻，脉象左弦大数，右脉缓平，更拟通经活络，息风开窍。

处方：秦艽12g，鸡血藤30g，地龙15g，桑寄生30g，钩藤15g，清风藤30g，橘络4.5g，乌梢蛇12g，石菖蒲9g，茯神15g，莲子心1.8g，怀牛膝18g，明天麻9g，甘草6g。8剂，水煎，空腹服。

12月12日十一诊：病已进恢复期，精神状态很好，食、眠均佳，言语较前流利，惟左侧肢体偏废，仍浮肿。继以上法进一步通经活络，增进功能。

处方：秦艽15g，鸡血藤30g，地龙15g，桑寄生30g，钩藤30g，橘络4.5g，乌梢蛇12g，天麻9g，怀牛膝24g，生黄芪30g，甘草6g。5剂，水煎，空腹服。

12月24日十二诊：一切情况恢复均好，仍患肢浮肿，方转补阳还五汤，补气，活血，通络，以利恢复。

处方：生黄芪60g（逐渐加至120g），赤芍30g，川芎9g，归尾15g，地龙12g，桃仁9g，红花9g，桑枝30g。水煎服，日1剂，早、晚分服。

［**按**］本案中医辨证属于类中风。根据临床表现，其病机当为肝阳犯脑，络脉瘀阻；故治以清镇息风，开窍通络。方中羚羊角、天麻、钩藤、菊花、僵蚕清肝息风，平肝镇痉；重用珍珠母镇肝潜阳；莲子心、石菖蒲、郁金清心开窍；赤芍、地龙、红花、桃仁、橘络等化瘀通络。一诊时因猝然发病，证情较急，故急行手十二井穴泻血。二诊因便干二日不行，加大黄通降腑气，平抑肝阳上冲犯脑。之后根据

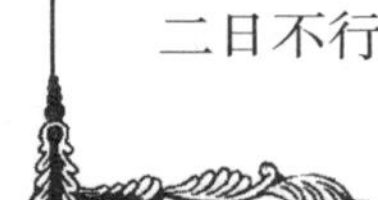

病情的变化调整治则，加减进退，至十二诊肝阳已平，血压平稳，神志清醒，言语流利。但下肢偏瘫无明显进步，尚有浮肿，因病已进入恢复期，故以补阳还五汤加味，以治偏废。

病例二：肝阳素亢，脑络破损（脑出血）

潘某，男，55岁，1973年2月4日初诊。患者素性急躁，容易动怒，平时有头晕感，前一天晚上1时左右，自觉有上逆之象，面热脑涨，眩晕欲吐，片刻后突然跌倒，神昏不语，人事不省，口眼歪斜，急来住院，诊为脑出血。血压22.7/13.3kPa（170/100mmHg）。

症见人事不省，面赤气粗，时有鼾声，左上、下肢无知觉。大便干结，舌干苔黄腻，脉弦滑而数。

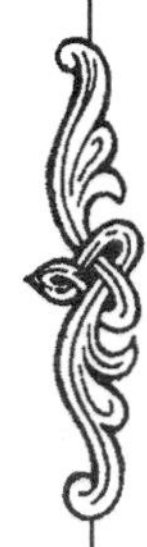

此为肝阳素亢，心火内炽，阳热升腾，脑络破损。治拟镇肝息风，清热开窍，佐以止血。

处方：珍珠母30g，生玳瑁15g，生石决明30g，钩藤24g，龙胆草9g，杭白菊15g，黄芩9g，川大黄4.5g，炒黄连4.5g，石菖蒲9g，金银花炭15g，丝瓜络炭9g，甘草2g。4剂，每日1剂。

同时服下方：羚羊角尖9g，清心莲子9g，研末分6包，每天早、晚各服1包。

2月7日二诊：服药后，病情稳定，神志呈半昏迷、半清醒状态，面色复常，鼾声亦微，口欲饮水，对外界有知觉感，有亲朋探视则动必流泪，舌苔微腻少津，脉象弦滑小数，血压降至17.3/12kPa（130/90mmHg），更拟镇肝潜阳、柔阴止血法。

处方：珍珠母30g，生玳瑁15g，生石决明30g，钩藤24g，杭白菊15g，桑寄生24g，生白芍15g，细生地15g，

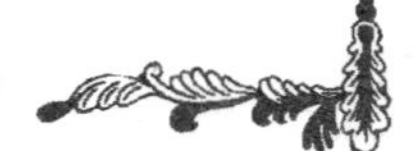

麦冬 24g，石菖蒲 6g，金银花炭 12g，丝瓜络炭 9g，醋焦大黄 9g，甘草 6g。4 剂，每日 1 剂。2 月 9 日配清心莲方，6 包，服法同前。

2 月 11 日三诊：神志完全清楚，饮食尚可，能对答话，但不流利，二便如常，血压稳定，仅左侧知觉迟钝不灵，其他情况如前，效不更方，2 剂，水煎服。

2 月 13 日四诊：其他情况同前，血压稳定，转针灸科以治其后遗症。

[**按**] 本案中医辨证属于类中风。根据临床表现，其病机当为“肝阳素亢，脑络破损”，故治以镇肝息风，清热开窍，降冲止血。方中重用珍珠母、生玳瑁、生石决明镇肝潜阴；羚羊角、钩藤、菊花、龙胆草清肝息风；莲子清心、石菖蒲清心开窍；大黄通降腑气，平抑肝阳上冲犯脑；金银花炭、丝瓜络炭止脑络破损之出血。二诊时即见病情稳定，神志渐清，他症悉见好转，舌苔由舌质干、苔黄腻转为舌苔微腻少津，脉象由弦滑而数转为弦滑小数。因伴见口渴欲饮、舌苔少津、脉兼小数等肝阴亏虚之象，故酌加生白芍、细生地、麦冬柔肝养阴之品。四诊时神志完全清楚，诸症基本平稳，临床主要表现为左侧知觉迟钝不灵，活动受限，故停服中药，转针灸科以治偏废。

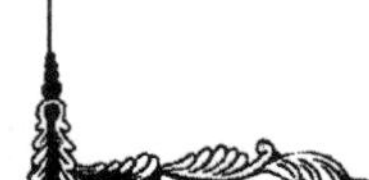

外科疾病

肠　痈

肠痈是指肠内产生痈肿而出现少腹疼痛的一类疾病，相当于现代医学之“阑尾炎”或“盲肠炎”。《灵枢·上膈》对本病的病因病机均有所叙述。《金匮要略·疮痈肠痈浸淫病脉证并治》对本病临床上各个阶段的情况论述甚详，所拟方治，迄今仍为治疗肠痈的有效方法。一般而言，究其病因，或饮食失节，或寒温不适，或劳伤过度，或跌仆所伤等，致使湿热结滞肠内，气血蕴积，聚而成痈。虽然肠痈以湿热结滞肠为多，但临床上因虚寒夹气血凝结不通者，亦不鲜见。

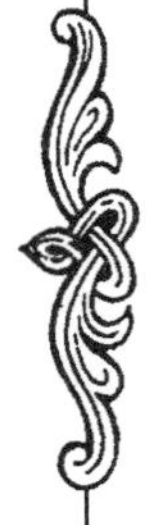

一、辨治要点

首先，要根据痈已成脓，或未成脓，或脓已溃破等情况分别处理。若痈未成脓，治当急下以通壅结，泄热祛瘀；若痈已成脓，则宜活血行瘀，排脓消肿；若脓已溃破，必当排脓托毒，调理气血。其次应该明了肠痈的主要症状：少腹偏右方疼痛拒按，腹皮绷急，转侧不便，常喜蜷曲右足，若牵引之，则疼痛加剧，发热恶寒，大便秘结，或大便夹有脓血，舌苔黄，脉象偏数偏实。此乃肠痈的共同症状。柴老临证始终强调要“因人制宜”，依据证情表现的寒热虚实等仔细推敲，不可拘泥，必须抓住辨证之灵魂。

二、病案举例

病例一：热毒湿蕴

谢某，女，71岁，1968年6月13日初诊。近几天口舌糜烂，自昨晚突然腹痛，腹皮急张，疼痛难忍，数小时转右下腹部疼痛拒按，右腿喜蜷曲，大便燥结，体温39℃，舌苔黄腻而垢，脉象数实有力。

中医诊断：肠痈，乃湿热之毒蕴于肠中，致传导不利，气血壅塞而成。治宜泄热解毒，通便祛瘀，拟大黄牡丹皮汤加味。

处方：川大黄9g（后下），丹皮12g，桃仁泥15g，芒硝9g，冬瓜仁30g，生薏米30g，败酱草30g，当归15g，制乳香9g，金银花12g，连翘30g，赤芍9g，炒杭菊9g，黄芩9g，生甘草6g。2剂，水煎服。

6月15日二诊：服上药后，痛泻数次，阑尾部肿块缩小，疼痛消失大半，身热退。治以清热解毒，活血祛瘀。

处方：冬瓜子45g，桃仁9g，丹皮9g，生薏米45g，败酱草30g，赤芍、白芍各9g，乳香9g，金银花60g，当归15g，生甘草6g。3剂，水煎服。药后诸症消失。

［按］此例由热毒湿蕴于肠中致腑气不通，瘀血凝结，故急当通腹泄热，行瘀散结，使湿热之毒从肠导泻而出。

病例二：虚寒夹气血凝结

阎某，男，49岁，1971年8月6日初诊。患者素体虚寒，有胃痛史，1年前患过急性阑尾炎，近5日又发阑尾炎，经服大黄牡丹皮汤加重，故来求诊。刻诊：右下腹疼痛拒按，以麦氏点为重，食欲不振，胃脘疼痛，大便溏薄，体温正常，舌苔淡白，脉象沉紧。

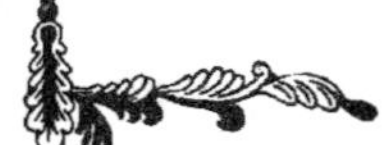

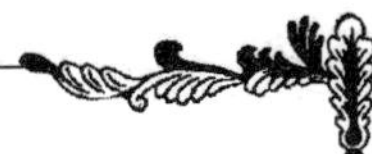

中医诊断：肠痈，为虚寒夹气血凝结而痛。治宜扶虚散寒，疏气散结，施以桂枝加芍药汤加味。

处方：桂枝9g，炒白芍18g，炙甘草6g，生姜9g，大枣5枚，佛手9g，广木香9g，炒薏米30g，熟附子6g，败酱草24g。3剂，水煎服。

8月9日二诊：脘痛消失，腹痛缓解，再以上法化裁治疗，诸症消失。

[**按**] 肠痈多为实证，因湿热蕴积肠胃而成。但因病机不同，人体各异，所以在治疗上也不可千篇一律。本例素体虚寒，素有胃疾，因虚寒夹气血凝结不通而致，故选桂枝加芍药汤扶虚散寒，疏气散结。由此可见，临床必须重视“因人制宜”。

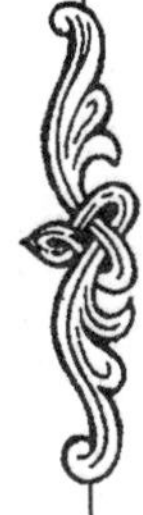

病例三：肠痈成脓

王某，男，50岁，1978年4月18日初诊。患者因阑尾炎术后局部感染，形成肿块，高热40℃，用抗生素未能控制，后又行第二次手术。手术伤口没有愈合，腹部有粪汁流出。经用抗生素治疗无效。

诊见患者身体瘦弱，卧床不起，阑尾部肿块如拳头大小，有化脓迹象。疮口周围灼热压痛，突起部微发红，四周肿硬，伴高热，不纳食，舌苔薄黄、质红，脉象洪数。

中医诊断：“肠痈成脓”；为术后湿热蕴积于肠，气血凝滞，肠络不通形成痈肿。治宜清热解毒，祛瘀活血。

处方：金银花120g，生薏米120g，天花粉15g，败酱草60g，鱼腥草15g，当归尾15g，制没药9g，制乳香9g，冬瓜仁60g，丹皮15g，桃仁泥12g，生山药30g，炒杭芍15g，甘草12g。3剂，水煎服。

4月21日二诊：药后高烧尽退，阑尾部肿块明显缩小，

疮口周围灼痛、发红肿硬基本消失，但疮口未闭合，且不时有脓血渗出，纳食增加，精神渐复，舌同前，脉转滑略数。上方减金银花为60g。5剂，水煎服。

4月26日三诊：未再发热，阑尾部肿块消除，疮口除呈褐红色外，已无脓血和渗出物，开始愈合，舌脉同前。此乃热毒蕴积、营血瘀滞之象大减，健脾益气、养血和营、生肌敛疮为当务之急。继以薏苡附子败酱散合四君子汤、当归补血汤、芍药甘草汤合方加减。

处方：生薏米60g，败酱草30g，生白术15g，党参15g，白茯苓15g，当归12g，生黄芪30g，生山药30g，炒杭芍15g，炒谷芽30g，甘草12g，鱼腥草30g。7剂，水煎服。药后症状逐渐向愈。

［**按**］本例因阑尾炎术后局部感染形成肿块，伴有高热。再行两次手术后，形成伤口闭合后肿块，并伴高热；且病情反复不愈，导致身体极度虚弱，热毒蕴积于肠，营血瘀结肠中。柴老以“肠痈成脓”论治，方中丹皮、桃仁、冬瓜仁三味乃《金匮要略》之大黄牡丹皮汤，因患者身体虚弱而去大黄、芒硝泻下荡涤之品，加当归尾，以清热消肿，凉血散瘀，破血下行，除热散痈；生薏米、败酱草二味实乃《金匮要略》之薏苡附子败酱散，因热毒壅盛而去附子，清热解毒，消痈排脓，活血化瘀，利水除湿；加大甘寒微辛之金银花，配鱼腥草散热退烧，并加强清热解毒、消痈散肿之功效；伍以制乳香、制没药，以散瘀消肿，定痛生肌；再加芍药甘草汤养血和营，甘缓补中，缓急止痛；山药、天花粉健脾益气，养胃生津，兼扶其正。待肿块消除，脓血渗液消失后，更以薏苡附子败酱散合四君子汤、当归补血汤、芍药甘草汤合方加减；一面继续清热解毒，消痈排脓；

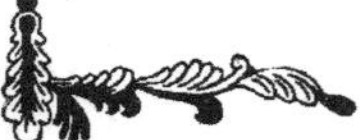

一面健脾益气，养血和营，生肌敛疮，恢复体质，终使病情渐愈。

病例四：肠痈（肠梗阻术后腹中漏粪）

樊某，女，35岁，1957年3月2日初诊。患者肠梗阻术后，伤口化脓不愈合，粪便从腹部伤口漏出，经西医外科检查需行第2次手术。因患者身体消瘦，无法进行第2次手术，遂请中医诊治。症如上述。

方一：生黄芪30g，当归15g，炒山药30g，白术30g，党参30g，云苓15g，炒薏米30g，赤石脂24g，禹余粮24g，生龙骨24g，生牡蛎24g，败酱草15g，甘草9g。虚寒重加附子4.5g。20剂，水煎服。

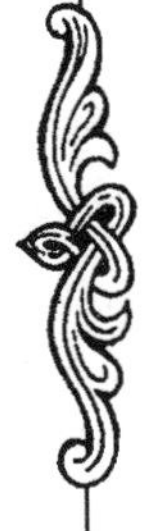

方二：乌贼骨6g，赤石脂12g，禹余粮12g，生龙骨12g，生牡蛎12g，桑蚕茧壳炭150g，白及6g，甘草3g。共为细末，黄蜡为丸，每天3次，每丸6g，温开水送下。

连服汤剂20余剂，丸剂每天3次，身体逐渐恢复，伤口逐渐愈合。身体恢复之后，第2年生一男孩。

［**按**］本例因肠梗阻手术后，伤口化脓不能愈合，粪便从腹部伤口处漏出，久治不愈。因患者身体非常虚弱，不能再行第2次手术。本病例与病例三颇有相似之处，然病例三除体质虚弱外，主要病机为热毒蕴积于肠，营血瘀结肠中，除伤口破溃粪便漏出外，还有脓血渗液，及肿块形成，伴有高烧。而本例乃伤口化脓不能愈合，腹部一直有粪便漏出，而且身体消瘦，骨瘦如柴，纳少便溏，精神疲惫。主要病机为气血两虚，脾不健运，不能生肌敛疮，故方中用生黄芪、当归二味实为当归补血汤，用此方补气生血。尤其是疮口破溃后，使用此方更为重要；白术、党参、茯苓、甘草四味为四君子汤，重加山药，健脾益气，共资生化之源；薏苡附子

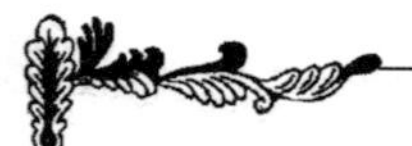

败酱散清热解毒，消痈排脓，利水除湿，振奋阳气；赤石脂、禹余粮二味实为赤石脂禹余粮汤，借其治泻痢日久、滑泄不禁之方，取收敛固涩之功以治粪漏，加龙骨、牡蛎增强收敛固涩的作用。为了作用持久，并配以丸剂，收敛固涩，化脓止血，敛疮生肌，愈合伤口。柴老重点强调：桑蚕茧壳炭（此药为柴老临床擅用之药）有很好的止血、敛疮、生肌之功，黄蜡为丸，因黄蜡到肠中才溶化，易于丸药在肠中吸收，促使疮口愈合。

病例五：术后膨疝

竹某，女，51岁，1975年11月16日初诊。患者1月份行阑尾炎手术。术后情况良好。但痂愈合不久，忽觉伤疤处有物膨出，按之柔软不痛，大如鹅卵，用手抚摸片刻后，则退缩无形。经复查诊为腹壁深部愈合不良，肠管膨出如疝，需行第二次手术。以后时而膨出，时而退缩，行走过多、腹压加大时则膨出，平睡静卧后则退缩。7月，行第二次手术，但伤口愈合后肠管仍然膨出，并增添了膨出周围的漫肿面积，稍咳则膨出，立久亦膨出，静息及平卧后退缩，食后有饱胀满闷感，便意迟钝。

诊见膨疝如上述，腹肌松弛，紧张力弱，舌苔无异象，脉象缓弱，重取涩滞。

中医属脾虚不充，气机呆滞，治以扶脾益气，舒畅气机。

处方：白术30g，党参24g，橘络9g，佛手9g，广木香9g，荔枝核9g，香附9g，乌药9g，枳壳9g，炙甘草6g，干姜1.5g，大枣5枚。5剂，水煎，空腹服，隔日1剂。

12月22日二诊：服上药后，症状有所改善，疤痕处膨出较慢，周围漫肿较小，食后不舒，无饱胀满闷感，大便感

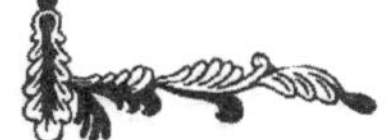

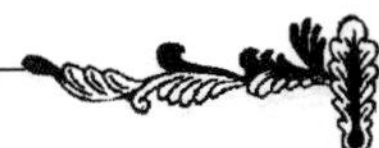

觉灵敏，便已正常，效不更方。上方再服5剂。

［**按**］关于术后膨疝中医古籍没有相关记载，柴老通过辨证论治认为，疮口腹壁深部愈合不良、伤口膨出、腹肌松弛、紧张力弱、脉缓弱乃脾气虚弱、脾虚不充所致。脾主运化，主肌肉，脾虚不能运化输布水谷精微，新肌不能很好生长而致上症。食后有饱胀满闷感、便意迟钝、肠管膨出如疝、脉重取涩滞乃气郁胀满，气机呆滞。因气郁不能宣通，不通则气机呆滞而致诸症。柴老重用白术、党参等扶脾益气，运化生机，以复疮口愈合；用荔枝核、广木香（柴老经验方：荔香散）加佛手、枳壳等调畅气机，宽肠下气。如此则膨疝即除。

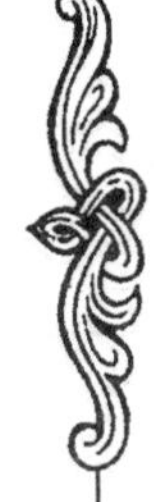

瘿　瘤

《医宗金鉴·外科心法要诀》曰："瘿者，如缨络之状而得名"，俗称"大脖子"。其特征是多发于颈部，漫肿或结块，但皮色多不变，也不疼痛，缠绵难消，且不溃破。临床上以气瘿、肉瘿和石瘿为常见。气瘿多由忧恚怒气情志所伤，情志抑郁，肝失条达，遂使肝旺气滞，留结于喉，积久聚而形成。肉瘿多由气郁、痰湿凝结而成。石瘿多由气郁痰湿、瘀血凝滞而成。

"瘤"乃瘀血、浊气、痰滞停于组织之中而产生的赘生物，临床有气瘤、肉瘤、筋瘤、血瘤、骨瘤之分。究其病因病机，气瘤为肺气失宣，肉瘤为脾失健运，筋瘤为肝失所养，血瘤为心火妄动，骨瘤为肾气不足。

一、辨治要点

气瘿一般颈部呈弥漫性肿大，边缘不清，皮色正常，不疼痛，部分病例肿胀过大而呈下垂，仅局部沉重，逐渐肿势增加，往往喜则消，怒则长。严重者可伴呼吸困难、发音嘶哑等症状，治宜理气、解郁、消肿。肉瘿在结喉正中附近有单个或多个肿块，呈半圆形，表面光滑，可随吞咽而上下移动，按之不痛。女性多发于男性，临床亦可伴有性情急躁、易汗、胸闷、心悸、脉数、月经不调等症，治宜化痰、软坚、开郁。石瘿相当于现代医学之甲状腺癌，其肿块坚硬如石，表面凹凸不平，随吞咽动作移动或推之不移。女性多发于男性，严重时疼痛可牵引至耳、枕、肩等部，并可走窜；压迫气管可致呼吸困难，压迫食管可使吞咽困难，压迫声带可使发音嘶哑等；往往预后不佳。治宜化痰软坚，开郁行瘀。

气瘤好发于躯干部，也可见于面部及四肢，无寒热症状，随喜怒而消长，软而不坚，皮色如常；治宜宣肺调气，化痰散结。肉瘤好发于颈、肩、背、前臂等处，软如棉，硬如馒，皮色不变，形如覆碗；治宜健脾益气，开郁化痰。筋瘤好发于下肢，坚而色紫，青筋盘曲，甚者形如蚯蚓；治宜清肝解郁，养血舒筋。血瘤常发于唇、颈、四肢，色呈紫红，软硬间杂，皮肤隐约有红丝缠绕一般，压之可缩小，偶可擦破血流不止；治宜凉血养血，抑火滋阴。骨瘤好发于肩关节下方或膝关节上方；初期隐痛，生长发展较慢，后期则掣痛难忍，形色紫黑，坚硬如石，紧贴于骨，推之不移，不化脓；治宜补肾益气，散肿破坚。

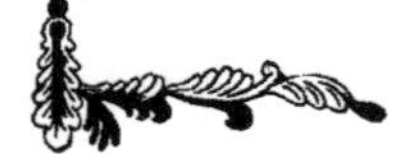

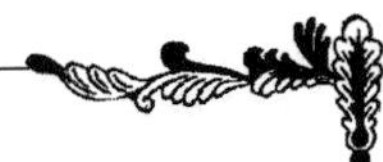

二、病案举例

病例一：颈淋巴结炎

牛某，男，40岁，1982年6月4日初诊。1年前曾患左侧颈部肿痛，经某医院确诊为颈淋巴结炎，用中西药治疗而愈。近又发作，左侧颈部有鸡卵大一块，红肿热痛，手不可近，触之痛甚，有灼热感，舌苔薄微黄，脉象滑数。

此属气、火、痰、毒郁结肝胆化热，火毒上炎，夹痰气结聚而成，治宜清热解毒，活血散肿，行气软坚，化痰散结。

处方：金银花120g，夏枯草30g，元参30g，昆布18g，海藻18g，青皮9g，制乳香、没药各9g，天花粉9g，炒赤芍9g，丹皮15g，生地15g，蒲公英30g。2剂，水煎两次，早、晚分服。

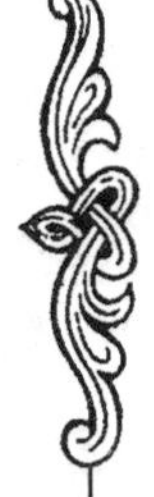

6月7日二诊：服上药两剂后，肿块明显缩小，红肿灼热亦微，病去十之六七，仍宗上法酌减量，再加白僵蚕4.5g，象贝母9g。两剂后肿消块散，至今良好。

［**按**］本例中医属“瘰疬”和“痈”的范畴。柴老辨证为气、火、痰、毒郁结肝胆化热，火毒上炎夹痰气结聚而成，故方中重用金银花、元参、蒲公英清热解毒，养阴泻火，消痈散结；夏枯草清热散结以治瘰疬；青皮、昆布、海藻行气软坚，消痰散结；赤芍、丹皮、生地清热凉血，活血化瘀；制乳香、没药活血定痛消肿。全方清热解毒，活血散肿，行气软坚，化痰散结。因药症相符，故4剂而愈。

病例二：颈淋巴结核混合感染

王某，女，39岁，1979年10月6日初诊。患者素有颈淋巴结核，有手指大一肿核不痛不痒。近几天突然增如桃

大，患部疼痛，有灼热感，全身不适，微有发热，经外科检查诊为颈部淋巴结核、颈部淋巴结炎混合感染，脉象弦数，舌象正常。

此属由气火痰郁结肝胆而成，治宜清热散肿，理气活血，化痰软坚。

处方：金银花60g，夏枯草30g，连翘30g，昆布24g，海藻24g，柴胡9g，青皮9g，白介子9g，炮甲珠（研细末冲服）9g，黑元参24g，当归24g，制乳没各9g，焦大黄4.5g，蒲公英30g。2剂，水煎服。

10月8日二诊：患者服上药后肿消大半，再以上方去焦大黄服两剂而愈。

［**按**］瘿瘤即颈部耳前后发生结核肿大，灼热疼痛之疾患，包括西医之颈淋巴结炎及颈淋巴结核感染性疾病。此例乃气火痰郁结于肝胆之经，故以清热消肿、解毒活血、软坚散结为治，用之对症，效如桴鼓。

病例三：甲状腺肿瘤

李某，女，62岁，1970年3月10日初诊。患者自诉初起颈部有小枣大一肿块，逐渐增大到拳头大，按之不痛，随吞咽动作上下移动，呼吸和吞咽稍困难。经某医院外科诊为甲状腺肿瘤，建议手术治疗。因病人恐惧手术，转请中医治疗。舌苔正常，脉象弦滞。

此由气郁、湿痰凝结为病，治宜化痰软坚开郁。

处方：生牡蛎45g（捣细先煎），海藻30g，昆布30g，白僵蚕9g，柴胡9g，小青皮9g，香附9g，半夏9g，炮甲珠9g（研细末冲服），白介子9g，夏枯草15g，元参15g，川贝母6g。水煎服，每日1剂。以此方加减化裁共服50剂，肿块消尽。

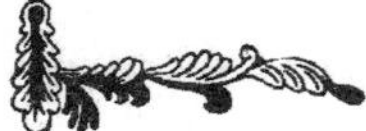

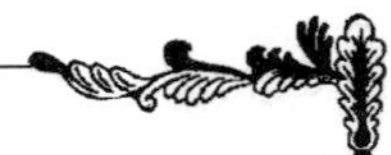

[按]此病现代医学诊为甲状腺肿瘤。中医学属“瘿”的范畴。《巢氏病源》云：“瘿者，由忧虑气结所生……”由此可见，本病与气郁、水土有关，但主要原因尚为情志不快，以致肝脾气逆，脏腑失和，湿痰气郁凝结而生，所以选用化痰、开郁、软坚之法，而收到满意的效果。

妇科疾病

带下病

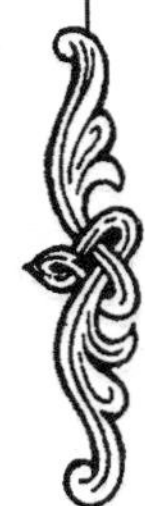

带下病的病因主要与湿有关，并受任脉和带脉的影响。湿又分为内湿和外湿。内湿是由脏腑功能失调而产生，外湿又多由湿邪入侵，流注下焦，任带失约而致。带下病的病机主要责之于脾、肾、肝，以及外湿、湿毒秽浊等。或因脾气受损，脾运失常，水谷精微及津液失于输布反聚为湿，湿浊下注任、带失约而成；或肾阳不足，下元亏损，带脉失约，任脉不固，精液滑脱不能固摄而成；或肝气郁滞，肝气失于条达，阻碍脾运，湿浊下注而成；或久居阴湿之地，或湿毒秽浊内侵，损伤冲任之脉而成。然病因之关键乃水湿之邪，最后必致冲任损伤，带脉失约。

一、辨治要点

柴老对带下病非常注重辨证论治，舌脉分析，整体调和冲、任、带脉。尤其强调从白带的质、量、色、状，以及气

味来分析，认为临床虚实相杂者多，全实者少，全虚者亦不多。治疗应着眼于湿，调治应注重以脾、肾、肝为主，必须兼顾冲、任、带脉。

二、病案举例

病例一：脾肾阳虚，水气内停

裴某，女，45岁，1978年10月18日初诊。平素带下量多，色白质稀如水，屡经治疗两年不愈。伴有晨起眼睑微肿，面色虚浮，两足不温微肿，腰酸胀坠，双下肢困软，大便溏薄，小便频数，怯寒神疲，舌质淡嫩，脉沉细迟。

此属脾肾阳虚，阴寒内盛不能化气行水，水湿下注为带。治当温肾扶阳，健脾利湿。方用真武汤加味。

处方：茯苓30g，炒白术24g，生姜15g，炒白芍10g，熟附子12g（开水先煎），炒山药30g。5剂，每日1剂，水煎温服。

10月23日二诊：药后白带尽除，且浮肿消失，小便利，大便调，怯寒神疲诸症亦除。继用原方以干姜9g易生姜。5剂，隔日1剂，痊愈停药。

［**按**］真武汤是治疗少阴病阳虚水停之方，然柴老认为：只要谨守病机，可广泛用于脾肾阳虚，水气内停的多种病证。本案虽为带下病，但乃一派脾肾阳虚、水气不化之象，水湿内停，下注为带，故取真武汤温肾扶阳，健脾利水。肾主水，脾主湿，水湿并治，俾肾阳恢复，水气得化，脾湿得除，水湿不复为带，则其效可期。

病例二：脾虚湿盛，阳弱饮停

余某，女，43岁，1982年12月13日初诊。白带如米泔状，且量多如崩，两年不愈。常觉中脘寒冷，肠鸣便溏，

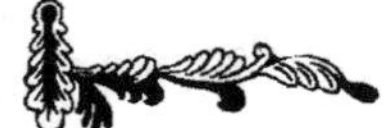

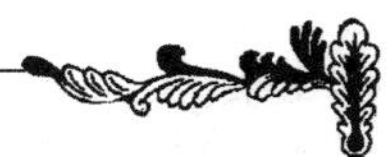

食少乏力，面色萎黄。且患有肺气肿10年，每届入冬或饮食生冷则加重，症见咳嗽，吐痰清稀，咳甚气喘，舌质淡、苔薄白，脉沉弦细弱。

此系脾虚湿盛，中阳不足，寒饮内停，下注为带。治应健脾利水，温阳化饮，渗湿除带。方宗苓桂术甘汤。

处方：白茯苓30g，桂枝10g，炒白术24g，炙甘草6g，砂仁5g（后下）。3剂，每日1剂，水煎，温服。

12月16日二诊：服上方后，白带量减半，肠鸣消失，大便成形，脘寒稍减，咳嗽，白痰亦随之减轻。

上方加乌贼骨15g，白果10g。服4剂，白带愈，中脘渐觉温暖，咳、痰亦除。续服六君子丸1月，健脾化痰以图根治。随访1年未见复发。

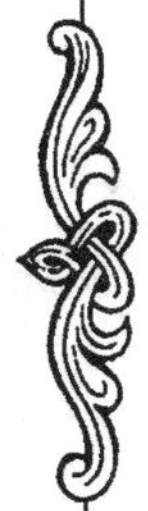

［**按**］患者白带如米泔，量多如崩，两年不愈，且伴中脘寒冷，肠鸣便溏，食少乏力，面色萎黄乃脾阳虚弱，不能温运，水湿下注而成带下。又宿患肺气肿10年，每届入冬或饮食生冷则咳、痰、喘作，此乃脾阳不足，水湿内停而致。柴老认为：白带与痰饮之病名虽异，然同为脾阳虚弱所致，病机相同，故用《金匮要略》之苓桂术甘汤健脾温阳，使水湿得运，则带下、痰饮均愈。

病例三：血虚肝郁，脾虚湿盛

吴某，女，32岁，1976年10月12日初诊。白带量多半年，伴左侧少腹拘挛疼痛，每因情志不快加重，伴面色萎黄微肿，大便溏薄，小便短少，时有头晕，舌质偏淡、苔白，脉弦弱。

此乃血虚肝郁，脾弱湿盛。治宜养血和肝，运脾利湿。方用当归芍药散。

处方：当归15g，炒白芍20g，川芎10g，炒白术15g，

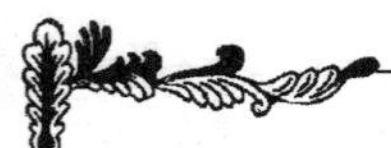

茯苓 30g，泽泻 12g。5 剂，每日 1 剂，水煎服。

10 月 18 日二诊：药后白带量减，少腹拘挛疼痛消失，大便成形，小便增多，面肿消退，饮食增进。继服原方 5 剂，白带尽除，诸症悉愈。

［按］患者白带量多，少腹挛痛，且随情绪变化增减，并伴有头晕面肿，便溏尿少，苔白脉弦，病机显为血虚肝郁，气机不调，脾弱湿盛，健运失司，以致肝脾不和，而成带下、腹痛。柴老抓住主症，谨守病机，用《金匮要略》治疗“妇人腹中诸疾痛”的当归芍药散养血和肝，健脾利湿，俾肝血得养，脾气健运，气血调和，湿浊自化，而白带、腹痛等症自瘳。

病例四：寒湿侵袭，带脉不固

杨某，女，36 岁，1986 年 9 月 26 日初诊。白带量多 1 年余。因工作环境湿冷，带下清稀如水，腰部酸胀如坐水中，小便清长，大便稀溏，阴道觉冷，小腹不温坠重，面微青白，舌淡、苔少而滑，脉细。

此为寒湿侵袭，阳气受伤，不能温煦，带脉不固。治宜温阳散寒，燠土胜水，除湿固带。方用甘姜苓术汤加味。

处方：炙甘草 6g，干姜 12g，炒白术 30g，茯苓 30g，熟附子 9g。5 剂，每日 1 剂，开水煎服。

10 月 2 日二诊：服完上药，白带明显减少，小腹渐温，阴冷已除，大便成形，小便正常。再以上方去熟附子，续服 8 剂，白带及诸症尽除，告愈。

［按］甘姜苓术汤乃仲景为寒湿着于肾脏区域及下焦腰部而设，症以身体重、腰冷如坐水中、腹重如带五千钱为主。本案带下清稀如水，腰部酸胀如坐水中，溲清便溏，阴部觉冷，病机亦为下焦寒湿肾着。柴老认为，肾着当属

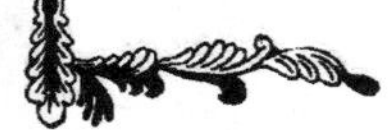

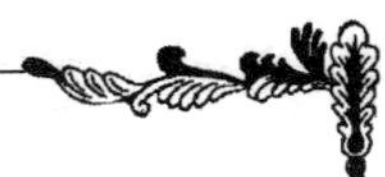

带脉为病，因带脉围身一周，络腰而过，犹如束带。《难经·二十九难》指出："带之为病，腹满，腰溶溶如坐水中"。故选用甘姜苓术汤，温阳散寒，燠土胜水，俾阳复寒散，脾健湿运，带脉束固，白带自愈。

病例五：宿有癥痼，瘀积带下

王某，女，36岁，1969年5月29日初诊。带下量多夹有块状，赤白相杂已1年余，月经混乱，每行超前，衍期不定，但经行不畅，经潮淋沥10余日不止，经量不多，腥臭难闻，其色暗红夹块，少妇拘急疼痛。妇科检查：宫体旁有鸡蛋大一包块，质硬，推之固定不移，诊为子宫肌瘤。舌质红边尖有瘀点，苔薄白，脉象弦涩。

此由癥结为患，胞脉瘀积，瘀积日久，湿郁成带。治宜化癥散结，通利胞脉，祛瘀化湿。方用桂枝茯苓丸（改汤）加味。

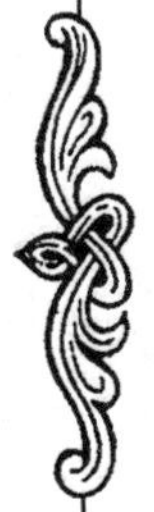

处方：桂枝10g，白茯苓60g，桃仁10g，炒赤芍10g，丹皮10g，三棱10g，莪术10g，土茯苓30g。10剂。水煎，饭后温服，早、晚各1次。

6月10日二诊：服10剂药后，带下诸症明显减轻。

上方去土茯苓，白茯苓量减为30g，三棱、莪术量增为15g，再处45剂。服50剂后，白带尽除，肌瘤尽消。

［**按**］本案由癥痼（子宫肌瘤）为患，癥病导致胞脉瘀积，瘀积日久，阻遏气血的流畅，瘀血阻塞胞脉，又致津液不能输布，反而下陷为湿，瘀积与湿邪互结而成带下。方用桂枝茯苓汤加三棱、莪术，化瘀消癥、活血止痛以治病本；重用茯苓利水渗湿，以除带下；再加土茯苓清热解毒除湿，以祛带之腥臭。诸药合用，而获佳效。

病例六：肾阳虚弱，水湿不运

贾某，女，50岁，1973年11月10日初诊。绝经两年，患带下6年，白带量多，质稀如水，淋沥不绝，无特殊气味，腰痛酸如折，腰背怕风，小腹冰冷，时有隐痛，小便频数清长，夜间尤甚，手足稍冷，面色㿠白，乏力气短，舌质淡白，脉象细迟。

诊为肾阳虚弱，不能温煦，寒湿内盛，水湿不化而成带下。治以温肾扶阳，蒸化寒湿，固涩止带。方用《伤寒论》之附子汤加味。

处方：白附子10g，茯苓10g，炒白术15g，人参10g，炒白芍10g，鹿角霜15g，桑螵蛸15g，乌贼骨15g，白果10g。5剂。开水煎，早、晚温服。

11月16日二诊：药后上症悉减，守上方继服10剂。药尽，诸症消失，带下痊愈。

［**按**］本案患者正值天癸竭，肾气衰弱年龄。《素问·生气通天论》云："凡阴阳之要，阳密乃固。"今肾阳虚弱，不能温煦蒸化，寒湿内生，水湿不运，乃阳虚不能周密，故成带下。附子汤中鹿角霜、桑螵蛸、乌贼骨、白果温肾扶阳，蒸化寒湿，运化水湿，固涩止带，使肾阳得复，蒸化司职，水湿得运，阳气密固则带下半月获愈。

病例七：脾虚寒湿，冲任不固

蔡某，女，农民，44岁，1965年4月9日初诊。患者平素白带即多，身体较弱，纳食偏少。从去年入冬以来，白带量增多，日渐加重。近月余，带下赤白相间，略有异味，少腹不适，致体力更弱，纳食更少，大便微溏，小便微黄，舌红偏淡苔白，六脉沉细迟弱。

中医诊断：脾虚寒湿，冲任不固，治当健脾除湿，温摄

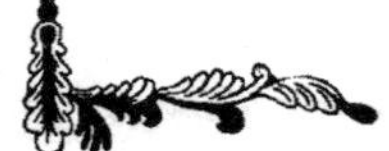

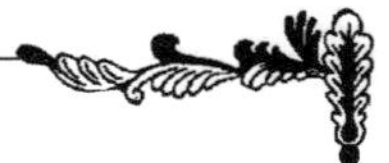

固脱。方用清带汤加味。

处方：鹿角霜10g，炒山药30g，乌贼骨15g，茜草炭10g，生龙骨15g，生牡蛎15g，白茯苓15g，椿根白皮10g，炙甘草6g。5剂，每日1剂，水煎，温服。

5月14日二诊：药后赤白带下明显减少，异味已除，少腹不适消失，纳食增多，体力恢复，大便成形，小便微黄，舌苔同前，脉沉细弱。上方去椿根白皮，加炒白术15g，党参15g，干姜6g。10剂，水煎服。

药尽，诸症悉愈，赤白带下皆除。

［**按**］清带汤是张锡纯《医学衷中参西录》治疗赤白带下之方。柴老常将此方广泛运用于脾气虚弱，脾虚生湿，冲任滑脱，带脉不能约束之带下。本案素有乏力，纳少，便溏，白带，说明脾虚日久，脾虚生湿，继而白带量不断增多，说明脾虚、脾湿不但寒化，而且导致冲任滑脱，带脉不约。近月余，带下又赤、白相杂，伴有轻微异味，说明下焦之湿郁久，有化热之势；小腹不适，说明非单纯脾虚脾湿，冲任滑脱，带脉失约，并兼瘀滞，故方用清带汤加味。方中山药、白术、党参、茯苓健脾益气除湿；干姜温运脾阳；龙骨、牡蛎、鹿角霜温摄固脱；茜草兼去瘀滞；椿根白皮去下焦湿热以除带。由于脾气以复，湿不再生，冲任固摄，带脉约束，带下自愈。

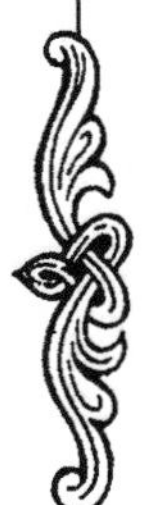

病例八：脾气虚弱，生湿带下

杨某，女，30岁，1965年8月15日初诊。患者素体较差，白带两年不愈，带下色白，气味不臭，质如清涕，连绵不断，面色皖白，纳少疲乏，大便稀溏，两足跗肿，舌质淡红、苔白，脉象弱缓。

中医诊断：脾气虚弱，脾虚生湿，形成带下，治以健脾

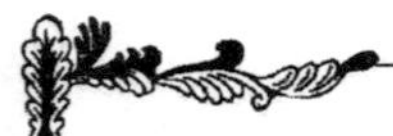

益气，利湿除带。处以加味异功散。

处方：炒白术 15g，潞党参 15g，茯苓 15g，炙甘草 6g，陈皮 10g，炒山药 30g，炒薏米 30g，炒芡实 15g，白扁豆 15g，车前子 15g（纱布包），乌贼骨 15g（捣），白果 10g。5 剂，每日 1 剂，水煎，温服。

8 月 21 日二诊：药后白带明显减少，纳食增多，大便成形，体力渐复，两足跗肿明显减轻，舌脉同前，继以上方 10 剂，服法同前。

9 月 2 日三诊：白带尽除，面色红活，纳食、大便、精神正常，继用参苓白术散，早、晚饭前各服 9g，连服 1 个月，以善其后。

［**按**］患者后天失于调养，体质较差，脾胃虚弱，不能运化水谷精微，水湿之气下陷为带，遂致白带两年不愈。方中山药、白术、党参、茯苓、薏米、扁豆、芡实、炙甘草健脾益气，和中化湿，补脾止泻，利水渗湿。车前子利水消肿，佐以陈皮，使健脾补气之剂补而不壅，更有利于脾胃之运化；乌贼、白果系柴老自拟的乌果散，用以固精收涩，以止带浊。全方健脾益气，和胃化湿，渗湿利水，使脾气健运，胃和湿化，水湿不生，白带自除。

病例九：湿热下注，湿毒带下

潘某，女，36 岁，1976 年 4 月 28 日初诊。患者居所潮湿，久居其地，且喜食辛辣，以致带下两个月质如米泔，甚则黄绿如脓，气味腥臭，外阴瘙痒，偶有溃烂，小便短赤，舌红苔黄，脉象滑数，时常口苦咽干。

中医诊断：湿热下注前阴，湿毒壅盛成带。治以解毒清热，燥湿除带。方用加味二妙散。

处方：苍术 10g，黄柏 10g，地肤子 30g，白芷 10g，生

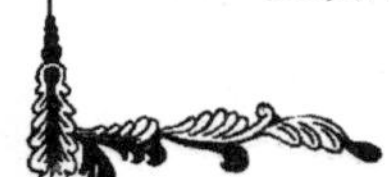

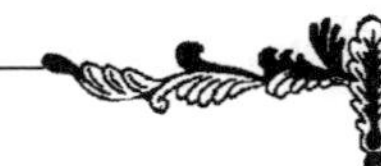

薏米 30g，土茯苓 30g，金银花 30g，樗根白皮 15g，乌贼骨 15g，白果 6g，生甘草 6g。5 剂，每日 1 剂，水煎，温服。

5 月 3 日二诊：药后带下量少，色呈黄色，腥臭味锐减，外阴瘙痒消失，溃烂面减小，小便色转淡黄，黄苔已退，脉象滑细数，但尚口苦咽干。

处方：白扁豆 15g，乌贼骨 12g，白果 6 枚，焦黄柏 10g，龙胆草 10g，云茯苓 12g，鱼腥草 30g，车前子 12g，生薏米 30g，败酱草 15g，甘草 6g。7 剂，水煎服，日 1 剂，早、晚分两次服。

药后带下及诸症悉愈。

[**按**] 患者因长年久居湿地，而且喜嗜辛辣，已具湿热壅盛之体，终因湿热下注外阴而发为带下。柴老初诊施以加味二妙散，二妙（黄柏、苍术）、金银花、土茯苓、生薏米、樗椿根白皮解毒清热，燥湿除带；地肤子清湿热，利小便以止痒；白芷消肿敛疮止痛；乌贼骨、白果固精收涩，以止带浊。二诊带下量少，湿热壅盛之象大减，乃用扁豆、茯苓、薏米健脾清热，除湿止带；焦黄柏、鱼腥草、败酱草清热解毒，消痈排脓；车前子利水湿，分清浊；乌贼骨、白果固精收涩，化浊止带。诸药合用，共使热毒清，湿热化，脾湿除，带下除，诸症痊愈。

宫外孕

宫外孕是指受精卵种植在子宫体腔以外部位的妊娠，西医又称异位妊娠。中医学中没有此病名，但中医根据本病的

临床表现和中医治疗的确切疗效来看，宫外孕的病因病机主要是少腹血瘀；或因宿有少腹瘀滞，胞脉胞络不畅，使孕卵运行受阻；或因先天肾气不足，冲任虚弱，输送孕卵乏力，以致孕卵滞留于子宫体腔之外，影响胞脉、胞络、气血的流畅和胚胎发育；日久胀破脉络，血溢于内，离经之血或离宫之胚流入少腹，形成少腹血瘀。若血崩于内，阴血暴亡，气随血脱，阳气衰微，则变生厥脱之急危重症。柴老认为，宫外孕属中医学“内崩”或“内崩致脱”范畴；若瘀积日久不散，发为少腹血瘀形成包块，属中医学“积聚”范畴。

一、辨治要点

柴老分期辨治宫外孕的经验，是在长期的医疗实践中摸索总结出来的。现在推广运用这些经验，除陈旧性宫外孕，必须住院观察，在手术、输血做后盾的条件下进行，以防止发生意外。

二、病案举例

病例一：宫外孕破裂

范某，女，32岁，1966年4月19日初诊。患者停经50余天，于当日上午突发右侧少腹剧烈疼痛，逐渐扩散至全腹疼痛，冷汗淋漓，晕厥两次，以妇科急诊住院。入院后疼痛稍有缓解，妇科检查：宫颈呈紫蓝色，后穹隆饱满，穿刺抽出不凝固暗红色血液；右腹部压痛明显，叩诊有移动性浊音，诊为宫外孕，建议立刻手术。因患者拒绝手术，急请柴老诊治，并做好术前准备。刻诊：自诉全腹疼痛，右下腹为甚，但较发病时缓和，冷汗时出，阴道少量出血。望诊见面色苍白，口唇、眼睑无血色，腹诊见腹肌紧张，疼痛拒

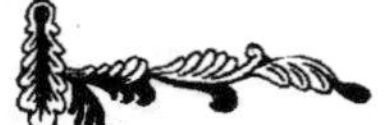

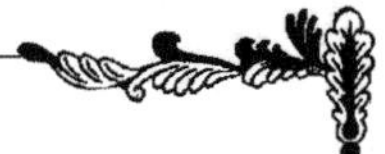

按，右少腹痛甚，舌质淡白，苔白润，脉沉涩略数，重按微细弱。血压 10.7/8kPa（80/60mmHg）。

辨证为气血暴脱、血蓄少腹之内崩，治宜温经止血，养血祛瘀，方用《金匮要略》之温经汤加减。

处方：当归 30g，炒白芍 9g，桂枝 9g，吴茱萸 6g，川芎 6g，半夏 9g，麦冬 12g，阿胶（烊化）9g，党参 15g，益母草 15g，鲜生姜 6g，炙甘草 6g，红糖 60g。2 剂，水煎，空腹服。

4 月 21 日二诊：腹痛减轻，右腹有 20cm × 20cm 大小囊性包块，按之痛增，稍有胀感；阴道仍有少量出血，色暗夹有血块，舌脉同前。仍用上方加丹皮 6g，元胡 6g。6 剂，水煎，空腹服。

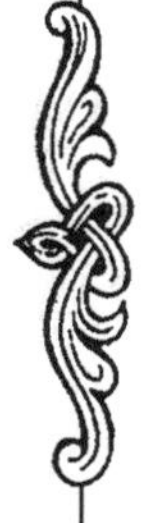

4 月 28 日三诊：腹部微痛，包块触摸不清，阴道出血增多，色暗，夹有血块。今晨下床活动，突然昏厥约 10 分钟后清醒，面色苍白，四肢逆冷，时冷汗出，脉沉弱而涩。此为妊娠终止，子宫蜕膜剥脱而阴道大量出血，属“内崩致脱”，急当益气固脱，回阳救逆，方用参附汤合当归补血汤加减。

处方：生黄芪 30g，当归 15g，白参 15g，熟附子 9g，炒枣仁 15g，炙甘草 6g。1 剂，开水煎，分两次急服。药后四肢渐温，冷汗甚微，腹痛绵绵，后投益气补血、甘缓止痛之芪归建中汤、温经汤、当归补血汤等调治 10 余日，痊愈出院。

［按］宫外孕破裂是输卵管妊娠破裂或流产发生腹腔内急性大量出血、剧烈疼痛的妇产科急腹症。因内崩之后既有阴血暴脱、阳气衰微之虚，又有少腹瘀血、经脉阻滞之实，故标本同治，虚实兼顾，以益气固脱、温经止血、养血祛瘀

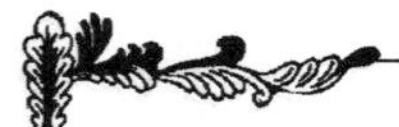

为治疗原则。柴老认为，临证时应权衡标本缓急的轻重不同而治疗有所侧重，若因内崩致脱，病情危笃，阳气衰微，宜益气固脱、回阳救逆以治其标，方用《证体类要》之参附汤合《内外伤辨惑论》之当归补血汤加味化裁；若内崩而脱证较轻，或脱证既经急救，气充阳回，脱证渐复则宜温经止血、养血祛瘀以标本同治，方用《金匮要略》之温经汤为主，或用黄芪建中汤合胶艾汤加味化裁。切忌猛浪攻逐，宜慎用三棱、莪术、水蛭、虻虫等破血逐瘀之品，做到祛瘀而不伤正，止血又不留瘀。对此，柴老提出温经止血、养血祛瘀之法，一则温通血脉，促进腹腔内出血的吸收；二则祛瘀止血，制止出血并消散腹腔血肿包块；三则补血养血，治疗气血暴虚之不足。三者相合，标本同治，虚实兼顾是较为安全、稳妥的治疗方法。

病例二：陈旧性宫外孕

吴某，女，28岁，1976年3月6日初诊。患者停经40余天，于1月14日服破血药1剂，即腹痛，阴道时有少量出血。1月29日突然腹痛加剧，下腹坠胀，阴道出血少，注射黄体酮未效。2月19日住院治疗，妇科检查：阴道有少量棕色分泌物；宫颈微着色，光滑，质较硬；宫体稍大，后位，活动好，压痛（+）；附件右侧可触到6cm×7cm的囊性包块，压痛明显，后穹隆穿刺抽出约2.5ml暗红色不凝固血液，诊为陈旧性宫外孕。因患者惧怕手术，请柴老诊治。刻诊：右侧少腹挛急而痛，触及鸡蛋大小的包块，压痛明显，阴道少量出血，色暗红，伴手足不温，面色萎黄，唇甲色淡，疲惫乏力，脉沉迟涩弱。

辨证为血瘀气滞，少腹积聚，方用桂枝茯苓丸加味。

处方：桂枝9g，茯苓15g，桃仁18g，丹皮9g，炒白

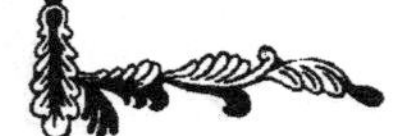

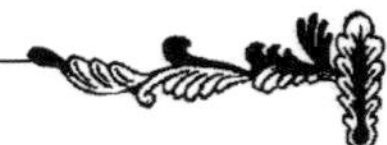

芍 12g，益母草 30g，丹参 30g，香附 9g，荔枝核 9g。5 剂，水煎，空腹服。

3 月 13 日二诊：右少腹包块缩小，挛痛减轻，惟阴道少量出血，舌脉同前。仍宗前法，改用少腹逐瘀汤加味。

处方：炒小茴香 4.5g，炮姜 4.5g，元胡 9g，炒五灵脂 9g，制没药 9g，川芎 9g，当归 30g，炒蒲黄 9g，肉桂 4.5g，赤芍 9g，香附 9g，荔枝核 9g。15 剂，水煎，空腹服。

4 月 21 日三诊：精神转佳，食欲增加，停药 3 天后曾两次少量出血。近感口舌干燥，乃上方药性偏温燥。更方如下：丹参 30g，益母草 15g，当归 15g，川楝子 9g，赤芍 9g，元胡 9g，香附 9g，荔枝核 12g，炒五灵脂 12g，桃仁 9g，制乳没各 9g，炙甘草 6g。5 剂，水煎服。药后妇科检查：右侧附件包块消失。上方改为丸剂，以善其后。

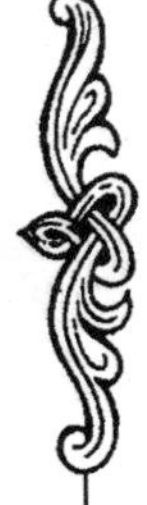

[**按**] 陈旧性宫外孕为输卵管妊娠流产或破裂时间较久，腹腔内血液形成血肿包块，其病情相对稳定。柴老根据本病少腹有包块、压痛或拒按，下腹坠胀不适，阴道少量出血，或夹杂黑色血块等临床特征，主张从“积聚”论治。一般来说，陈旧性宫外孕病程较长，气血俱虚，正气未复，虽见有形之“积聚”，但因瘀血结聚不甚，未至坚硬之程度，故与积聚日久、质地坚硬者的破血逐瘀之治法有所不同。柴老认为，本病瘀血积聚不甚，且腹腔多为不凝固血液，尚有温化消散的治疗条件，故法宗《内经》“温则消而去之”的理血方法，在遣方用药时，突出温经祛瘀、消散积聚的特点。对于少腹包块较小且软、腹痛不甚、阴道出血较少者，常用《金匮要略》之桂枝茯苓丸合《傅青主女科》之生化汤加味化裁，以活血化瘀，缓消癥积；对于包块较大，腹痛拒按，坠胀不适，阴道出血紫黑且夹有血块，舌有瘀斑、瘀点，脉

沉涩者，多用《医林改错》少腹逐瘀汤，或膈下逐瘀汤加味化裁，以活血祛瘀，消癥散积。由于本病瘀血积聚较久，最易阻滞气机，加之理气药能促进血行，消散积聚，故使用以上诸方，除膈下逐瘀汤需配伍理气药外，余者均酌加香附、青皮、荔枝核、炒枳实等行气散结之品，以提高疗效。

先兆流产

先兆流产属中医学“胎漏”。柴老认为，胎漏的病因病机主要是冲任不固，不能摄血养胎。因为冲为血海，任主胞胎，冲任之气固，则胎有所载，血有所养，方能正常地生长发育。反之，就会发生胎漏、胎动不安。然导致冲任不调的机理，柴老大致分为7种，有气虚、血虚、脾虚、肾虚、血热、外伤、癥瘕等。气虚可致冲任之气不固，不能制约其经血，而成胎漏；血虚则冲任之血亦不足，冲任不固亦成胎漏、滑胎；肾虚则胎失所系，亦可致胎漏、滑胎；血热则下扰血海，迫血旺行，也可成胎漏、胎动不安；外伤可使气血紊乱，不能载胎养胎，而成胎漏；孕妇宿有癥瘕，以致癥瘕阻于血脉，致血不循常道，而成胎漏。

一、辨治要点

柴老认为，临床只要根据不同因素所致的各种证候辨证论治，找准病因，搞清病机，按照气虚、血虚、脾虚、肾虚、血热、外伤、癥瘕等不同，审因论治，使冲任固摄，气血充和，则胎气自安，胎儿得以正常的生长发育。

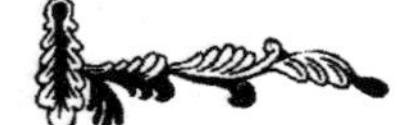

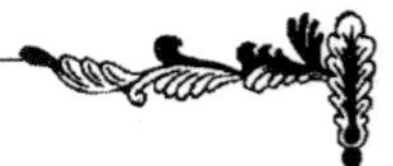

二、病案举例

病例一：冲任不调，气郁血虚

刘某，女，26岁，1975年10月7日初诊。婚后7年没有生育，曾经妇科检查为子宫发育不良，别无他疾。经中西医治疗，仍未达生育目的。诊见患者经净已半个月，平时经潮时间先后无定，但都不超过7天，稍有腹痛腰拘，舌红苔薄白，脉象弦弱，两尺沉涩。

中医诊断：胎漏，属冲任不调，气郁血虚。西医诊断：先兆流产。治宜通调冲任，疏气养血，以逍遥散、交感汤、毓麟珠三方化裁。

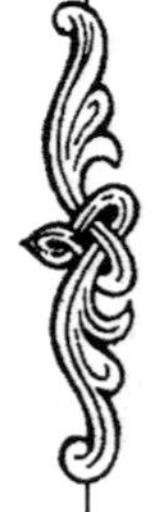

处方：鹿角霜15g，菟丝子30g，香附12g，茯神15g，当归12g，炒白芍12g，白术9g，熟地9g，佛手9g，川芎9g，炒杜仲15g，党参9g，川椒6g，益母草15g，炙甘草6g。3剂，水煎，空腹服。

药后即受孕，现已受孕4个月，于20天前因努则不慎，损伤胎气，阴道有少量出血，小腹拘急，有下坠感，经妇科检查为先兆流产，除用黄体酮外，配合中药，以止漏而固胎元。处方：炒山药30g，党参24g，白术24g，炒杜仲15g，桑寄生15g，菟丝子15g，吴茱萸30g，阿胶珠9g，当归9g，熟地炭15g，炒艾叶5g，炙甘草9g，炒糯米60g（纱布包煎，最后食用）。4剂，水煎，空腹服。

［**按**］本例婚后7年不孕，中医辨证属冲任不调，气郁血虚；治宜通调冲任，疏气养血；故方用逍遥散、交感汤、毓麟珠合方加减。方中逍遥散去柴胡合交感汤养血和血，疏肝解郁，调摄冲任；毓麟珠去人参养血调冲，壮肾健脾，暖宫种子。由于治疗得当，而获妊娠。

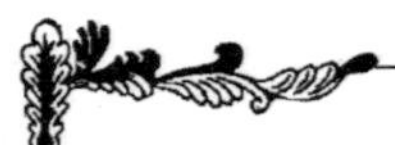

病例二：血热胎漏，胎动不安

潘某，女，23岁，1968年7月20日初诊。患者素性急躁，身体偏瘦。结婚5年，怀孕4个月，间断阴道出血1个月，胎动下坠，小腹时痛，血色鲜红质稠，伴急躁失眠，心烦不安，口干舌燥，渴喜冷饮，手足心热，小便黄，大便微结，舌体瘦，舌尖边红，苔薄黄少津，脉数。

中医诊断：胎漏，证属迫血妄行，肾阴亏虚；治宜清热凉血，滋肾养血，佐以安胎。

处方：生黄芩9g，生地黄15g，莲房炭12g，熟地黄12g，生白芍12g，清阿胶15g，桑寄生12g，川续断9g，旱莲草15g，女贞子12g，生山药30g，仙鹤草15g。5剂，水煎，空腹服。

7月23日二诊：上方服5剂后，漏红已停，腹痛消失，胎动渐安，急躁心烦、口干咽燥、渴喜冷饮、手足心热诸症明显好转，睡眠安稳，二便正常，舌红苔薄，脉数细无力。继当清热养血，固肾安胎。

上方去莲房炭、仙鹤草，加生黄芪12g，炒杜仲12g，苎麻根9g。5剂，水煎，空腹服。药后诸症逐渐消失，漏红未见，胎气安和，足月生产。

[**按**] 本例素体阳盛内热，身瘦阴虚，以致阴虚内热，血为热迫，不能养胎，反离经下行而成胎漏，热扰胎元而胎动不安，故用黄芩、生地、莲房炭、仙鹤草清热凉血止血；熟地、白芍、女贞子、旱莲草滋肾养阴和血；川续断、杜仲、桑寄生、苎麻根固冲任而止血安胎；重用山药、黄芪，意在健脾益气养胎。

病例三：脾肾气虚胎漏，胎动不安

寻某，女，28岁，1975年2月7日初诊。患者平素体

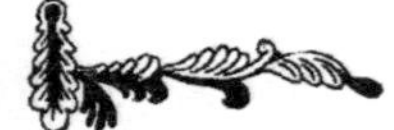

质较弱，结婚8年，小产两胎。现怀孕两个月，阴道不时下血半月，血色淡，且出血不断增多，小腹下坠，面色㿠白，精神萎靡，腰部酸胀，小便频数，舌淡红、苔薄白，脉象沉弱。

中医诊断：胎漏；证属气血虚弱，脾弱肾虚；治宜补气养血，健脾固肾，佐以安胎。方用所以载汤合寿胎丸加味。

处方：炒白术15g，党参15g，桑寄生12g，炒杜仲15g，炙甘草15g，菟丝子15g，川续断12g，阿胶15g，炒艾叶6g，炒山药30g，生黄芪15g，糯米30g，大枣8枚。5剂，水煎，空腹服。

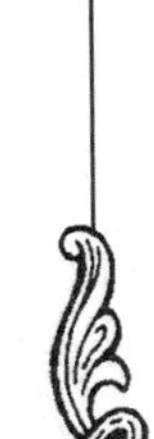

2月11日二诊：阴道出血已止，小腹下坠已愈，腰部酸胀显减，面色㿠白、精神萎靡、小便频数基本如故。上方去炒艾叶、糯米，调理1个月，诸恙均瘥停药。后足月产一女婴。

[**按**] 本例平素体虚，脾肾虚弱，又因屡次小产肾气受损，以致脾气更加虚弱，肾气更加不足。肾虚则胎失所系，脾虚则固摄无权，而成胎漏，胎动不安。方中桑寄生、菟丝子、杜仲、川续断补肾固冲；白术、党参、山药、黄芪、糯米、大枣益气健脾，助气血之生化；阿胶、艾叶止血安胎。合方使肾气充盛，脾气健运，精血旺盛，胎气自固。

功能性子宫出血

功能性子宫出血属中医“崩漏”范畴，主要由于冲任损伤、不能固摄所致，但导致冲任损伤的原因多为血热、气

虚、脾虚、气郁、血瘀、肾虚等，临床以血热、气虚、脾虚为最常见。病机有素体阳盛，血热动血，损伤冲任，迫血妄行，血失所藏；气虚下陷，统摄无权，损伤冲任，血海不固；思虑过度，损伤脾气，统摄无权；肝郁气滞，损伤肝气，肝不藏血；或肝郁化火，肝经火炽，血失所藏；血瘀停滞，阻滞经脉，血不归经；肾精不足，冲任失调，不能固摄。其均可形成血崩漏下。

一、辨治要点

柴老十分推崇明代方约之先生在《丹溪心法附余》中提出的“初用止血以塞其流，中用清热凉血以澄其源，末用补血以还其旧”的三大治则。因崩漏的病因多端，尚需仔细地审证求因，审因论治。如崩漏时间之久暂、血量之多少、血色之鲜暗、血质之浓淡、血状之凝散均对指导临床辨治非常关键。大凡青少年多火炽血热，每以凉血止血获效；中年人诸事冗繁，压力也大，气郁、血瘀、血热俱多，但气虚、脾虚、肾虚亦不少见；临床需要辨证论治，因人而异，方可痊愈；中年以后及老年人气血俱虚，肝肾不足，血虚、气虚、脾虚、肾虚更为多见，临床每需扶正补虚为主收功。柴老经常强调在施治用药中，必须把握好凉血勿使凝滞，塞流勿使致瘀，祛瘀中病即止；补虚需辨脏腑、阴阳、寒热，掌握好清与补的主次、通与涩的分寸、寒与热的程度等，使辨证仔细入微，用药丝丝入扣。

二、病案举例

病例一：功能性子宫出血

孙某，女，30岁，1966年4月18日初诊。患者素体较

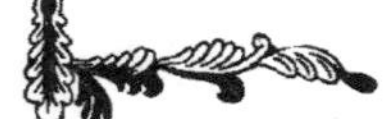

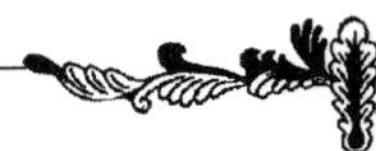

差，但月经基本正常，按期而至。因行绝育结扎术，阴道有少量出血。两天后，血量增多，经某医院妇科、内科用仙鹤草素、维生素K等止血针，及中药治疗，未获效。迄今已40余天，出血仍时多时少，淋漓不断，血色鲜红，偶有少量血块。因流血日久，面色苍白，头晕眼花，身疲无力，动则出虚汗，气短纳差，舌质嫩红，苔薄白无华，脉象细弱。

西医诊断：功能性子宫出血。中医诊断：崩漏。崩漏日久，气血两虚，冲任不固。治宜益气养血，调固冲任，佐以化瘀。

处方：生黄芪30g，党参24g，当归15g，生龙牡各24g，乌贼骨15g，仙鹤草12g，阿胶9g，生地炭15g，三七4.5g，桑蚕茧壳炭12g。5剂，水煎服。

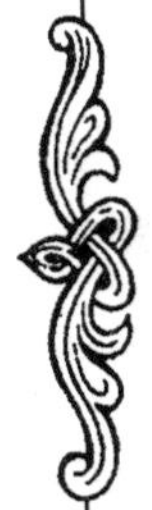

4月23日二诊：服药后，出血减大半，色仍鲜红，但无血块，汗止纳增，身亦有力，脉较前有力，但仍头昏眼花，腰酸。上方加女贞子3g，沙苑子3g。5剂，水煎服。

4月29日三诊：血已不出，面色渐复，能做轻微的家务劳动，舌质红，苔薄白，脉细。上方去三七。继服5剂，水煎服。继服十全大补调理而愈。

［**按**］本例因术后冲任失调，久崩不止，以致气血渐亏，冲任不固。初诊时因气血双方显露，血海空虚，故以党参、黄芪、当归、阿胶补气养血，取“补可扶弱”之意，又以乌贼骨、三七去瘀生新止血，以防补而过滞，涩而流瘀。二诊时因有肝肾亏虚之症出现，故又加女贞子、沙苑子益气止血。三诊时血止瘀去，故去三七，重在补中气，固冲任，益肾阴。终以十全大补温补气血，以治根本，还复其旧。

病例二：功能性子宫出血伴肝郁胁痛

王某，女，32岁，1975年5月24日初诊。患者以往月

经按期来潮，经期 3~5 天，经血色红，量中等，无腹胀拘急等感觉。1 月前因家事不顺、肝气不疏，发生右胁胀痛，以肝病论治逐日加重，食后脘闷，胀满不适。近 40 日来，又经水淋漓不断，时多时少，小腹拘急疼痛。先后经他医以肝炎治、以月经过多治，服用中西药均未显效。西医妇科检查：外阴（–），阴道充血，宫颈轻度糜烂，宫体后位，大，软，活动好，压痛（++），附件两侧均增厚，压痛（+++），疑为盆腔炎；予黄连素 20 支。

诊见右胁胀满而痛，肝大两横指，按之痛甚，小腹拘急，按之亦痛，经血淋漓时多时少，舌质淡红，苔薄白，脉象弦涩，惟左关较有力。此病胁痛夹崩漏，此乃肝郁所致。胁肋为肝经经络布达之地，《内经》云："怨怒气逆则伤肝。"因气逆伤肝，肝木横逆，肝气不能条达，遏抑不舒，故胁肋胀满。《内经》又云："肝藏血"，因肝气抑郁，气病累血，血失静谧潜藏之度，故经行淋漓不止。

中医诊断：①肝郁胁痛；②肝不藏血之崩漏。治遵《内经》："木郁则达之"之旨，以疏肝理气、固经宁血为法，处加味逍遥散方。

处方：当归 15g，白芍 15g，柴胡 9g，茯苓 9g，白术 9g，炙甘草 6g，佛手 9g，橘叶 9g，香附 9g，青皮 9g，川续断 9g，阿胶珠 9g。3 剂，1 日 1 剂，水煎，分早、晚空腹服。

5 月 27 日二诊：患者服上方 1 剂后，经血减少，3 剂服完，即血止经净。惟右胁胀痛，继以疏肝畅络、疏气止痛为法，处以加味四逆散。

处方：柴胡 9g，炒枳实 9g，白芍 18g，金铃子 9g，郁金 9g，橘络 9g，佛手 9g，木香 4.5g，元胡 9g，生甘草 6g。

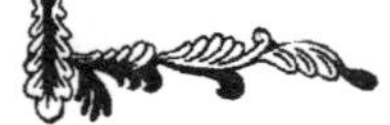

3剂，1日1剂，水煎，服法同前。

上方3剂服完，胁痛平疏，崩漏停止，病愈。

[**按**] 本例崩漏、胁痛虽病名相殊，但病机实一。患者因家事不遂、肝气不疏而致右胁胀痛。肋胁乃肝经布达之地，肝气横逆，失其疏泄条达可引发诸症；肝气郁结，肝不藏血，气病累血，血失静谧潜藏之度，故崩漏不止。崩漏与胁痛同起于肝郁，两者病机相同，故采用异病同治之法，先处以加味逍遥散，继用加味四逆散疏肝理气，固经宁血，两病用一法一方治之，而获痊愈。

慢性盆腔炎

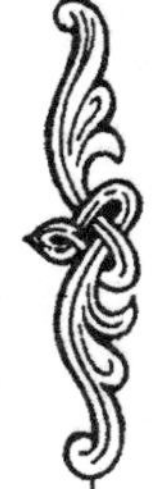

盆腔炎是妇科常见病。西医是指盆腔内生殖器官及盆腔周围结缔组织、盆腔腹膜等炎症性病变的总称。西医确诊的盆腔炎，中医临床辨证多由湿热、寒湿侵袭而诱发，以致湿热内蕴，寒湿内生，气滞血瘀，冲任受阻，凝聚下焦，亦可由湿热久蓄、气血凝结而形成癥块。

一、辨治要点

若为湿热内蕴，临床以少腹疼痛，带下多为黄或赤、且量多腥臭，或有低热为主；若为湿热蕴毒，在上症的基础上，可见腹痛拒按；若为寒湿凝聚，则见少腹冷痛、白带清稀；若为气滞郁结，则见少腹窜痛，病无定处；若为血瘀凝滞，则见少腹刺痛、抽痛，痛有定处；若湿热或寒湿久聚，气血凝结，可形成癥块，腹痛拒按。

二、病案举例

病例一：血虚宫寒，冲脉有瘀

崔某，女，24岁，1975年12月3日初诊。患者小腹胀痛已3个月，时有刺痛感，经县医院妇科检查为慢性盆腔炎。近两年来有痛经史，现经后半月。按诊：脐左硬痛，按之痛甚，脉象沉迟涩弱。

此为血虚宫寒，冲脉有瘀，宜温和血脉，养血暖宫，化瘀通络，疏气散寒。内服少腹逐瘀汤加乌药。

处方：炒小茴香5g，炮姜5g，元胡9g，五灵脂9g，炙没药9g，川芎9g，当归30g，炒蒲黄9g，肉桂6g，赤芍9g，乌药12g。3剂，水煎，分早、晚空腹服。

热熨方：艾叶12g，炒香附60g，木香45g，川芎45g，白芷45g，干姜45g，苍术60g，当归60g，肉桂30g，乳香30g，没药30g，甘草30g。共为粗末，炒热（不烫皮为度），纱布包熨小腹部。药后诸症而愈。

［**按**］本例小腹胀痛为血虚宫寒血瘀，《内经》云："血者喜温而恶寒，寒则塞而不流，温则消而去之"，故以温和血脉、养血暖宫、疏气化瘀之法，并用热熨方，内外合治而愈。

病例二：劳倦内伤

张某，女，26岁，1972年4月9日初诊。患者平素较弱，生育一胎，曾小产二胎。1971年曾因经频服温经汤数剂而愈。近1年来患者又经常感到头晕气短，疲乏无力，食欲减退，腰腿酸软，小腹下坠，经某医院确诊为胃下垂、子宫下垂。近日自觉症状加重，气短纳呆，头昏欲呕，舌红微渴，脉沉弱细数。

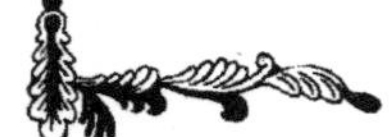

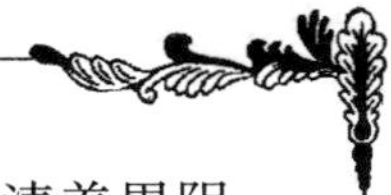

此为脾胃气阴两虚，夹食滞。宜健脾益气，清养胃阴，佐消导。

处方：炒山药30g，党参24g，生白术24g，荷叶9g，鸡内金4.5g，乌梅5枚，石斛9g，竹茹9g，生甘草6g。5剂，水煎服。

4月14日二诊：药后自觉上症减轻，近又微有食滞纳呆之象，更拟丸方，以缓图之。

处方：生山药300g，党参300g，白术300g，鸡内金150g，枳实150g，炒谷芽300g，荷叶150g，炙甘草150g。共为细末，炼蜜为丸，如梧桐子大。每次9g，早、晚开水送服。

4月19日三诊：服完一料丸药后食欲增进，饮食如常人，但从两次小产后，体质仍很弱，常觉头昏气短，疲乏无力，腰膝疲软无力，小腹有下坠感，近月经又易于先期，舌苔薄，脉象细弱，两尺沉迟。

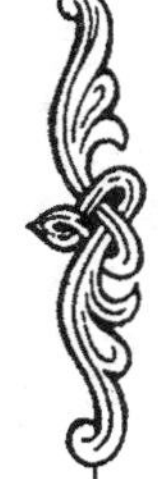

此属气虚夹肝肾不足。因患者有妊娠要求，治宜益气养血，通补奇经。

处方：巴戟天15g，炒山药30g，白术15g，菟丝子12g，沙苑子9g，补骨脂9g，当归9g，炒白芍9g，川续断9g，炒杜仲9g，党参9g，炙甘草6g。5剂，隔日1剂，水煎服。

4月26日四诊：药后身体渐复，腰膝有力，诸症均觉好转，仍以上法，原方进退。

处方：炙黄芪30g，党参24g，炒山药24g，土白术24g，白茯苓12g，当归9g，鹿角胶9g，菟丝子12g，白蔻仁4.5g，佛手6g，炙甘草6g。5剂，隔日1剂，水煎服。

5月8日五诊：月经按期来潮，精神振作，腰膝无力，

腹无坠感，饮食、睡眠、二便均正常，症脉大有进步，仍遵原意，改丸剂，以图巩固。

处方：巴戟天60g，炒山药200g，白术60g，大党参60g，炒杜仲45g，川续断45g，菟丝子45g，沙苑子60g，枸杞60g，女贞子45g，补骨脂60g，当归45g，炒白芍45g，核桃肉120g。共为细末，蜜丸每服9g，开水送服。

药后诸症悉平，并饮食自养之。

［**按**］虚痨之疾成因甚多，但归纳起来总不外先天和后天两方面因素。先天关键在肾，后天关键在脾。治疗之旨可拟“损者益之”“劳者温之”“形不足者，温之以气；精不足者，补之以味”的基本原则。患者素体虚弱，脾胃素虚，又因两次小产，致气血两亏，肝、脾、肾均不足，久之呈虚劳之疾。柴老先拟以益气、健胃、养肾，佐以消导，使脾胃得复，继因患者有妊娠要求又拟益气养血、健脾温肾法，肝、脾、肾并调，通补奇经，使身体逐健，月经按时而止，诸症好转。

五官科疾病

病例一：右眼提上睑肌麻痹

樊某，男，25岁。1978年12月25日初诊。患者6岁时，因夜卧当风，始觉头痛沉重不适，旋即右眼球外斜，复视，右眼上睑皮肉松弛，下垂不能上提，他医治疗半月无效。当时诊视，面色㿠白，气短神疲，纳差食少，舌淡苔白，脉沉微弱，即以“气虚脾弱、风袭眼络”论治，处以加

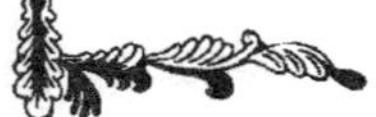

味异功汤3剂告愈。至13岁时，发病同上，翻阅旧时诊籍，仍处原方3剂后，亦迅速告愈。此次发病3天，病仍同上，经某院五官科检查：右眼提上睑肌麻痹，眼球向内转不能。因患者童时发病两次，均经中药迅速治愈，故又前来诊治。

初诊所见悉如前状，仍处原方，但因患者年龄增长，故加大其量。

处方：党参15g，白术15g，茯苓12g，炙甘草9g，生黄芪30g，陈皮6g，川芍药9g，蔓荆子9g，钩藤15g，僵蚕9g，全蝎3g，蝉衣4.5g，荆芥穗9g，鲜生姜9g，大枣5枚（去核）。4剂，每日1剂，水煎，分早、晚空腹服。

药尽而愈，10年后随访，未再复发。

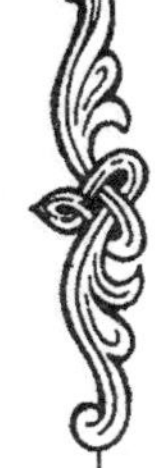

［**按**］右眼提上睑肌麻痹，病属鲜见。中医学认为，眼胞属脾，脾主肌肉，故眼提上睑肌亦为脾胃所主。本案患者脾胃素虚，体质羸瘦，复因风邪外袭而致此病。柴老据此健脾助运以实肌肉，补气固表以实皮毛，并佐以疏风祛邪之品，标本兼顾。故该病患者虽历时20年，反复发作3次，均以此方速告痊愈，说明“脾主肌肉”的理论对眼科临床亦有重要的指导意义。

病例二：暴盲

李某，女，79岁。1978年3月13日初诊。患者秉性刚烈，素有咳喘宿疾，每至冬季加重。其子侍母笃孝，去冬以来常购中药人参精供其补养。患者每服此药，即感口干咽燥，大便干结，遂改为间断服用。今年春回之际，又新购人参精1瓶，服用过半，即感心胸灼热，口舌咽鼻干燥特甚，大便秘结，每5~7日一行。此次大便已8日未行，突于昨天高热（39.5℃），心灼如焚，头昏脑涨，肢体酸楚，辗转难忍，不可名状，随之双目突然失明，遂经某医静注30%葡

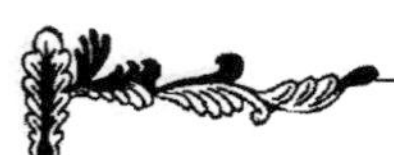

萄糖，肌注解热之剂。复请某医院五官科检查：两目瞳孔缩小，等大等圆，无对光反应，眼底无变化，血压 12/6kPa（90/45mmHg），无视力。眼底直接镜检：视盘色稍红，边界清楚，生理凹陷无扩大，黄斑部反光存在，周围静脉血管出现纡曲，无交叉压迫，转请中医诊治。

症见双目失明，不能视物，肌热神烦，不能入睡，喉舌干燥，心灼如火，脘腹胀满，硬痛拒按，8 日未大便，舌尖及前半部绛红而干，根及两侧有黄厚腻苔，脉弦细数，指下紧束有底力。辨证为热结津亏，腑实不通，阴精不能上承于目所致。病虽属阳明急下存阴之证，但虑其高年残老之体，故治以滋阴增液、泻热通腑为法，方用《温病条辨》增液承气汤加甘草。

处方：细生地 30g，元参 24g，麦冬 24g，川大黄 12g，芒硝 12g，甘草 6g。1 剂，水煎，分两次服。

3 月 14 日二诊：昨日中午服头煎药后，约两小时即欲便，初干结难下，继之排出大量稀溏粪便，令人惊异的是患者便完起身，双目视力迅速复常。随即服用二煎药，至傍晚畅泻两次后未作泻，通宵熟寐。晨起自觉双目朗朗，头脑慧爽，精神转佳，肛腹安适，燥热之象悉平。改处《温病条辨》增液汤合荷谷汤（自拟方）以善其后。

处方：细生地 24g，元参 15g，麦冬 15g，炒谷芽 30g，荷叶 9g。1 剂，水煎分两次服。药后饮食如常，病告痊愈。

[**按**]《灵枢·大惑论》云："五脏六腑之精皆上注于目。"目暴盲，虽属眼科疾患，但又与脏腑病变密切相关。本案患者即属热盛阴亏之体，复因长期服用人参精甘温助热以致腑实热结，更加灼熬阴精，终使阴精不能上承于目所致。其双目暴盲为标，热结津亏为本。对此，张仲景《伤寒

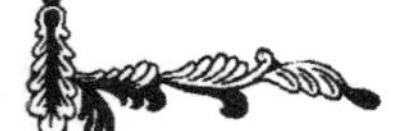

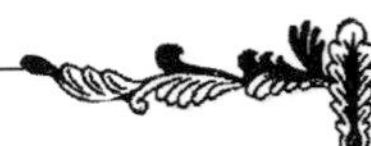

论》早有明训："伤寒六七日，目中不了了，睛不和，无表里证，大便难，身微热者，此为实也。急下之，宜大承气汤"。柴老法宗仲景，意欲急下阳明以存阴，但虑其年高体弱，遂改《温病条辨》增液承气汤加甘草治疗。其中，甘草可缓硝、黄峻下之性，又寓调胃承气汤甘缓微和之意，使泻下而不伤正，故使暴盲之疾，霍然冰释。二诊时法宗鞠通增水行舟之法，处以增液汤，又合自拟荷谷汤开胃醒脾，而成清补之剂，使余热尽清，胃气得复，以善后竟功。

病例三：鼻渊

牛某，男，41岁。1976年11月1日初诊。患者西医五官科诊为慢性副鼻窦炎。逾时既久，时轻时重，头闷头痛，鼻塞不利，不闻香臭，时流黄白涕，咽喉干燥，痰多稠黏，舌苔黄腻，脉浮滑数。用西药滴鼻，用时稍轻，不用如故。要求服中药。

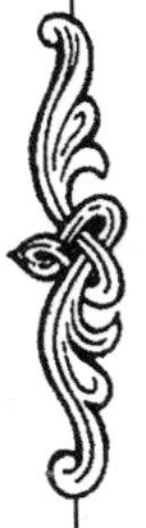

中医诊断：鼻渊，乃风邪入脑化热而致；治宜散风清热，芳香清窍。

处方：辛夷15g，杭白菊30g，金银花60g，连翘30g，苍耳子9g，白芷9g，细辛3g，薄荷9g，荆芥9g，元参15g，桔梗9g，甘草6g。7剂，水煎，空腹服。

11月12日二诊：服上药后，自觉头目清爽，鼻息通利，咽喉不燥，痰量减少，黄腻苔已退其半，仍以上法调理，以杜根治。

处方：金银花45g，白菊花30g，苍耳子9g，荆芥穗9g，薄荷叶9g，白蒺藜15g，北细辛1.5g，黑元参15g，桔梗12g，白芷6g，青荷叶9g，甘草6g。5剂，水煎服。

［**按**］"鼻渊"相当于现代医学的鼻窦炎。《类证治裁》云："鼻塞甚者，往往不闻香臭，有脑漏成鼻渊者，由风寒

入脑，郁久化热。”此例患者始因风邪入脑逐渐化热，故以清热祛风、芳香通窍法加减化裁，数治获效。

病例四：口糜（脾胃阴虚夹热）

张某，女，30岁。1966年3月5日初诊。患者1年多来常发生口腔糜烂，时发时轻，近日加重，并兼见大便干燥，食欲不振，口腔黏膜红肿溃烂，舌及牙龈亦有，影响食欲、睡眠。患者形体清瘦，口唇红，舌无苔光剥，质绛红而干，脉象虚细而数。

中医辨证：脾胃阴虚夹热；治宜清养胃阴，和胃清热。方宗甘露饮加减。

处方：北沙参30g，细生地15g，霍石斛15g，大麦冬9g，乌梅9g，知母6g，肥玉竹9g，淡竹茹9g，鲜荷叶9g，生甘草6g，冰糖60g。3剂，水煎服。

三诊：口腔糜烂消失，饮食尚好，大便正常，稍有口臭，舌质红，苔薄，脉如前，更以上法。

处方：北沙参15g，细生地9g，霍石斛9g，生山药9g，生白芍9g，麦冬9g，焦山楂9g，建曲9g，生甘草6g。5剂，水煎服。

四诊：病已痊愈，但根据舌脉，尚有脾胃不足之征，用六味地黄丸，每早、晚各1丸，滋阴固本。

年余再访，口腔再未糜烂。

［**按**］口糜多因湿热蕴于心经及口腔而致，本例病程较久，已成胃阴不足，脾热失和，故选甘露饮加减，养阴，清脾，和胃，使胃阴渐复，脾热渐清，胃气得和，口糜痊愈。最后以六味地黄丸壮水治本，以杜病根。

病例五：口舌糜烂

武某，男，27岁。1968年3月2日初诊。患者本体胃

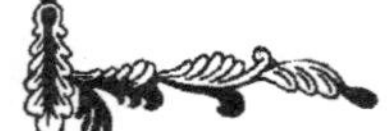

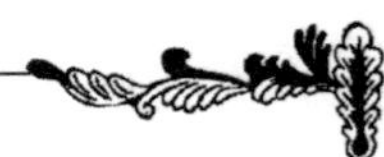

阴素虚，平时口舌易糜烂，近20天，又出现泄泻，经多处医治，有以理中之剂治泄泻，则口糜更甚。有以清热之剂治口糜则泄泻又增，后又改合霉素治疗，亦未获效。转邀柴老治疗时，腹泻仍然，但不痛，口舌糜烂，舌质绛红，光剥无苔而生疮，脉象细而数。

此为脾胃气阴两虚；治宜甘淡养脾，清养胃阴。

处方：生山药60g，白扁豆15g，辽沙参15g，霍石斛9g，生薏米30g，大麦冬12g，鸡内金6g，车前子15g，甘草6g。3剂，水煎服。

二诊：泄泻全止，舌苔，口腔糜烂减轻，乃用原方去车前子，续服3剂而痊愈。

［**按**］口糜一症虽为小疾，然治之不易。本案素体脾胃阴虚，口舌糜烂，舌质绛红，光剥无苔而生疮，脉细而数，一派脾胃气阴两虚之象，本应益脾气、养胃阴，然又复患泄泻，故治疗两难，养阴必致泄泻加重，燥湿必致胃阴愈虚，口舌糜烂愈重，故柴老拟甘淡养脾、清养胃阴之法，既不伤胃阴，又不损脾气，使两者皆愈。

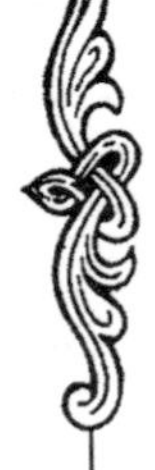

病例六：失荣（咽鳞状细胞癌）

薛某，男，52岁。1977年7月27日初诊。患者素有烟酒嗜好，喜食油腻，常感头晕，耳鸣，咽干，口黏，纳差，吐痰，舌腻等。从去年以来因事时常情志不畅。于今年4月自觉咽喉干痛加重，并伴烦热胸闷，口渴，吞咽稍有困难。5月份又发现左颈及耳前后逐渐肿胀，确之如核珠累累，形如堆栗，坚硬如石，推之不动，不红，不热，不疼，不断发展。因当地医院外科怀疑为淋巴内芽瘤，故去西安进一步确诊。经几个医院检查诊为鼻咽鳞状细胞癌颈淋巴结，治疗两个多月不见好转，返里后特请柴老治疗。

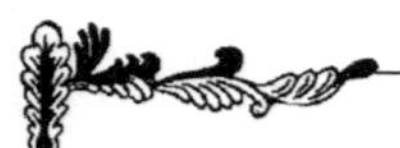

症见左颈及耳前后有拳头大一肿块，结喉及颊车下中间亦有一肿块，确之累累如珠，坚硬如石，推之不移，视之不红，近之不热，亦不觉疼，舌苔白滑腻。此乃喉岩转移成失荣，因气郁与痰火凝结少阳、阳明之络而成；治宜疏肝解郁，化痰消坚散结，解毒抗癌。

处方：柴胡9g，夏枯草30g，海藻30g，漂昆布30g，半夏9g，白介子9g，海蛤粉18g，广橘络9g，白花蛇舌草30g，半枝莲30g，重楼15g，小青皮9g，白药子15g，白僵蚕9g，光琉璃250g。10剂，水煎服。

8月9日二诊：服上药后，左颈及耳前后恶核累累漫肿之状普遍消退，核与核之间界限明显，惟结喉及颊车下中间之核原如鹅卵大，现显著消减，只有指头大，质变软，舌转白滑薄腻，脉缓滑，仍宜上法。处方：继用7月27日之原方，10剂，水煎服。

8月20日三诊：药后左颈及耳后大如拳一肿块小其半，耳鸣、耳聋均有好转，诸症均有进步，原方中加三棱18g，莪术18g。5剂，水煎服。

服药25剂，患肿已缩小2/3。

[**按**] 患者素有烟酒嗜好，喜食油腻，性情急躁，常有肝热上冲及痰火郁结，近1年来因情志不快，以致肝失调达，气郁血逆。肝热、气郁、血逆与痰火凝结少阳、阳明之络而成，故在临床选用清肝舒郁散结，化痰消坚，解毒抗癌的原则。共服25剂，使病消三分之二，但此法能否根治本例，因欠于进一步治疗观察，有待于今后继续实践。另外，本例西医诊断为“鼻咽鳞状细胞癌”转移为“淋巴结鳞状癌”。中医根据辨证认为由“喉岩”转“失荣”，只是病在初期，面容消瘦、皮枯失荣的症状还不突出。

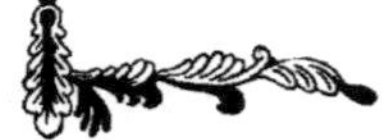

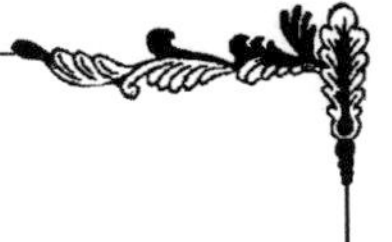

病例七：牙龈出血

崔某，男，19 岁。1966 年 5 月 12 日初诊。患者牙齿疼痛，牙龈红肿，经常出血，血色鲜红，喝热水和吃热饭后出血更甚，口气臭秽，舌苔黄而干，脉象滑数。

此属胃腑积热，循阳明经络上炎于龈，致血络受伤外溢成鼻衄。治宜清泄胃热，凉血解毒。

处方：金银花 30g，丹皮 9g，生地 15g，麦冬 9g，元参 12g，升麻 4.5g，焦栀子 9g，竹叶 4.5g，生甘草 9g，灯心草 1.5g。两剂，水煎服。

二诊：牙龈稍好，其他症状亦有减轻，续以清热养阴，凉血止血，用玉女煎合犀角地黄汤增减。

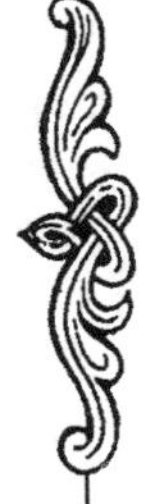

处方：生地 30g，怀牛膝 15g，知母 9g，麦冬 15g，丹皮 9g，白芍 12g，金银花 15g，连翘 15g，元参 15g，荷叶炭 9g，竹叶 6g，生甘草 6g。5 剂，水煎服。

三诊：牙龈出血大有好转，惟口臭不退，尚有红肿，更拟加味清胃散。

处方：升麻 4.5g，炒黄连 4.5g，当归 9g，生地 15g，丹皮 9g，生石膏 24g，元参 15g，金银花 20g，生甘草 9g。5 剂，水煎服。

四诊：诸症均消，惟齿龈微有红肿，仍以玉女煎加味，两剂而愈。

[**按**] 牙龈为病，一由胃腑积热，一由肾阴不足。本例患者为胃腑积热，故先后选用清胃散、玉女煎、犀角地黄汤等加减化裁而愈。由此说明，临床治病需审察病机，分清虚实，方能收到应有的效果。

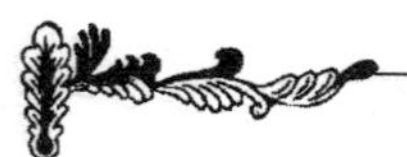

附： 食疗方

1. 梨藕煎

组成：大白梨（去核）1 枚，鲜山药（刮去皮）12g，鲜藕（去皮）6g，共煎，任意食之，每日 1 剂，连服 15 日。

功效：清肺养阴，健脾益阴，消烦止渴。

主治：消渴症。

病案举例：柴某，男，48 岁。1976 年 11 月 22 日初诊。患者患消渴 10 年多，后又患肾炎，经治疗后，已大转可。但平素苦于烦渴溺多，心灼不爽，每日小便 10 多次，常因半夜烦渴干扰，难以安寐，需大量饮水后，始能重入睡乡。某医院化验：糖定性（-），诊为尿崩症，予尿崩宁（未服）。因患者既苦服药，又惧注射，故拟食疗方“梨藕煎”。

处方：大白梨（去核）1 枚，鲜山药（刮去皮）12g，鲜藕（去皮）6g，共煎一处，任意食之，上为一日量，续服 15 日。

2. 鱼脑化石散

组成：鱼脑石 120g，滑石 60g，炒鸡内金 90g。共研极细末后混匀，每次 3g，每日 3 次，空腹开水送下。此为 1 个月用量，一般 2~3 个月可收效。

功效：排石，止痛，消炎。

主治：胆结石，对泥沙型胆结石效果较好。若结石较大，可长期服用。

3. 金角散

组成：蜣螂（焙干）30 个，炒鸡内金 90g。共为细末，

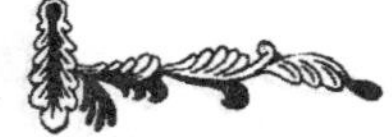

分30包，每次1包，每日3次。

功效：破结祛瘀，开膈降逆。

主治：反胃呕吐或噎嗝呕吐等，尤适用于幽门狭窄或幽门水肿所致的反胃呕吐。

4. 蟹䗪散

组成：螃蟹（以河蟹为宜，中等大小）30只，䗪虫60g。将两味分别焙干，研末混匀，分为30包，每天服1包，每包分2~3次服完。

功效：破血、逐瘀、消积、通络等。

主治：脑血栓的辅助治疗，需长期服用。结合辨证用药或针灸治疗等，效果更佳。

5. 酸枣刺汤

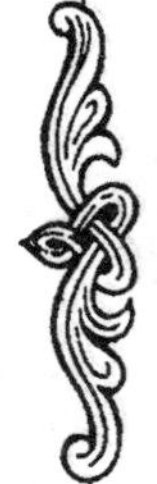

组成：酸枣刺60g，鸡血藤30g，鹿衔草15g，甘草6g。若为颈椎骨质增生，加粉葛根15~24g，桂枝9g，白芍9g；腰椎骨质增生，加狗脊15g，川续断12g，巴戟天12g；膝关节或足跟骨质增生，加怀牛膝15g，杜仲9g，骨碎补15g，并可根据体质寒热虚实的不同，酌情配伍，灵活选药。

功效：通络止痛，强壮筋骨。

主治：颈、腰、膝、足跟等骨质退行性病变。

6. 枣金散

组成：红枣500g（去核，焙干，研成细粉），炒鸡内金50g。两者混匀，装瓶内或瓷罐中，每服6~9g，每日2~3次。

功效：补脾和胃，培补后天，增进食欲，改善体质。

主治：小儿脾胃虚弱、消化不良或厌食。

7. 枣香散

组成：公丁香5个（如钉子大小），放入大枣1枚（去

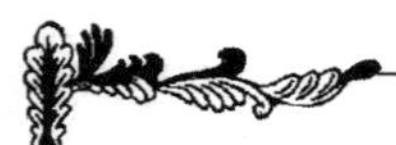

核）内，焙干研成细粉。每天分两次服，连服 3~5 天为 1 个疗程。

功效：补脾和胃，温中止痛。

主治：小儿脾胃虚寒，脘腹疼痛，夜卧尤甚，大便溏薄或腹泻。

病案举例：李某，女，32 岁。1977 年 12 月 18 日初诊。患者于去年秋季渐觉疲乏无力，饮食逐日减少，寐浅易醒，稍食油腻之品即大便溏泻，面色萎黄，口唇无华，某医院诊为“稚幼细胞贫血”，血色素 5g/dl。口服叶酸及 B_1、B_{12} 等药后，血色素增到 11g/dl，自觉精神康复，病证痊愈。

近 1 个月来，渐感精神疲乏，倦怠无力，食纳尚可，惟大便呈稀溏，日行一两次。曾用归脾汤 5 剂，效果不著。深虑旧恙复作，特来门诊就治。症如上述，舌质淡胖，脉象虚缓而弱。

中医诊断：脾虚气馁，中阳不运，无以受气取汁，变化为血。此即《内经》云：“中焦受气取汁，变化而赤是为血。”处物美价廉、药少功专之“枣香散”。

处方：大枣（去核）120 个，以核大小纳等量之黄木香，合枣，焙干为末，每次服 4 个枣的量，1 日 3 次，10 天为 1 个疗程。

8. 枣黄散

组成：大枣（去核）1 枚，取生大黄如枣核大小（约 0.5g）填入枣内，以线扎紧，焙干研面，每晨起空腹服完，连用 2~3 天。

功效：补脾和胃，导积下滞。

主治：小儿食积或消化不良，症见厌食、腹痛、便秘，或大便黏滞秽臭。

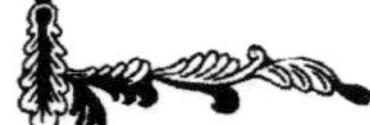

9. 枣蝎散

组成：大枣 2 枚（去核），取全蝎 1 条（约 2g）填入枣内，焙干研面，每天分 2~3 次服完，连用 2~3 天。若不愈者，停药 3~5 天再用。

功效：补脾和胃，镇痛息风。

主治：小儿慢惊风，症见形瘦面黄、倦怠嗜睡、手足抽动、目睛上视等，小儿癫痫。

10. 枣僵散

组成：大枣 1~2 枚（去核），取僵蚕 1 枚（约 1.5g）填入枣内，以线扎紧，焙干研面，每天分 2~3 次服完，连服 7 天。

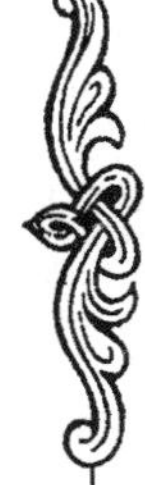

功效：补脾和胃，解痉化痰。

主治：小儿支气管哮喘，症见胸满气喘、咳嗽痰多、甚或喘息不得卧等。

11. 枣蛛散

组成：大枣 1 枚（去核），取蜘蛛 1 个（如枣核大小）填入枣内，焙干研面，每天分 2~3 次服完，连用 2~3 次，隔 1 周再服。

功效：补脾和胃，平喘化痰。

主治：小儿支气管炎或支气管哮喘，症见咳嗽气喘、痰多喜睡等。

诊余漫话

一、长沙之路

汉张机，字仲景，对中医学贡献巨大，故后世尊为“医圣”。因其官居长沙太守，后世亦称仲景方为长沙方。仲景学术思想也常以长沙之学作为代称。其所著《伤寒论》《金匮要略》二书被后世推崇为经典之作。由此，学习仲景之学的途径也可称为“长沙之路”。凡学医者皆愿升堂入室，不愿为长沙门外彷徨之客，这就说明，“长沙之路”虽艰辛，但确是习医之正轨。与此同时，还要学习其他医学学说以丰之。

仲景之学由发展到总结，再由总结到发展，不断丰富完善。辨证论治，理法方药，疗效法则，病机转化，在理论上

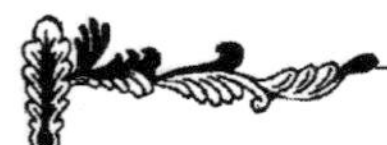

条分缕析，在应用上灿然可观。加之后世的临床实践，疗效确切，机圆法活，举一反三，应变无穷。由此，近世医界评论为仲景之学源远流长，文字上语重心长，含理上意味深长，效果上功力绵长，临证上大有特长。此五长，真乃“长沙之路”长处多者也。仲景之学是中国医学的宝库，是中国医学的源泉，是临床医学的楷模，是中医后学的规范。若能深入体会，真是信不诬也。

从《百大家合注伤寒论》和《五十家合注金匮要略》二书来看，说明历来中医贤达明哲之士对仲景之学代有发挥，各抒己见，洞彻精微，堪为长沙功臣，足可羽翼仲景。

往昔日本汉医益吉东洞、汤本求真、尾台榕堂望、丹波元简等人，研究中国医药，熟悉长沙之路，亦把仲景之书奉为圭臬，作为临证规范。现在中医经典（包括其他有关典籍），已重见于世界医坛。国内医林，集班办校，培养后起之秀，经典亦列为首要科目。这充分说明，仲景之学在中国医学发展史上，承前启后，继往开来，起着决定性的作用。真可谓功垂千古，师法古今。在这个康庄的“长沙之路”上，随着社会的发展和人类文明的向前推进，这棵老树定会“老根长新芽，新芽出新杈，新杈结新枝，新枝开鲜花”。

二、医苑寒梅

医苑谈医论药与梅花何涉？这是以梅喻医，以医喻梅，义近象同，互相阐发之意。

中医学的宝库好像一座玲珑别致的花苑，百花盛开、万

紫千红、五彩缤纷、灿烂夺目。你若能纵目领略，抒怀欣赏，自能饱览风光，大可心旷神怡了。

上下五千年，中医学的杰出医家代不乏人，各有师承，各具一格，表现出各种不同的学术特色和各出心抒的发挥创造，它逐步丰富了中华医学的内容，使医苑上的百花盛开，各呈风华。

在“四化”建设的今天，祖国可爱的大地处处似锦，医学园圃的鲜花朵朵盛开，迎着朝阳，含着露水，在这科学的春天，繁荣丛茂，争妍竞盛。

中国古代的诗人墨客，往往对某些花卉独加赞赏，表现出文学诗词与花卉的亲和及融洽。如晋朝陶渊明爱菊，其诗“采菊东篱下，悠然见南山”已成为千古佳话；又如唐代孟浩然的“雪里寻梅”也成为千古趣谈。这种爱菊爱梅的清雅心境，充分说明了人性、花性和文学技艺的亲和性。神合意属，实有共同之处。

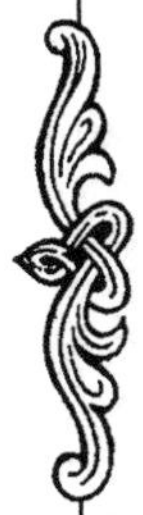

现在所谈“医苑寒梅”喻为汉时医圣张仲景。在中国医学史上，虽然没有仲景爱梅的记述，也无梅喻仲景的说法，但梅花性态已暗寓其机，触类引申，畅发其意。虽云创新之说，不知其安也否。

“梅占百花魁”。这是中国历代对梅花的赞美和评价。从中医来论，张仲景为医门之圣，这不是“医中之梅”吗？

1. 梅花之性

战寒斗雪、孤芳独发、清奇古秀、刚劲挺拔。在严寒飞雪之中，百花皆枯萎凋零，独梅花饱经风雪寒霜的考验而孤芳独发，更显出清奇古秀的神貌和刚劲挺拔的精神。

张仲景的性格和治学精神古朴纯厚，谨慎严肃，不尚浮华，不喜虚荣。他敢于提醒病家，敢于指责庸医，敢于与六

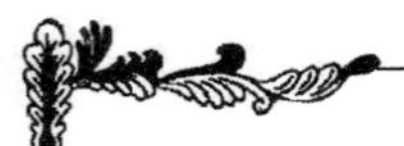

气之风寒决胜负，敢于纠正医疗错误以为正轨。不怕艰苦、不畏冷酷、虽冬犹夏、学而忘倦是他的治学精神和成就。他曾“勤求苦训，博采众方，撰《素问》九卷、八十一难，阴阳大论……”创立了治疗伤寒的大经大法。这种似寒梅的性格风貌，益显出清奇古秀和刚劲挺拔的精神。

2. 梅花之姿

一般人称梅花为“干枝梅”，这是说梅花有花无叶、枝干挺拔、花自为花、不需绿叶扶衬。这一点也似仲景大著上的文字章法，纯洁简朴，不尚浮辞，言简义深，语短味长，论意含蓄，理法无穷。虽代有注家发挥，然意犹未尽。这种练达劲直之姿态与寒梅相比，亦毕形毕肖矣。

3. 梅花之香

百花皆有芬芳，其香各自不同。只有观赏者细味领略，自得其中奥妙。古代善于赏花的文人雅士对花香都有不同的描述。如桂花之香为“桂子飘香”，是说香气清舒飘扬，迅捷而来；菊花之香为“幽香清远”，这种清幽雅致之香，绵延不断；而梅花之香是“暗香浮动”，这就是梅花之香的特点。触鼻一闻，不知其馨；观赏稍久，自有一股暗香浮动而来，大有“香气渐浓凝而不散”之慨。所以欣赏梅花之香，要有“忍耐心、艰苦心”，要流连玩赏，不能一触即回。因梅花战寒斗雪，其香来之不易，故云：“梅花香自苦寒来”。我们学习张仲景的经典著作也要和观赏梅花一样，要有坚持不懈心、苦心加细心。探微掘奥，才能深入仲景之室，登长沙之路，领会长沙要首，自可获益匪浅。

4. 梅花报春早

残冬已过，腊尽春回。梅花恰在此时，战胜严寒风雪，迎来了阳和的春天。梅花给春报捷，展现了回春之术。医史

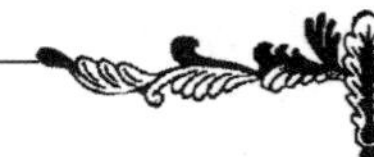

曾载："仲景之书，华佗见而善之曰：此真活人书也。"这说明仲景之书，有救死扶伤、活人起废之功，有回春妙术。这正与梅花题投意合。

综上所谈，那么"医苑寒梅"之位就让医圣张仲景享坐，不知圣灵允否？医林同仁允否？故冒而昧之以示端倪。夜失寐意，欣然命笔，诗曰：

（一）

医圣绳墨垂良法，古奥意深张长沙，
经籍展拓寿世路，医苑寒梅盛开花。

（二）

仲景先师有妙传，法则灵活机括圆，
梅为花魁报春早，暗香浮动馨永年。

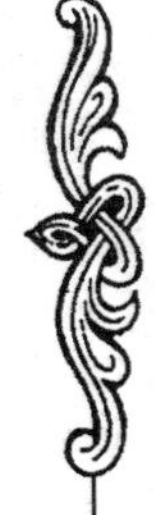

三、寒梅凝香话桂枝

仲景一生博闻广识，勤奋治学。他的卓越智慧和学术成就集中表现在他的杰作大著《伤寒论》和《金匮要略》二书之中。这两书虽奉为经典，但古香古色，耐人寻味。因书成于艰苦萧寒的岁月，蕴馨藏珍，犹如寒梅凝香，至今香飘千古。仲景论述，理奥义丰。我虽钻研有素，因质陋才疏，于融会领悟之处亦不过"太仓一粟，大海瓢水"，仅将书余体会的一鳞半爪，由浅处着手，从头说起，权作抛砖引玉，以俟高于雅曲，则幸甚矣。

桂枝汤为张仲景《伤寒论》太阳篇开宗明义的第一方。方中立法谨严，组合适度，药味虽然简单，但颇能切中病

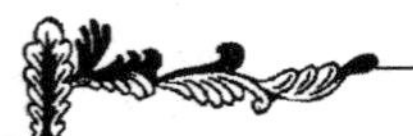

机，而且临床由此加减演化方剂甚多。仅就《伤寒论》113方来说，运用之广莫过于桂枝汤。而加减之多亦莫过于桂枝汤。桂枝汤一方实为《伤寒论》群方之冠。在临床治疗中，确实有鲜明的指导意义和可贵的实用价值。历经临床实验，一直为中医同道所推崇和临床乐于采用的一张古方。

先以桂枝汤来说，桂枝汤是张仲景用以治太阳中风表虚证的良方，由桂枝、芍药、甘草、生姜、大枣五味药物组成。药虽数味，但配合巧妙，寓意深长。方中以桂枝配甘草辛甘发散通阳，芍药配甘草酸甘收敛益阴，生姜味辛助桂枝以解肌，大枣味甘佐芍药以和营。全方方义具有调和营卫以解肌的作用，可扶正祛邪，安内攘外，燮理阴阳。如桂枝温阳通脉，芍药和血敛阴，桂枝芍药相配伍，是一阴一阳的两个属性，一开一阖的两个功能，相互依赖，相互制约，起到了阴阳得和、营卫得调的效验。更佐以甘草之安中益气，使以姜枣之开胃养脾，既能攘外，又能安内。历经千百年之临床实践，效验确凿，不但能适用于“外感病”，而且适用于“内伤病”。当然，也有少数人至今还持着桂枝汤为治太阳表虚证的偏见。但实践证明，桂枝汤的临床应用已远远超而过之。正如历代医家所说：“外证得之可以解肌调营卫，内证得之可以化气和阴阳”。的确，在临床运用上，只要辨证确切，运用得当，自能收桴鼓之效，可称为一支战无不胜的“有制之师”。

再谈以桂枝汤为基础的临床运用。在此基础加减演化的方剂很多，内、外、妇、儿各科运用极广。医书、杂志的有关报道也随手可得。就以《伤寒论·太阳》为例，桂枝汤除了可以治太阳中风表虚证的正病正法以外，对那些失治误治的变病坏病，只要能够正确地掌握仲景心法，加减损益，进

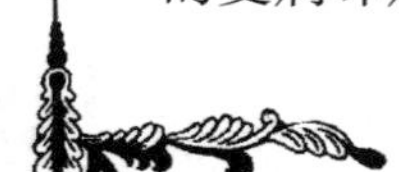

退化裁，就能起到转危为安、拨乱反正的效果。例如，有同其他方并用的桂枝麻黄各半汤，有加入其他药味的桂枝加厚朴杏子汤，有减其药味的桂枝去芍药汤，也有倍其量的桂枝加桂汤，另外还有治虚劳内伤的小建中汤等。这些均由桂枝汤化裁而来，应用于外感、内伤病与之有关的各个方面。仲师苦口婆心，垂法后世，阐明医理，指点迷津，巧妙地扩大了桂枝汤加减化裁的适应范围。总其加减变化之法，可概括为以下之用：可上可下，可表可里，可虚可实。灵活掌握，则变化无穷，虽不能尽愈诸病，庶可有较多疗效。

综上所述，桂枝汤虽然疗效卓越，应用广泛，但除了它的适应证外，也还有它的临床禁忌证。如《伤寒论·太阳》云："桂枝本为解肌，若其人脉浮紧，发热汗不出者，不可与之也。常须识此，勿令误也。"临床凡属表实无汗、表实里热、不汗而出现烦躁，以及温病初起、见里热口渴脉数等症者，均不宜使用。"桂枝下咽，阳盛则毙"说明误用桂枝汤则恶果立呈。所以临床运用桂枝汤，既要掌握它的适应证，也要了解它的禁忌证。知宜知忌，知己知彼，才可无往而不胜。

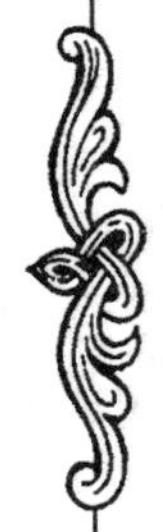

四、肠痈治验话经方

忆 1963 年夏季，同乡潘某之岳父年五旬余，偶因腹中急痛，以"慢性阑尾炎急性发作"入院。治以抗生素等效不著，医欲行手术治疗，病人畏惧手术，故用中药治疗。症见屈腿侧卧，两手捧腹，愁容满面，呻吟不止。令其移位仰

卧，右下腹剧烈疼痛，腹肌挛急，按之肿痞盈手，伸右腿则痛更剧。大便虽行，量少而黏，舌布白苔，微罩黄色，脉象弦数，两尺涩滞，此乃肠腑阻滞、气血凝泣而成缩脚肠痈之疾。处方：金银花45g，连翘30g，桃仁9g，丹皮9g，冬瓜仁30g，赤芍9g，当归9g，乳香9g，没药9g，粉甘草6g。嘱服两剂。

服上方后，痛未减，病依旧。次日，他医又以黄连解毒汤加活血止痛之品，服1剂。至第三日腹痛更甚，病情转剧，邀西医会诊，诊为阑尾化脓穿孔，形成脓包，即行手术，亦失其时机，恐难为力。余心渐颜赤，忽忆仲师言肠痈"其身甲错，腹皮急，按之濡，如肿状，腹如积聚，身无热，脉数，此为肠内有痈脓。"本病肿痞盈手，按之濡软，身无寒热，其脉弦数，为脓已成也，遂处薏苡附子败酱散。炒薏米60g，败酱草60g，熟附子6g。1剂，开水煎服。

傍晚服头煎，两小时后煎服二煎，药后自感全身温暖有汗意，随即额及胸背微有小汗；2时许，遍身絷絷汗出，如洗浴之状，衣衾尽湿，持续1小时许，汗收。除渴欲频饮外，再无任何不适。医惑不解，病人旋即熟寐。翌日，病人自觉精神爽朗，肢体轻快，腹部平适，更无痛感，手扪右腹肿痛处痞肿皆无，令其弯腰鼓腹，亦无丝毫痛苦。此大疾重疴一夜之间顿然若失，医生、患者均觉诧异，亦出乎余之意料。再经详查，确已病愈。令其糜粥自养，观察八日未见复发之象，遂坦然返家。

薏苡附子败酱散排脓消肿，服之为何汗出？清代魏念庭记本方为："服后以小便下为度者，小便者，气化也，气痛则痈肿结者可开，滞者可行……肠痈可已矣。"据此，药后以小便下或以汗出为度，皆是痈脓消散、结开滞行、阳通气

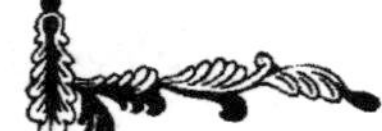

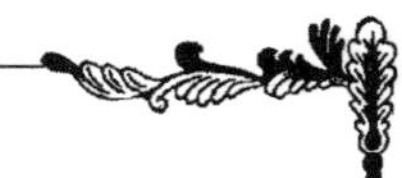

化之象，虽反映形式不同，究其机理则一。方中薏苡仁利湿消痈，败酱草活血排脓，为消散痈脓之要药。附子辛热通阳散结，开行郁滞之气，加强本方消肿排脓之功。

五、谈胆汁

某日，我至食品单位诊病，诊余杂谈，偶尔谈及购食猪肝。当时有一经验丰富之职工云：“购食猪肝，如新买即食，可摘去胆囊；如延数日后再食，可保留胆囊储藏，俟煮食时再摘除胆囊。其煮熟之肝，汤色正，味道美，质韧耐咬，为肝之正味；如摘去胆后保存之肝，延日煮食，煮熟后，汤呈黑色，味亦变劣，肝质变糟，不能适口。”我听后，大受启发，再三揣摩，谛思宰割畜之肝胆，胆尚有保肝之用，而况人乎？

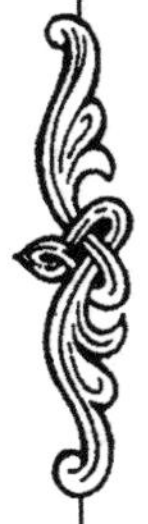

嗣后，邑之北乡某村林姓，患肝硬化数年，曾在省级医院作过诊断，经过各种治疗，效果不著，无奈返里，已发生肝昏迷。医皆诿谓不治，后得里人奉一验方，灌服各种胆汁（如鸡胆汁、猪胆汁、羊胆汁），服用先后无序，服量亦无定数，天天服、顿顿用，如是数日，昏迷逐步清醒过来，后竟完全脱离险境，现已行动自如，饮食照常。

据上所述，胆汁具有护肝、保肝、养肝的作用，或尚有其他未发现的作用，有待研究。

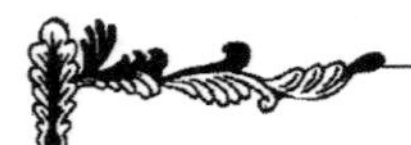

六、谈十二官的功能
——《素问·灵兰秘典论》讲课实录

《素问·灵兰秘典论》云："黄帝问曰：愿闻十二脏之相使，贵贱何如？岐伯对曰：悉乎哉问也，请遂言之。心者，君主之官也，神明出焉。肺者，相傅之官，治节出焉。肝者，将军之官，谋虑出焉。胆者，中正之官，决断出焉。膻中者，臣使之官，喜乐出焉。脾胃者，仓廪之官，五味出焉。大肠者，传道之官，变化出焉。小肠者，受盛之官，化物出焉。肾者，作强之官，伎巧出焉。三焦者，决渎之官，水道出焉。膀胱者，州都之官，津液藏焉，气化则能出矣。凡此十二官者，不得相失也。故主明则下安，以此养生则寿，殁世不殆，以为天下则大昌。主不明则十二官危，使道闭塞而不通，形乃大伤，以此养生则殃，以为天下者，其宗大危，戒之戒之！"

"灵兰"是黄帝藏书之所，"秘典"即秘藏之典籍。本节经文以取类比象的方法，来阐明内脏十二官的功能和心的领导作用。本节分两大段来解释：第一段从"心者，君主之官……气化则能出矣"，主要是说明十二官的功能；第二段从"凡此十二官者……戒之"，主要说明心在十二官中的领导作用。

这里的"相使"是相互联系的意思。"贵贱"是有主有次的意思。"官"是旧时代职务的称号。唐容川云："官为所司之事也，无病则各守其职，有病则自失所司。"本节是以

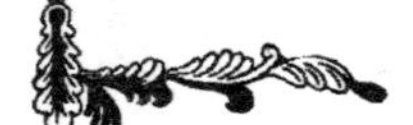

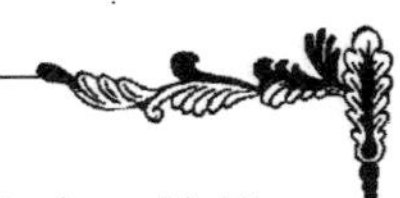

取类比象来说明内脏的不同功能，所以这个“官”字，就是指“功能”而言。

1. 十二官的功能

（1）心

“心者，君主之官也，神明出焉。”

“君主”是封建王朝最高权力的统治者。古人认为，心是人体生命活动的主宰，在脏腑中居领导地位，所以称之为“君主”。

“神明”的意义很广泛，这里是指心的功能表现。用现代语汇来讲，即人的精神活动和思想意识的表现，称之为“神明”。

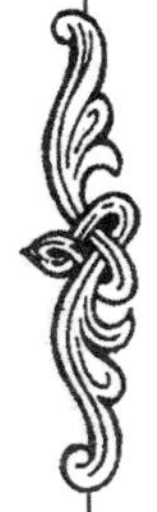

《素问·灵兰秘典论》认为，心的生理功能有两个方面：其一，主血脉（血脉循环）；其二，藏神（思想意识和精神活动），皆为一身之主导。例如，本篇云“神明出焉”。《素问·痿论》云“心主血脉。”《素问·五脏生成》云“诸血者，皆属于心。”《素问·调经论》云“心藏神”等。以上都说明心脏有主血和主神明两个方面的生理功能。心为“君主”之官是《内经》十二官功能活动的领导，人的一切精神意识和生理机能活动都是心的功能活动的体现。《灵枢·邪客》云：“心者，五脏六腑之大主也，精神之所舍也。”徐灵胎说：“心为一身之主，脏腑百骸，皆听命于心，故为君主；心藏神，故为神明之用。”

根据经文的含义，以及古代医家的解释，对“君主”和“神明”这两个名词可以进一步理解为：心为一切精神意识活动的主宰，有领导全身功能活动的作用，故称为“神明”。所谓“神明”乃有灵敏不昧之意。

（2）肺

“肺者，相傅之官，治节出焉。”

相傅的“傅”同辅，有辅佐、协助的意思。就是说，肺对心有协助的作用。“治节”是治理、调节的意思，指肺对其他内脏，以及营卫气血都有一定的调节功能。

张景岳说：“肺与心皆居膈上，位高近君，犹之宰辅。肺主气，气调则营、卫、脏、腑，无所不治。”就是说，肺主一身之气机，肺气调和则气机通畅，脏腑、营卫、气血，始能有正常的活动。肺主治节：其一，肺司呼吸，即呼吸精气，以充养全身。其二，肺朝百脉，即通调气血，内溉脏腑，外营皮毛。以上说明：肺主气，司呼吸，又受朝于百脉，与心同居膈上，好像宰相辅助君主一样，治理全身。这是以比象方法说明肺的功能，以及与心的相互关系。

（3）肝

“肝者，将军之官，谋虑出焉。”

“将军”即武官名。古代武官性多刚强急躁，好动而不好静。古人用取类比象的方法，以将军性格来比喻肝脏的性能。如吴昆说：“肝气急而志怒，故为将军之官。”这是因为古人在临床实践中，观察到有些人因为怒，往往影响到肝的正常功能活动，所以说：“大怒伤肝。”在临床上有许多肝阳偏旺的人，性情大多急躁，这是肝气急而志怒的特性。

“谋虑”是深谋远虑、筹划对策之意。《灵枢·师传》云：“肝者，主为将，使之候外。”意思是说，肝脏有深谋远虑、筹划策略、防御外侮的功能。因此，我们可体会到“将军”和“谋虑”都是形容肝的特性和肝的功能活动。“谋虑”又属于精神意识范畴，但肝的谋虑还需要胆作出决断。

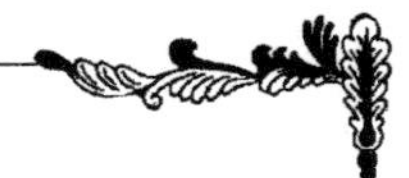

（4）胆

“胆者，中正之官，决断出焉。”

所谓“中正”是指处理事务不偏不倚，正确的意思。“决断”即决定判断，对事物作出最后的处理。王冰说：“刚正果决，故官为中正，直而不疑，故决断出焉。”张景岳说：“胆禀刚果之气，故为中正之官而决断所出。胆附于肝，相为表里，肝气虽强，非胆不断，肝胆相济，勇敢乃成，故曰决断出焉。”根据这两家的注释，我们可以理解肝主谋虑，肝主决断。肝胆在脏腑关系上是互为表里，只有肝所主的“谋虑”和胆所主的“决断”，二者相互结合，相互为用，人的精神意识才有正常的表现。如果二者功能不协调，或者胆气虚，则会产生病变现象。如《素问·奇病论》所说：“肝者中之将，取决于胆。”又说：“此人者，数谋虑不决，故胆虚，气上逆而口为之苦。”这不仅说明了肝胆的相互关系，同时，也指出了因胆病而引起的“谋虑不决”的征象便是胆失去“决断”本能的具体表现。

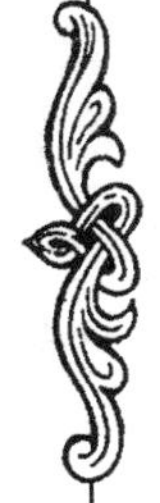

（5）膻中

“膻中者，臣使之官，喜乐出焉。”

所谓“臣使之官”是表达君主命令、意志的官员。这里是指膻中保卫心脏，代心行令的意思。“喜乐”之“喜”为心志，膻中能代心行令，所以说，喜乐由膻中传出。

膻中的意义在《内经》中包括两种：其一，指气海（胸中部位，以两乳间膻中穴主名），如王冰说：“膻中者，在胸中两乳间，为气之海。”其二，指心包络（为心脏外围之络膜）。如《灵枢·胀论》说：“膻中者，心主之宫城也。”由此可知，膻中实际包括“气海”和“心包络”两个意义。关于心包络，另外又有两种名称：一为心主，一为膻中。滑寿

说：以“用”言，则为心主；以“经”言，则为包络。根据滑氏的见解，我们也可以这样理解：以部位而言则称为“膻中”，三者实为一体。本节的“膻中”是指“心包络”，而非指“气海”。

“膻中”贴近君主，好似君主的臣使，能代心行令，心志为喜，心所喜乐，必然由“膻中”传出，所以经文说“喜乐出焉。”但并非“膻中”本身发出“喜乐”，而是“膻中”传出心的“喜乐”。“膻中”的另一种功能就是它居于心之外围，有保护心脏和代替心脏受邪的作用。如《灵枢·邪客》说：“心者，五脏六腑之大主也……邪弗能容也，容之则伤心，心伤则神去，神去则死矣。故诸邪之在于心者，皆在于心之包络。”所以后世温病学说中，如叶天士所说的“温邪上受，首先犯肺，逆传心包”等也是从这个理论基础上发展而来的。

（6）脾胃

“脾胃者，仓廪之官，五味出焉。”

所谓“仓廪”《礼·月令》云：“谷藏曰仓，米藏曰廪。”总的意思是脾胃有储藏和消化饮食物的功能。“五味”是指酸、苦、甘、辛、咸五种味道，指饮食物都要经过脾胃消化吸收，为营养成分的来源，所以说：“五味出焉。”

脾和胃在功能上有着极为密切的关系，故本节经文把它们合并在一起讨论。脾和胃是受纳、消化、水谷，运输精微的主要器官。饮食入胃后，经过胃的腐熟、消化，然后再经过脾的运化，其中精微的部分输送于全身各部，为后天营养的源泉，即饮食物（胃主腐熟、脾主运化）精微，输布全身各部。张景岳说：“脾主运化，胃主受纳，通主水谷，故皆为仓廪之官，五味入胃，由脾布散，故曰五味出焉。”《灵

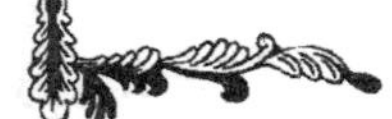

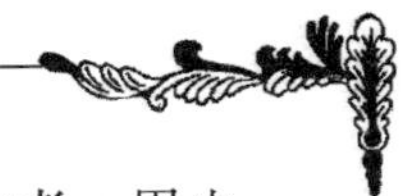

枢·玉版》云："人之所受气者，谷也。谷之所注者，胃也。胃者，水谷气血之海也。"《素问·太阴阳明论》云："脾为胃行其津液。"这都是说，水谷必须经过脾胃的共同合作，才能不断地消化水谷，运化精微，维持全身的营养。所以后世学者往往把脾胃和肾脏的功能相提并论，而有"肾为先天之根，脾胃为后天之本"的说法。可见，脾胃功能在人体的重要性。

脾的另一功能是运化水湿。如果脾气虚弱，失却了运化水湿的能力，即会发生水肿的疾病。《素问·至真要大论》云："诸湿肿满，皆属于脾。"因此，在治疗这类疾病时，采取健脾利湿的方法常可收到良好的效果。古人对胃的功能也很重视，因为胃气的强弱，关系到人的生命。如《素问·平人气象论》云："平人之常气禀于胃，胃者平人之常气也；人无胃气曰逆，逆者死。"因此，在诊断疾病中，往往以胃气有无作临床判断预后凶吉的依据，即"有胃气则生，无胃气则死"。

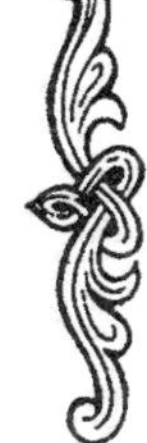

总的来说，胃主腐熟水谷，脾主运化精微，二者分工合作，共同完成后天营养任务。它们之中无论任何一方有了障碍，都会影响另一方面的工作，而使整个给养任务不能很好地完成。也就是说，脾病能影响到胃，胃病也能影响到脾，无论脾病抑或胃病都能造成后天供养的不足。

（7）大肠、小肠

①小肠：主化物而分清浊。"小肠者，受盛之官，化物出焉。""受盛"是承受的意思，是说小肠居于胃下，接受胃中之水谷。"化物"是消化饮食物、分别清浊的意思。

小肠的主要功能是承接胃所腐熟水谷，再经过一次消化和分别清浊的作用，使精华部分营养全身，糟粕归于大肠，

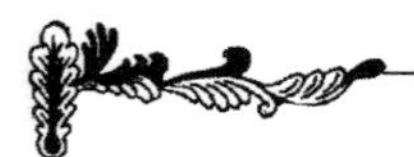

水液归于膀胱，完成它的化物任务。

②大肠：主传导糟粕。“大肠者，传道之官，变化出焉。”“传道”中的“道”同“导”，是传导、输送的意思。“变化”是指排出的粪便，不同于摄入的饮食。

大肠的主要功能是接受小肠移下来的食物废料，定时地从肛门排出体外。饮食物的消化过程，至大肠已为最后一个阶段，所以传导糟粕排出体外是大肠的基本功能。小肠和大肠的功能就是：小肠分别清浊（化物），使精华营养全身各部，水液归膀胱排出为尿，糟粕移于大肠排出为粪。

（8）肾

“肾者，作强之官，伎巧出焉。”

所谓“作强”是指精力充沛，强干的意思。“伎巧”中的“伎”同“技”，是精巧多能的意思。要正确理解“肾者，作强之官，伎巧出焉”的含义，我们首先要了解肾脏的基本功能。

肾主藏精。所谓藏精，这里包含两层意思。其一为藏“五脏六腑之精”，即将水谷精华转化为五脏六腑的精气，储藏于肾脏。其二为通过肾气的功能和天癸的作用将所产生的精藏于肾。这是人类生育繁殖的物质，即男女媾和的精气。

“肾主骨”“肾生骨髓”“髓通于脑”“脑为髓海”均说明肾主宰骨骼而生骨髓。肾气旺盛，骨髓充盈则骨骼坚壮有力，相应的脑髓强健，则聪明而多智慧。

总的来说，人的精力充沛和聪明智慧，皆与肾的生理功能有着密切的关系。因为肾主藏精又主骨，精气充盈，骨骼坚强，这是“作强”的主要依据。肾生骨髓，髓通于脑，髓海充盈是产生智慧“伎巧”的根本。所以在临床上，我们可以看到很多肾虚的病人多表现为头昏、健忘、智力迟钝、

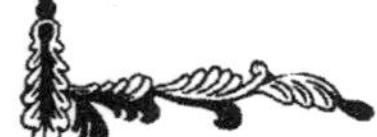

早衰等虚弱证候，用补肾益精之药物多能收到良好的治疗效果。

（9）三焦

“三焦者，决渎之官，水道出焉。”

“决”是通的意思。“渎”指水道。三焦是人体内主气而通行水道的一个器官。按其部位可分上、中、下三部。上部自咽至胃上口，包括心、肺二脏，称为上焦；中部自胃上口至胃下口，包括脾、胃，称为中焦；下部自胃下口至二阴，包括肝、肾、膀胱、大肠、小肠等，称为下焦。

三焦主要的功能有两个方面：一是通调水道；二是运化水谷精微。如《灵枢·本输》云：“三焦者，中渎之腑也，水道出焉。”《难经》曰：“三焦者，水谷之道路，气之所终始也。”如果以部位而分，它的功能又可归纳为三种，即上焦主纳，中焦主化，下焦主出。

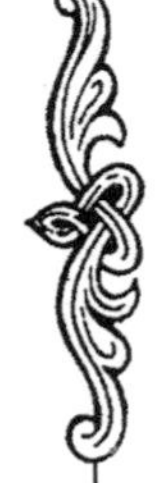

三焦的划分及主要功能表现在以下几方面：

上焦主纳——部位：自咽至胃上口。内脏：心、肺。功能：通达诸气，输布养料等。诸气即真气、卫气等。

中焦主化——部位：自胃上口至胃下口。内脏：脾、胃。功能：腐熟水谷，化生气血。

下焦主出——部位：自胃下口至二阴。内脏：肝、肾、膀胱、大小肠等。功能：水液渗灌，清浊泌别，排泄大小便。

三焦的功能与内脏的功能是密切联系的，若离开内脏是无法说明三焦功能的。在临床上也是这样，所以秦伯未说：“若离开内脏来专治三焦，是没有办法的。”因此，对于理解三焦的功能我们必须要与内脏的功能相互合参，不能孤立起来认识三焦。

关于历代医家对于三焦的认识，各有不同的见解，但归纳起来不外乎两方面：其一认为三焦有名无形。如《难经》第25难云："心主与三焦为表里，俱有名无形。"以后王叔和、华元化、孙思邈、李梴等皆同意《难经》这一见解，认为三焦是有名无形的。其二认为，三焦有名有形。如陈无择曰："三焦者，有脂膜如掌大。"张景岳说："三焦者，确有一腑，盖脏腑之外，躯壳之内，包罗诸脏，一腔之大腑也。"李念莪也同意这种见解。

我认为，第二个见解较为正确。因为三焦为六腑之一，既然它有一定的功能活动，那它也就有一定的物质基础。因为功能活动是离不开物质基础的。不过三焦的物质基础是什么，还有待于进一步探讨。

（10）膀胱

"膀胱者，州都之官，津液藏焉，气化则能出矣。"

"州都"指积水之处。"津液"此处指水液而言。"气化"是指阳气对水液的蒸化作用。

膀胱是水液储存的地方。水液之所以能排出体外，主要是依靠体内阳气的蒸化作用。巢元方的《诸病源候论》云："津液之余者，入脬则为小便。"所以体内水液通过阳气的蒸化，出于肌表则为汗，出于前阴则为小便。因此，津液与汗及小便是相互消长的。如大汗大泄之后，体内津液耗伤，小便就会短少；若小便过多，则体内津液减少，从而出现口渴引饮的现象。这里将小便称为津液就是因为水液与津液的关系非常密切。如饮料进入人体，津液经过气化，在体内和合精气，滋养全身；出于皮肤则为汗，出于膀胱则为小便。

关于"气化"的意义，凡是一切物质在人体发生运动转

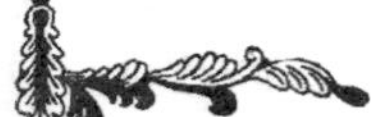

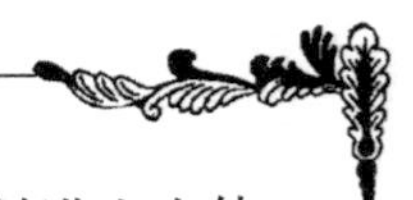

变都要通过气化的作用，这就是真气的功能。饮料进入人体就必须经过“气化”的过程转变为津液。津液之所以能够发挥营养作用，以及发泄皮肤为汗、下输于膀胱为尿，同样是靠“气化”的作用。例如，小便的形成看来似乎是由于小肠的分清别浊、肾脏主水的功能作用，以及膀胱的排泄机能等一系列作用，实际上这一系列的脏腑功能，无非都是“气化”作用的具体表现，故称“气化则能出矣。”

张仲景在《伤寒论》中云：“治太阳病，口渴，小便不利，用五苓散。”其中的桂枝以温化阳气，就是因为膀胱之“气化”无能为力所致。由此可知，津液的升腾和膀胱小便的通利与否是决定于“气化”作用的。

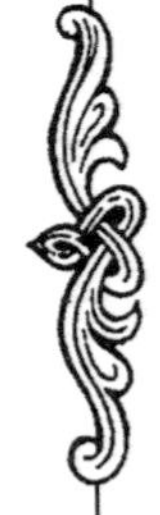

2. 十二官之间的相互关系与心的主导作用

关于十二官之间的相互关系，以及心脏的领导作用主要体现在下文中：“凡此十二官者，不得相失也。故主明则下安，以此养生则寿，殁世不殆，以为天下则大昌。主不明则十二官危，使道闭塞而不通，形乃大伤，以此养生则殃，以为天下者，其宗大危，戒之戒之！”

“殁世”犹言终身。“殆”是危殆，犹言危险。“使道”即指脏腑间相使的道路。这里是指气血流通的道路。“殃”是指灾害，这里是指疾病。

心在十二官中的主导作用：我们应该了解，五脏六腑虽各有不同的功能，但是必须在心的统一领导下，各个脏器才能分工合作，相互协调，有条不紊地进行着生理机能活动。所以说：“主明则下安……主不明则十二官危。”

心的主导作用主要表现在：主明（心的功能正常）下安（十二官功能正常），以此养生则寿。主不明（心的功能异常）十二官危（十二官功能紊乱），形乃大伤。

心的功能正常则下属各脏腑的功能彼此协调，气血通畅，人体阴阳就会平衡，这样才能达到健康长寿。反之，心的功能不正常，则下属各脏腑就不能各司其职，因而影响正常的生理功能活动，产生病理现象。

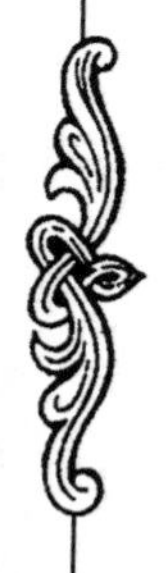

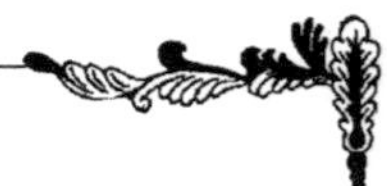

年谱

1923 年 7 月 18 日出生于山西省荣河县城一书香之家。

1936 年业师于本邑名医谢苠伯先生门下，专攻岐黄之术，传抄习诵以致唇肿；后侍诊于名医周紫微先生，家传师授，尽得其真传。

1940 年学成悬壶乡里，以治学严谨、谦虚诚挚、疗效显著而医名渐起。

1941~1942 年在荣河简师上学，常有病家候其下课求诊。

1943~1945 年就读于马乐三与尉稼谦先生创办的天津国医函授学院。

1946 年在家坐堂。

1947 年，任荣河县医学促进会主任，在荣河农会诊所从事中医临床工作。

1950 年秋在西安受读于沈伯超先生主办的秦岭中医夜校。

1951年在太原参加山西省第一期中医进修班学习，以优秀成绩结业后，婉谢挽留省城，返里以报乡亲。

1953年和1954年两次访学江南达1年之久，拜访海内外著名医家陆渊雷、张赞臣、陆瘦燕、叶橘泉、承淡安等先生，并作为遥从问业师。从此，摒除门户之见，博采众家之长，拓宽临床辨证与用药的思路。临证得心应手，医艺渐次誉满三晋。

1954年在荣河联合诊所工作，10月任万荣县卫生工作者协会副主任，开始带徒弟。

1957~1960年在晋南专署医院任中医门诊部主任，兼任晋南专署主办的中医进修班和西学中班专业教师，主讲《黄帝内经》《伤寒论》《金匮要略》和《温病条辨》等经典著作。

1961年元月，根据卫生部和山西省卫生厅关于试行《中医带徒弟工作试行办法》的通知精神，万荣县经过统一考试招收学员，开办了“万荣县中医学徒班”。柴老在万荣县第二人民医院带徒30余人，使用中医药院校第一、第二版教材，结合“四部经典”临床带教，桃李之人不乏后起之秀。

1962年根据医学实践，深入浅出地撰写成学验俱丰的《调理脾胃》讲稿，其被门人辗转传抄，颇有影响。

1962~1976年，以手术和输血作后盾，单纯使用中药治疗宫外孕，将宫外孕破裂从内崩论治、陈旧性宫外孕从积聚论治，成功治愈16例。

1964年10月在北京与蒲辅周先生相会，并在学术和临床上进行了交流，蒲老治疗急性外感热病的经验，使柴老受到点睛的启发。

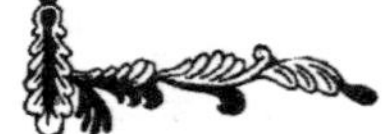

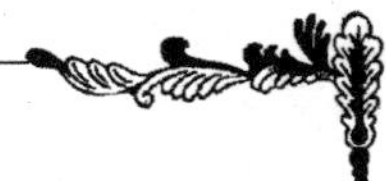

1978年获万荣县科技成果特等奖，任山西省运城地区医学会中医学组组长。

1979年调至山西省中医研究所（现山西省中医研究院），因河东老百姓的挽留，后经省人民政府的同意，留在运城地区中医医院工作。

1981年在山西省平陆张店举办的“山西省中医经典学习班”上，主讲《伤寒论》等经典著作。

1983年先后任该院内科主任、荣誉主任，山西省运城地区医学会理事，运城地区中医学会理事。

1985年担任《山西中医》杂志第一届编委。

1987年晋升为中医主任医师。

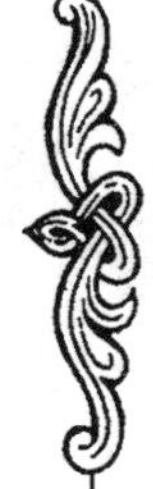

1990年10月被人事部、卫生部、国家中医药管理局确定为第一批全国老中医药专家学术经验继承工作指导老师。

1991年人事部、卫生部、国家中医药管理局在人民大会堂举办的全国名老中医药专家学术经验继承工作会议上，“愚者一得荐后学——柴浩然老中医治学点滴”一文，获一等奖。

1992年，新中国成立后至今历任万荣县、运城市第一届至第六届政协委员。

1992年，其学术思想和临床经验被收录入山西省卫生厅主编的《山西名老中医经验汇编》。该书收录了山西近现代中医名家38人的临床经验。

1992年，在全国老中医药专家学术经验继承工作总结会议上，“柴浩然治疗急性肾炎的经验”一文获二等奖。

1993年6月“柴浩然用经方治疗风水的经验”一文，在美国召开的“首届国际人体科学大会”上，获国际人体生命科学优秀论文三等奖。

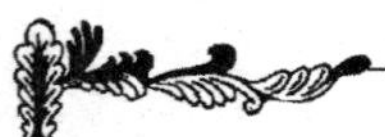

1993 年 3 月，“治学一得”一文，收入《中医药治学经验录》一书，由中国中医药出版社出版。

1993 年 10 月享受国务院政府特殊津贴。

1993 年 10 月 24 日，因工作劳累，积劳成疾而病逝，享年 70 岁。河东百姓赞柴老为“百姓医，医百姓”。

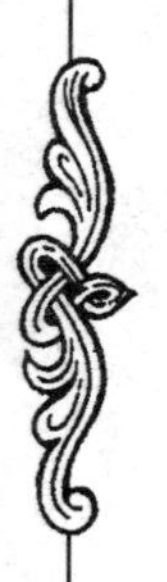